U0352505

国家出版基金项目

盲人按摩师职业技能提高丛书

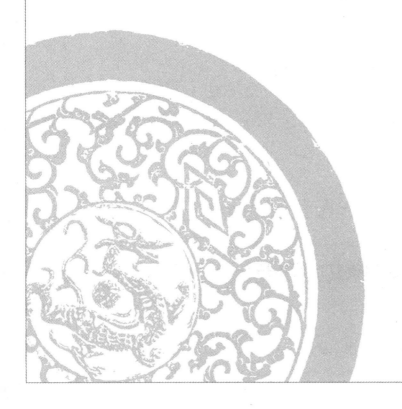

实用康复疗法手册

卓大宏　主编

中国盲文出版社

图书在版编目（CIP）数据

实用康复疗法手册 / 卓大宏主编. —北京：中国盲文出版社，2012.8

（盲人按摩师职业技能提高丛书）

ISBN 978－7－5002－3886－7

Ⅰ．①实…　Ⅱ．①卓…　Ⅲ．①康复医学－手册　Ⅳ．①R49－62

中国版本图书馆 CIP 数据核字（2012）第 202286 号

实用康复疗法手册

主　　编：卓大宏

出版发行：中国盲文出版社

社　　址：北京市西城区太平街甲 6 号

邮政编码：100050

电　　话：（010）83190019

印　　刷：北京中科印刷有限公司

经　　销：新华书店

开　　本：787×1092　1/16

字　　数：319 千字

印　　张：30.75

版　　次：2012 年 8 月第 1 版　2012 年 8 月第 1 次印刷

书　　号：ISBN 978－7－5002－3886－7/R·611

定　　价：32.00 元

《盲人按摩师职业技能提高丛书》编委会

《实用康复疗法手册》编委会

主　编　卓大宏

副主编　王楚怀

编　委（按姓氏笔画排序）

王楚怀　毛玉瑢　成　鹏　朱图陵

伍　丹　江　沁　许美珍　张　涛

张　洲　张光铂　张保锋　陈少贞

陈正宏　林科宇　卓大宏　范佳进

赵江莉　郭　兰　蒋伶俐　韩秀兰

赖莹莹

出版说明

为了满足广大盲人按摩师提高职业技能、强化能力建设的需要，在国家出版基金的大力支持下，我们组织编写了这套《盲人按摩师职业技能提高丛书》。

近几十年来，随着经济社会发展和人们康复保健意识的不断提高，社会对保健、医疗按摩人员的需求不断增长，数以百万计的健全人进入按摩行业，使得该领域的竞争日趋激烈，盲人按摩师面临越来越严峻的挑战。为了帮助盲人按摩师更好地适应日益升级的市场竞争，本丛书着眼于强化盲人按摩师的综合能力建设，旨在充实盲人按摩医疗知识储备、丰富盲人按摩手法和技法，以便帮助广大盲人按摩师更好地提高理论水平和实践技能，推进盲人按摩事业科学健康发展。

本套丛书共计23种，内容包括以下5个方面：第一，总结盲人按摩专家特色技法经验，挖掘与整理我国近50年来较具代表性的百位盲人按摩专家的特色技法，为盲人按摩师提供宝贵借鉴，如《百位盲人按摩师特色技法全书》；第二，着眼于提高临床按摩技能，深化盲人按摩师临床技能培训，如《颈肩腰腿病名家按摩技法要旨》、《内科按摩名家技法要旨》、《妇科按摩名家技法要旨》、《儿科按摩名家技法要旨》及《医疗按摩误诊误治病案总结与分析》；第三，挖掘与整理古今按摩学理论与实践经验，夯实盲人按摩师专业功底，如《古代经典按摩文献荟萃》、《中国按摩流派技法精粹》、《名家推拿医案集锦》及《现代名家按摩技法总结与研究》；第四，强化盲人按摩师综合能力建设，消除盲人按摩师与患者的沟通障碍，如《盲人怎样使用计算机》、《盲人按摩师综合素质培养》及《盲人按摩师与患者沟通技巧》；第五，拓宽盲人按摩师视野，为盲人按摩师掌握相关知识和技能提供帮助，如《实用康复疗法手册》、《美容与减肥按摩技法要旨》、《美式整脊疗法》、《亚洲各国按摩技法精髓》与《欧式按摩技法精髓》。

　　本丛书编撰过程中，得到中国盲人按摩指导中心、中国盲人按摩协会、中国中医科学院、中国康复研究中心、北京中医药大学、长春中医药大学、辽宁中医药大学、黑龙江中医药大学、天津中医药大学、中山大学、北京按摩医院等专业机构相关专家的指导和帮助，编委会成员、各分册主编和编者为本丛书的编撰付出了辛勤的劳动，在此谨致谢意。

　　鉴于本丛书集古今中外按摩学知识之大成，信息量大，专业性强，又是首次对全国数百位盲人按摩专家的经验进行系统挖掘和整理，在编写过程中难免存在不足甚或错漏之处，衷心希望各位读者在使用中给予指正，并提出宝贵意见，以便今后进一步修订、完善，更好地为盲人按摩师职业技能提高提供切实帮助。

《盲人按摩师职业技能提高丛书》编委会
2012 年 8 月

前　言

　　本书是《盲人按摩师职业技能提高丛书》中的一册，专门介绍现代实用的康复治疗方法。

　　在现代的医疗卫生保健工作中，康复与预防、保健、医疗一起，共同保障着人类的健康。而康复在促进伤残患者身心功能恢复、提高日常生活活动自理能力、改善生活质量等方面，尤其起着重要作用。

　　盲人按摩师与康复治疗师的工作颇有共通之处，它们都以慢性病者、老年病者、损伤后遗留功能障碍（骨关节、肌肉功能障碍）患者为主要服务对象。同时，在治疗手段上，都重视以按摩、推拿和手法等方法帮助患者减轻病痛，恢复功能。实际上，按摩治疗是康复治疗的一个重要组成部分。

　　然而，现代康复治疗学除了从解剖学、生物力学、经络学等角度对传统的按摩治疗进行更细致、更精确的研究外，还增加了许多新的康复疗法，如运动疗法、物理因子疗法、作业疗法、文娱疗法、辅助器具展能疗法等，目的是更好地帮助患者恢复身心功能，回归社会。因此，盲人按摩师有必要了解和认识其他康复疗法，从而为患者推介相关的技术资源，争取更好的治疗和康复效果。

　　本书的编写力求贯彻以下三个原则。

　　实用性原则：对常见伤病常用的康复疗法多讲细讲，以求实用，而略去已由本丛书其他专著详细介绍的关于按摩和手法治疗的内容。

　　普及性原则：内容深入浅出，重点介绍各种疗法的具体操作方法，并附有各种照片和图表，以求易于理解和掌握。

中西医结合原则：不仅介绍了中医传统运动疗法、物理因子疗法、作业疗法，以及新兴的中西医结合康复疗法，而且在下篇辅助器具中也对现代西方康复与工程相结合的新潮流进行了详细介绍，并指出应充分使用辅助器具和辅助技术，以扩展和提高残疾人士和功能障碍人士的运动、感知、交流和认知能力。

本书在编写过程中，得到我院同事———些长期工作在康复治疗一线、积累了不少专业经验的康复治疗师（包括物理治疗师、作业治疗师等）的大力协助，他们亲自参与了撰写工作；更得到我国知名的康复辅助技术和辅助器具专家范佳进高级工程师和朱图陵研究员的鼎力相助，他们合作撰写了下篇"辅助器具在康复治疗中的应用"，并以图文并茂的形式，向读者展示了当代康复治疗新技术、新器具的一个重要侧面。此外，本书还承蒙康复医学专家张光铂教授和成鹏教授惠赐稿件。对上述各位同事和专家，谨致以衷心的感谢！

本书承蒙中国盲文出版社纳入《盲人按摩师职业技能提高丛书》，深感荣幸，谨此致谢！我相信广大康复治疗人员和读者亦能分享本书的经验，获得新知。

卓大宏
2012 年 8 月

目　录

上　篇　实用康复疗法

第一章　康复治疗概论 ………………………………（3）

　第一节　康复治疗概述 …………………………………（3）

　第二节　康复治疗的常用手段 ………………………（11）

　第三节　康复治疗人员的职责 ………………………（14）

第二章　运动疗法 ………………………………………（23）

　第一节　运动疗法概述 ………………………………（23）

　第二节　八段锦 …………………………………………（24）

　第三节　易筋经 …………………………………………（34）

　第四节　十二段锦 ……………………………………（46）

　第五节　增强肌力的训练 ……………………………（51）

　第六节　治疗带训练 …………………………………（55）

　第七节　几种常见病的医疗保健体操 ………………（77）

第三章　牵引疗法 ………………………………………（95）

　第一节　颈椎牵引 ……………………………………（95）

　第二节　腰椎牵引 ……………………………………（101）

第四章　电疗法与磁疗法 ……………………………（106）

　第一节　高频电疗法 …………………………………（106）

　第二节　中频电疗法 …………………………………（130）

第三节　电刺激疗法 ……………………………………（137）

第四节　磁疗法 …………………………………………（148）

第五章　超声波疗法与激光疗法 ………………………（157）

第一节　超声波疗法 ……………………………………（157）

第二节　激光疗法 ………………………………………（163）

第六章　振动疗法与冲击波疗法 ………………………（170）

第一节　振动疗法 ………………………………………（170）

第二节　冲击波疗法 ……………………………………（176）

第七章　热疗法与冷疗法 ………………………………（185）

第一节　热疗法 …………………………………………（185）

第二节　石蜡疗法 ………………………………………（189）

第三节　中药薰蒸疗法 …………………………………（196）

第四节　冷疗法 …………………………………………（198）

第八章　手功能障碍的康复疗法与关节的保护 ………（203）

第一节　手功能障碍的康复疗法概述 …………………（203）

第二节　手功能障碍的康复治疗 ………………………（211）

第三节　手功能障碍的作业治疗 ………………………（232）

第四节　关节保护 ………………………………………（239）

第九章　松弛疗法 ………………………………………（247）

第一节　松弛疗法概述 …………………………………（247）

第二节　渐进性肌肉放松训练 …………………………（249）

第三节　放松功及其他松弛疗法 ………………………（252）

第十章　认知康复疗法 …………………………………（257）

第一节　认知障碍的康复训练 …………………………（257）

第二节　老年失智的康复训练 …………………………（267）

第十一章　音乐治疗 ……………………………………（273）

　第一节　音乐治疗概述 …………………………………（273）

　第二节　听赏性音乐治疗 ………………………………（280）

第十二章　语言治疗 ……………………………………（287）

　第一节　语言障碍概述 …………………………………（287）

　第二节　语言治疗的简易处方 …………………………（288）

第十三章　中西医结合康复治疗 ………………………（294）

　第一节　中西医结合康复治疗概述 ……………………（294）

　第二节　中西医结合的物理治疗 ………………………（296）

　第三节　中西医结合的作业治疗 ………………………（299）

下 篇　辅助器具在康复治疗中的应用

第十四章　辅助器具应用概论 …………………………（305）

　第一节　辅助器具与辅助技术服务概述 ………………（305）

　第二节　辅助器具的特点 ………………………………（309）

　第三节　辅助技术服务 …………………………………（313）

第十五章　移动困难与辅助器具应用 …………………（316）

　第一节　身体机能损伤与移动困难概述 ………………（316）

　第二节　个人移动辅助器具 ……………………………（318）

　第三节　姿势保持辅助器具 ……………………………（348）

　第四节　移位辅助器具 …………………………………（353）

　第五节　移动物品辅助器具 ……………………………（361）

第十六章　自理困难与辅助器具应用 …………………（363）

　第一节　身体机能损伤与自理困难概述 ………………（363）

　第二节　洗浴辅助器具 …………………………………（365）

　第三节　护理身体辅助器具 ……………………………（374）

第四节   如厕辅助器具 ……………………………………（381）

第五节   穿脱辅助器具 ……………………………………（392）

第六节   进食辅助器具 ……………………………………（402）

第七节   喝水辅助器具 ……………………………………（407）

第八节   照顾个人健康辅助器具 …………………………（409）

第九节   上肢假肢 …………………………………………（434）

第十节   上肢矫形器 ………………………………………（436）

第十七章   交流困难与辅助器具应用 …………………（437）

第一节   身体机能损伤与交流困难概述 …………………（437）

第二节   视觉障碍者交流辅助器具 ………………………（438）

第三节   听觉障碍者交流辅助器具 ………………………（459）

第四节   言语障碍者交流辅助器具 ………………………（468）

第五节   智力障碍者交流辅助器具 ………………………（472）

参考文献 …………………………………………………（475）

上篇 实用康复疗法

第一章　康复治疗概论

第一节　康复治疗概述

（一）康复治疗的诞生背景

1982 年，被誉为"现代康复之父"的美国医学博士 H. 腊斯克教授访问中国，介绍了这样一个病例：一位担任一家公司总裁的美国中年男子，事业正如日中天，却突然被诊断出患了膀胱癌，而且癌症很快蔓延到盆腔其他器官，甚至转移到下肢的骨关节，随时面临死亡的危险。经过会诊，专家们一致同意采取断然措施，即由外科医师给他做髋关节离断和骨盆切除术，以挽救他的生命。手术后，他只剩下了上半身，怎么办？他不仅得生活下去，而且还要工作。这时，一个治疗团队出现了：康复医学科采取各种措施帮助他全面康复，假肢和矫形器专家给他安装假腿，物理治疗师训练他利用假腿走路，作业治疗师训练他坐轮椅和利用假腿开车以及进行其他日常生活活动，心理治疗师设法平复他因患病和手术、残障造成的心灵创伤，并辅导他学会如何调整和适应新的生活与工作环境。最后，他基本得到全面康复，继续担任公司总裁，继续保持优质的生活质量。

这个病例生动地说明了现代康复治疗的诞生背景、作用和重要性，以及康复治疗的特点。

康复治疗旨在促进患者身心功能的恢复，近年来残疾人、慢性病者、老年病者等的康复需要更是日渐突出。康复治疗的诞生背景包括以下几个方面。

（1）战争冲突造成的战伤，和平时期的暴力损伤，交通事故、工农业劳动意外引起的损伤以及运动创伤，家居意外损伤等皆可导致功能障碍。

（2）社会进入老龄化，老年人口比例上升，老年病者增多。大多数老年病都会引起功能障碍，有的甚至会导致残疾。

（3）慢性病已经取代急性传染病，成为人类健康的头号敌人，其中，心血管病、脑血管病、代谢疾病（如糖尿病）等会造成功能障碍。

（4）现代外科技术、临床药物治疗和其他特种治疗技术已经相当发达，甚至能控制一些癌症，挽救许多危重的伤病员，但这些存活下来的伤病员往往合并或遗留有严重的身心功能障碍。

（5）随着社会进步和生活水平的提高，残疾人、慢性病者、老年病者已经不再满足于仅仅活下来，而是要求尽量活得好；他们不愿意"卧床生活"、"抱残守缺"、"困守家门"，而是要求最大限度地改善功能，重返社会，与健全人一样享受现代社会的物质文明和精神文明，提高自己的生活质量。

由此可以看出，康复治疗的目的就是以功能康复为中心，促进伤病员和残疾者在身体、心理、精神、职业和社会生活上得到康复，重返社会，从而改善生活质量。

康复治疗就是按照全面康复的原则，采取综合的康复治疗措施，运用多个学科共同协作的工作方法，即由康复医师、物理治疗师、作业治疗师、心理治疗师（有时还需要语言治疗师），以及假肢和矫形器师等组成一个综合治疗小组，互相配合，为实现共同目标——全面康复而努力的过程。

（二）康复的概念

1. 康复的定义

在中世纪的欧洲，康复一词是指复原，即恢复原来的能力、品质、地位、权力的意思。20 世纪后，国际上把康复一词引入医学，指使已受损的活动能力恢复到有用和有效的状态，也就是指功能恢复。

随着康复工作在医疗卫生领域的广泛开展，医学界对康复的理解也逐渐深化。现代医学认为，"康复是一个帮助伤病员或残疾人在生理或解剖缺陷以及环境条件允许的情况下，根据其愿望和生活计划，促进其在身体、心理、社会、职业、学习和消遣上的潜能得到最充分发展的过程"。

上述定义体现了全面康复或整体康复的内涵，即康复的目标不仅包括躯体、心理方面的功能恢复，还包括日常生活能力方面的恢复，以及个人在职业、社会生活和教育学习上的能力的发展和恢复。

针对功能障碍程度更严重的残疾人的全面康复，世界卫生组织（1981 年）采用了广义的康复概念，即指应用各种有用的措施，以减轻残疾的影响和促使残疾人融入社会的努力。康复不仅指针对残疾人进行的适应周围环境的训练，而且也指为利于残疾人融入社会而调整其周围环境和社会条件的努力。因此在制定康复服务的实施计划时，应有残疾者本人、家属以及所在社区的参与。

其后，国际康复界又进一步强调了"使残疾人融入社会"这一目标，并提出康复的任务包括使残疾人在社会生活中享有平等机会等。

由此可见，康复的内涵包括个人生活和社会生活能力在内的整体功能的恢复。康复流程示意图如下（图1-1-1）。

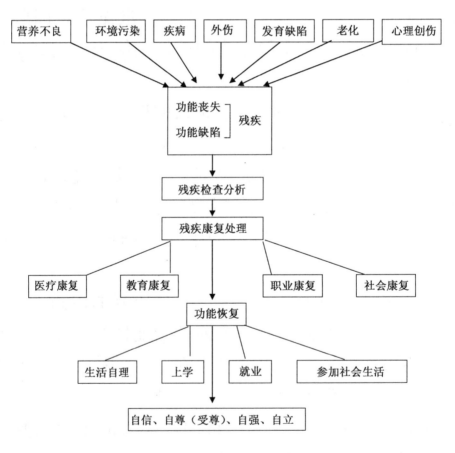

图1-1-1　康复流程示意图

2. 康复医学和康复治疗

康复医学是现代医学中的一门新学科,它研究和运用医学上促进康复的有关技术、方法和措施,而康复治疗是其核心内容。

康复治疗以身心功能障碍者为服务对象,利用多种康复疗法,旨在恢复伤病员和残疾人的日常生活自理、学习、工作和社会生活等能力,从而帮助他们提高生活质量,融入社会。

3. 康复治疗的原则

(1) 功能训练:康复治疗旨在恢复和发展伤病员和残疾人的功能活动,包括恢复和发展运动、感知、心理、语言交流、日常生活、职业劳动、社会生活等方面的能力,重视功能检查和评估,并采取多种方式进行功能训练。

(2) 全面康复:康复的对象绝不仅仅是障碍的肢体,而应包括整个人,因而应从生理、心理、职业、学习、社会生活等方面进行全面康复。

(3) 重返社会:康复的目的是使伤病员和残疾人通过功能的改善以及环境条件的改变而重返社会,参加社会生活,履行社会职责。

(4) 提高生活质量:康复的效果直接体现在伤病员或残疾人生活质量的改善和提高上。

(三) 康复治疗的服务对象

康复治疗服务的对象十分广泛,过去曾流行将康复治疗常见的病种概括为"三瘫、三伤、三痛、三炎、三折",具体如下。

三瘫:偏瘫、截瘫、脑瘫。

三伤：脊髓损伤、颅脑损伤、手外伤。

三痛：颈痛、肩痛、腰腿痛。

三炎：关节炎、神经炎、筋膜炎。

三折：骨折、截肢、关节置换术。

近年来，随着康复医学的发展，康复治疗服务对象人群不断扩大，不仅包括慢性病者、老年病者及伤残患者，而且也包括临床早期康复患者以及中度、重度甚至多重功能障碍患者。

骨科和神经系统的疾病和损伤，是康复治疗最早和最重要的适应证。近年来，心脏康复和肺科康复以及癌症和慢性疼痛的康复也逐渐展开。过去，按照美国、加拿大和西欧一些国家康复医学的传统，一些精神、智力和感官方面的残疾一般不列入康复科医师的处理范围，而分别由相应的专科医师处理，但现在随着"大康复"（即广泛包括各类残疾患者的全面康复）概念的传播，康复医师也越来越多地参与相关治疗。

康复治疗的主要病种见表 1-1-1。

表 1-1-1　康复治疗的主要病种

类　别	病　症
神经系统疾病和伤残	脑血管意外（偏瘫及其他残疾）
	脊髓损伤（截瘫、四肢瘫及其他残疾）
	儿童脑性瘫痪
	脊髓灰质炎（小儿麻痹）后遗症
	周围神经疾病和伤残
	颅脑损伤
骨关节、肌肉疾病和伤残	截肢、断肢再植术后
	腰腿痛及颈椎病
	手损伤
	关节炎、关节置换术后
	骨折后及骨关节其他手术后
	脊柱侧弯
	进行性肌萎缩
心血管及呼吸系统疾病	冠心病（冠状动脉搭桥术后，急性心肌梗死后）
	原发性高血压病
	周围血管疾病
	慢性阻塞性肺部疾患
感官及智力残疾	视力障碍
	儿童听力及语言障碍
	弱智、精神发育迟滞
精神残疾	精神病
	精神神经症
其他	烧伤
	癌症
	慢性疼痛
	麻风

（四）康复治疗的策略

康复治疗通过功能的增强、代偿、代替以及矫正和调适等手段尽量恢复患者的生活、劳动（工作）、学习等能力，常用以下十大策略。

（1）预防为主：通过合理的生活方式，安全的劳动环境、交通等预防伤害事故及致残性疾病的发生。

（2）早期干预：包括早期治疗、早期康复等及时处理措施，争取较好的康复效果。

（3）功能取向：包括日常生活、学习、劳动、社会生活等方面的功能。

（4）缺者补之：如截肢或先天性缺肢者用假肢补偿。

（5）偏者矫之：如对有畸形、变形、偏离正常姿位和形态的关节肌肉用矫形器加以矫正，并进行矫正性训练。

（6）弱者强之：对功能减弱（如肌力、耐力、关节活动度、运动素质下降）及劳动能力减弱者，进行强化性训练；对听力、视力、步行能力减弱者，则通过助视器、助听器、助行器及步行训练等增强其功能。

（7）软者撑之：对躯干四肢、关节肌肉软弱无力，不能维持在正常位置者，用支具（矫形器、夹板），特殊坐具，立具等支撑，使其保持在正常位置上。

（8）失者换之：当关节失去正常结构和功能，以至出现严重疼痛或影响活动时，要实施关节置换术，实现以新换旧；当身体原来的功能已经失去，不能以正常方式进行活动时（例如脑卒中偏瘫后的失语、失认，甚至行走、转移运动方式变得异样），需重新训练建立新的活动定型或活动方式。

（9）以心强身：把身体康复与心理、精神的康复密切结合起来，重视以心理健康促进身体的康复。

（10）以文练人：以康复文化促进康复工作，成功塑造新人。

（五）康复治疗的注意事项

（1）通过功能评估确定患者功能水平。

（2）确定可以利用的康复环境和康复资源条件（条件不具备时应考虑其他替代办法）。

（3）避免长期卧床，限制活动。

（4）注意患者因生理上的改变而出现的反应。

（5）确定对患者有意义的康复目标，调动积极性。

（6）确定患者家属对康复的期望（包括心理、社会方面）。

（7）着眼于功能问题和相应的处理，而不是疾病的诊断和根治。

（8）重视采用有针对性的运动治疗（医疗体操），并简化方案。

（9）鼓励患者进行社会接触，参加社会活动，接受多方面的环境锻炼。

（10）告知患者对康复要有信心，不要因为功能改善和康复的进展比较缓慢而灰心丧气。

第二节　康复治疗的常用手段

康复治疗是日常康复医学工作的基本内容，常用的康复治疗手段如下。

1. 运动疗法和物理疗法

常用的方式包括运动功能训练、医疗体操、医疗运动、手法治疗、牵引、神经肌肉电刺激、超声治疗、热疗、冷疗、光疗、蜡疗、水疗、磁疗、生物反馈等。

2. 中国传统康复疗法

包括推拿、按摩、中式手法治疗、针灸、拔火罐、中药外治、太极拳、八段锦、易筋经、气功疗法等。

3. 作业疗法

常用的治疗性作业包括日常生活活动训练，职业性劳动训练，工艺劳动（如泥塑、制陶、编织等），园艺劳动，以及其他促进生活自理、改善日常生活素质的适应性处理和训练。作业治疗可改善手的功能活动，调整心理状态，有利于患者出院后适应个人、家庭和社会生活的需要。作业治疗部门还负责向残疾者提供简便的日常居家生活活动的辅助器具，以弥补功能上的缺陷。

4. 言语矫治

又称语言治疗，对失语、构音障碍等患者进行训练，改善语言沟通能力。

5. 心理疗法

对心理、精神、情绪、行为等出现异常的患者进行个别或集体的心理治疗。

6. 康复疗养

在疗养院或疗养地等，利用矿泉、特殊气候、日光、空气、海水等自然因素，促进慢性病者、老年病者以及手术后或急性病后体弱者的康复。

7. 假肢及矫形器装配

对截肢者装配假肢，以在一定程度上恢复生活自理能力和工作能力。对某些有肢体畸形、运动异常的患者，装配适当的矫形器，以预防畸形发展，补偿功能活动。

8. 康复工程器械的使用

应用电子、机械、材料等工艺技术，为残疾者设计和制造辅助器具或其他器械，以补偿功能的不足，提高生活自理的程度，增强学习及工作能力。

9. 康复护理

根据总的康复治疗计划，通过体位处理、心理支持、膀胱护理、肠道护理、辅助器械使用指导等护理工作，促进患者康复，预防继发性残疾。

10. 文娱疗法

组织患者参加旅行、音乐演奏（唱）或欣赏（音乐疗法）、文艺晚会、联欢、观看电影和录像等活动，调整患者的身心状态，恢复均衡的生活方式，促进重返社会。

11. 就业咨询和职前训练

根据患者的职业兴趣、专长、能力以及身心功能状况，对就业潜力和可能性做出分析，提出适宜参加的工种建议。对尚需进行专门就业适应训练的患者，提供就业前训练（或称职前训练）。

12. 其他

康复手段还包括在临床康复中使用的矫形手术、药物疗法、饮食疗法等。

在现代康复处理中，由于严重的残障常以复合的形式出现，累及多种功能，因而需进行多方面、多种类的康复治疗和训练。即使是较单纯的或程度不太重的残疾，如能积极采用多项治疗，功能改善的效果也会更好，也会康复得更快。因而应积极采用协作组工作方法，以协调地提供多种优质康复治疗。

第三节 康复治疗人员的职责

目前，我国康复医疗专业队伍建设已经取得一定成绩，各类康复医疗人员的职责（岗位责任）也已经基本确定。现根据卫生部提出的规范并参考我国一些康复中心（医院）和综合医院康复科建立的岗位责任制度，结合国外经验，综合介绍各类康复医疗人员的职责内容。其中有些类别的专业人员我国尚未设置，其职责内容系参考国外资料。

1. 康复医师（rehabilitation physician，physiatrist）

（1）接诊患者，制作病历并进行体格检查。通过功能评估，列出患者有待康复的项目，制订进一步检查、观察及康复的治疗计划。

（2）负责住院患者的查房或会诊，及时开出临床康复医嘱或做康复处理，同时对门诊患者进行复查及处理。

（3）指导、监督、协调各部门的康复治疗工作。

（4）主持病例讨论会、出院前病例分析总结会（决定能否出院并制订出院后的康复计划）。

（5）高年资医师主持康复专业协作组，负责领导本专业（一般按系统疾病分）的康复医疗、科研和教学工作。

2. 康复护士（rehabilitation nurse）

康复护士在康复病区工作，负责住院患者的临床康复护理。

（1）执行基本护理任务。

（2）执行康复护理任务，包括体位护理、膀胱护理、肠道护理（控制排便训练等）、压疮护理、康复心理护理等。同时还需配合康复治疗部门，在病区为患者进行床上或床边物理治疗、运动治疗、作业治疗（尤其是日常生活活动训练）、言语矫治，以及指导患者使用轮椅、假肢、矫形器、辅助器具，并协助患者做体位转移。

（3）对患者及家属进行康复卫生教育。

（4）作为患者与家庭、工作单位和社区之间沟通的桥梁，及时反映患者的思想情绪、困难和要求，开展医学社会工作。

（5）保持病区整齐、清洁、安静、有秩序，为患者提供良好的生理、心理康复环境。

3. 物理治疗师（physical therapist，physiotherapist，PT）

主要负责肢体运动功能，特别是神经、肌肉、骨关节和心肺等功能的评估与训练，并制定和执行运动治疗和物理因子治疗计划。

（1）进行运动功能评估，如对肌力，关节运动范围（range - of - motion，ROM），平衡能力（坐位、立位），体位转移（transfer）能力，步行能力及步态进行评估。

（2）指导患者进行增强肌力、耐力的练习。

（3）指导患者做增加关节运动范围的体操，即关节体操。

（4）指导患者进行步行训练，提高步行能力，纠正错误步态。

（5）指导患者练习各种矫正体操、医疗体操，以提高神经、肌肉、骨关节等的运动功能，调整内脏功能和心理精神状态。

（6）为患者进行牵引治疗、手法治疗和按摩推拿治疗。

（7）指导患者进行医疗运动，如健身跑、太极拳、八段锦、医疗气功等，以增强体质，调整内脏功能，促进康复。

（8）为患者进行电疗、光疗、水疗、超声治疗、热疗、冷疗、磁疗等物理因子治疗，以及生物反馈治疗等。

（9）对患者进行有关保持和发展运动功能的卫生教育。

4. 作业治疗师（occupational therapist，OT）

指导患者通过进行有目的的作业活动，恢复或改善生活自理、学习和职业工作能力，改善心理和精神健康。

对永久性残障患者，则教会使用各种辅助器具，或调整家居和工作环境条件，以弥补功能的不足。

（1）对包括日常生活活动能力、感觉、知觉、认知能力、家务活动能力等进行评估和检查。

（2）指导患者进行日常生活活动训练。

（3）指导患者进行感觉知觉训练。

（4）指导患者进行家务活动能力训练，包括如何简化操作、减少体力消耗、避免疲劳等。

（5）指导患者使用生活辅助器具、轮椅、假手等，并负责手部功能夹的制作和使用指导。

（6）指导患者进行工艺治疗。

（7）指导患者在职业治疗车间进行职业劳动训练（木工、纺织、机械等），也可交由技工师傅指导。

（8）指导患者进行认知功能训练。

（9）单独或配合职业咨询师，对需改变职业的患者进行职业能力、兴趣的评估，并作职前咨询指导。

（10）了解及评价患者家居房屋的建筑设施条件，如有对患者构成障碍不便之处，提出重新装修的意见。

5. 言语治疗师（speech therapist，speech pathologist）

对有言语障碍的患者进行训练，以改善言语沟通功能。

（1）对言语能力进行检查评估，如对构音能力、失语症、听力、吞咽功能等进行检查。

（2）对由神经系统病损、缺陷引起的言语交流障碍患者（如失语症、构音障碍等）进行言语训练。

（3）对患者进行发音构音训练。

（4）对患者进行无喉言语训练（食管音、人工喉发音）。

（5）对喉切除、舌切除手术前患者进行有关言语功能的咨询指导。

（6）对由口腔缺陷（舌切除后、腭切除后）引起的言语交流障碍患者进行构音训练。

（7）指导患者使用非语音性言语沟通器具。

（8）对有吞咽功能障碍的患者进行相应治疗和处理。

（9）对患者及家属进行有关言语交流及吞咽问题的卫生和康复教育。

6. 假肢及矫形器师（prosthetist，orthotist）

在假肢及矫形器科（室）专科门诊中工作，接受康复医师或矫形外科医师介绍来诊的患者。

（1）在假肢、矫形器制作前，对患者进行肢体测量及功能检查，制订制作处方。

（2）制作假肢或矫形器。

（3）将制作完成的假肢或矫形器让患者试穿，并做检查，必要时做进一步修整，直至合适为止。

（4）指导患者如何保养和使用假肢、矫形器。对穿戴使用情况进行复查，如有不合适或破损，则进行修整或修补。

7. 心理治疗师（临床心理工作者，clinical psychologist）

心理治疗师在康复协作组内配合其他人员为患者进行必要的临床心理测验，提供心理咨询及进行必要的心理治疗，帮助协作组和患者本人制订治疗目标，以便从心理上促进患者全面康复。

心理治疗师负责进行临床心理测验和评定，包括精神状态测定（焦虑症、抑郁症等）、人格测验、智力测验、职业适向性测验等。

（1）根据心理测验结果，从心理学角度对患者总的功能评估及治疗计划提出意见。

（2）对患者提供心理咨询服务，特别是就如何对待残疾、如何处理婚恋家庭问题和职业问题等提供咨询。

（3）对患者进行心理治疗。

8. 文体活动治疗师（recreation therapist）

通过组织患者（特别是老人、儿童残疾者）参加适当的文体活动，促进身心康复并重返社会。

（1）了解患者的生活方式、业余爱好、兴趣、社交能力、情绪行为特点等。

（2）根据诊断及评估，制订患者的文体活动治疗计划。

（3）组织患者参加可促进身心功能的文娱活动，如游戏，文艺表演，音乐活动，电影欣赏，室内球类活动（台球、保龄球等）等。

（4）组织患者参加治疗性体育运动以及残疾者适应性体育运动，如乒乓球、轮椅篮球、游泳、羽毛球、划船等。

（5）组织患者走向社会，参加有趣的或有意义的社会活动，如到购物中心或百货公司购物，旅行参观，参加夏令营活动、社区俱乐部活动、节日庆祝活动等，促进患者参与社会生活。

（6）指导患者建立均衡的、健康的生活方式，例如指导患者如何利用业余、闲暇时间，如何养成健康的消遣习惯等。

9. 音乐治疗师（music therapist）

（1）训练患者通过弹奏适宜的乐器，或按音乐节拍做体操，以改善和发展运动功能，尤其是运动的协调性。

（2）指导患者听适宜的乐曲，以达到松弛、镇静的目的，从而控制应激，减轻焦虑，缓解疼痛。

（3）指导患者（有发音及言语障碍者）通过唱歌进行构音训练和曲调音韵治疗（melodic intonation therapy），以改善言语功能。

（4）组织患者（尤其是智能低下者或精神情绪异常

者）进行集体的音乐活动（唱歌、乐器弹奏表演等），以改善社交技能，提高自信心和自尊心。

（5）对晚期癌症患者或其他慢性病患者进行安抚性医护（hospice care），以音乐疗法（唱歌、听曲）调剂患者的养病生活并改善其情绪。

（6）训练某些残疾者（如视力残疾患者）学习音乐，为从事音乐职业做准备。

10. 舞蹈治疗师（dance therapist）

指导和组织患者练习舞蹈，改善身体动作的协调性、灵活性，并改善情绪和促进社会康复。

11. 园艺治疗师（horticultural therapist）

（1）指导和组织患者栽培花草植物、制作盆景及练习庭园设计，以改善身心功能。

（2）对某些残疾者进行园艺职业训练，为从事园艺职业做准备。

12. 医学社会工作者（medical social worker）

（1）了解患者的生活方式、家庭情况、经济情况及社会处境，评估回归社会时有待解决的困难和问题。

（2）征询患者意见，了解愿望和要求，共同探讨如何在出院后适应家庭生活和回归社会。如有思想和态度障碍，还需进行解释、鼓励和说服工作；同时，也应征询家属意见并做同样的解释说服工作。

（3）帮助患者及其家庭与工作单位、街道、乡镇、政府福利部门及有关社会团体取得联系，争取得到相关支持，为患者回归社会创造条件。

13. 职业咨询师（vocational counselor）

（1）了解和评估患者的职业兴趣、基础和能力。

（2）为新就业或需改变职业的患者提供咨询，组织集体或个体的求职技能训练，如开设讲座，教患者如何写求职信和参加求职面试等，并进行有关工作态度、工作纪律等的辅导。

（3）帮助患者与职业培训中心、民政福利及劳动人事部门等联系，获取就业信息。

14. 中医师（Chinese traditional physician）

中医师为我国康复医疗机构特有的专业人员。中医师参加康复协作组能更好地利用传统中医学的优势，使康复医疗更好地贯彻中西医结合的原则。

（1）参加协作组病例讨论会，根据中医观点和经验，为制订患者总的康复治疗计划提出建议。

（2）负责院内或协作组内的中医会诊，必要时及时开出中医中药的医嘱、处方。

15. 针灸师（acupuncturist）

作为康复协作组成员或根据医师转诊要求，对需用针灸进行镇痛，治疗瘫痪、麻木或其他症状、疾病的患者进行针灸治疗，促进康复。

16. 推拿按摩师（masseur，manipulation therapist）

作为康复协作组成员或根据医师转诊要求，对患者进行手法和推拿按摩治疗，以促进运动和感知觉功能的恢复，缓解疼痛，调整内脏功能，并预防继发性残疾等。

17. 康复治疗师 (rehabilitation therapist)

基层单位由于专业治疗人员少，无法按专科分工，故需配备一专多能的康复治疗师。

（1）对患者进行基本的运动治疗、物理治疗、作业治疗，必要时也进行一些简单的言语矫治和心理治疗。

（2）对患者进行简单的手法按摩、推拿治疗，必要时也进行针灸治疗。

（卓大宏）

第二章 运动疗法

第一节 运动疗法概述

运动疗法是康复治疗中最常用和最基本的疗法,可比较全面地帮助患者恢复身心功能,其治疗作用如下。

(1)通过有针对性的肢体运动,增强肌肉的肌力和耐力,增大关节运动范围,改善肌肉关节运动的素质(如柔韧性、协调性等),促进运动障碍的恢复。

(2)通过进行专门的功能性运动训练,如步行运动,转移体位运动(从床上卧位转移到床边坐位、离床椅坐位,从椅坐位到立位,从立位到坐位、到蹲跪位等),以及举臂伸手取物,双手协同持物、取物,扶持或不扶持的体位平衡等,促进功能性运动的恢复。

(3)通过有氧运动,如长距离步行、跑步、骑自行车、游泳等,调节新陈代谢,增进心肺功能。

(4)通过运动培养良好的身体姿势,促进体格发育,矫正一些不良姿势。

(5)通过运动增强体质,预防由缺乏运动而致的一些疾病,如心脑血管疾病、糖尿病等。

(6)近年来的研究证明,"肌肉的体操也是神经系统的体操",因而通过运动可调节精神状态,防治失眠、抑郁，还可改善情绪、振奋精神。

康复治疗中常用的运动疗法分类如下（表 2-1-1）。

表 2-1-1　康复治疗中常用运动疗法分类

类　别	名　称
中国传统运动疗法（健身功夫）	八段锦
	易筋经
	太极拳
	练功十八法
	十二段锦
增强肌力的练习	颈肌练习
	肩带肌练习
	腹肌练习
	腰背肌练习
	股四头肌练习
功能性训练	步行训练
	转移体位练习
	平衡练习
有氧运动	慢跑
	步行
	自行车运动
	游泳
其他	治疗带运动训练
	本体感觉运动训练

（卓大宏）

第二节　八段锦

（一）概述

八段锦是我国古代的一套保健体操，流传至今已有800 多年。"锦"原是指用各色丝线织成的丝织品，古人借锦表示这套体操中经过精心选编的不同动作，因共有八节，故称为"八段锦"。八段锦的每段均有一口诀，读来朗朗上口，易于记忆：

两手托天理三焦　　左右开弓似射雕

调理脾胃单举手　　五劳七伤往后瞧

摇头摆尾去心火　　两手攀足固肾腰

攒拳怒目增气力　　背后七颠百病消

（二）动作要领及作用

八段锦在立位或屈膝成马步姿势下练习，以上肢运动为主，并包括躯干运动和头颈运动。八段锦的练法包括用力的练法和不用力的练法两种。动作用力时，劲要用得均匀稳定，含蓄在内，以加强臂力和下肢肌力，锻炼胸部肌肉，防治脊柱后突和圆背等不良姿势，尤其适于肌肉发达程度较差或姿势不良的青少年练习。与简化太极拳相比，八段锦用力的练法运动量稍大，而不用力的练法则稍小，但都适于体力中等或稍弱的中老年人练习。

第一段：两手托天理三焦

预备姿势：立正，两臂自然下垂，眼看前方。

（1）两手十指交叉，徐徐向上高举，两足跟提起，离地约3cm。

（2）两手翻掌成掌心向上，两肘用力挺直，两掌用力上托，两足跟再尽量向上提起，在此姿势下维持片刻（图2-2-1）。

（3）两手十指松开，两臂从两侧徐徐放下，两足跟仍提起。

（4）两足跟轻轻落地，还原至预备姿势。

如配合呼吸，则两臂上托时深吸气，放下时深呼气。

此法可吐故纳新，调理脏腑功能，消除疲劳，滑利关节（尤其是上肢和腰背关节）。

练习次数不限，一般做8～16次，以下七节均同此。

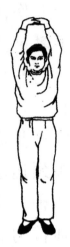

图2-2-1

第二段：左右开弓似射雕

预备姿势：立正，两脚尖并紧。

（1）左脚向左踏出一步，两腿弯屈成骑马势（大腿尽量与地面平行），上体正直，两臂在胸前十字交叉，左臂在上，右臂在下，手指张开，头向左转，眼看右手。

（2）左手握拳，食指翘起向上，拇指伸直与食指成"八"字撑开，左拳缓缓向左推出，左臂伸直；同时右手握拳，屈臂用力向右平拉，作拉弓状，肘尖向右挺，两眼注视左手食指（图2-2-2）。

（3）左手五指张开，从左侧收回到胸前，同时右手五指也张开，从右侧收回到胸前，然后两臂十字交叉，右臂在上，左臂在下，头向右转，眼看左手。

（4）右手握拳，食指翘起向上，拇指伸直与食指成"八"字撑开，右拳缓缓向右推出，右臂伸直；同时左手握拳，屈臂用力向左平拉，作拉弓状，肘尖向左挺，两眼注视右手食指。

如配合呼吸，则展臂拉弓时吸气，收回时呼气。

此法的扩胸伸臂可增强胸肋部和肩臂部肌力，调节呼吸，有助于纠正翼状肩胛、鸡胸等。

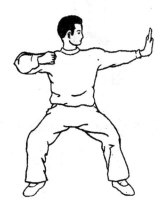

图2-2-2

第三段：调理脾胃单举手

预备姿势：立正，两臂自然下垂。

（1）左手翻掌从左侧上举，五指并紧，左臂用力挺直，掌心向上，指尖向右；同时右手掌心向下，用力下按，指尖向前（图2-2-3）。

（2）左手从左侧落下，用力下按，指尖向前；同时右手翻掌从右侧上举，五指并紧，右臂用力挺直，掌心向上，指尖向左。

第四段：五劳七伤往后瞧

预备姿势：立正，头正直，两臂下垂，两手掌心紧贴腿侧，或两手放背后。

（1）挺胸，两肩稍向后引，同时头慢慢向右转，眼望后方（图2-2-4）。

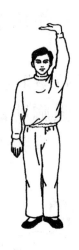

图 2-2-3

（2）头肩还原至预备姿势，眼向前望。

（3）挺胸，两肩稍向后引，同时头慢慢向左转，眼望后方。

（4）头肩还原至预备姿势，眼向前望。

如配合呼吸，则向后望时吸气，复原时呼气。

此法可消除疲劳，健脑安神，调整脏腑功能，防治颈肩酸痛。

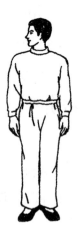

图 2-2-4

第五段：摇头摆尾去心火

预备姿势：两腿分开，相距约三脚长，屈膝成骑马势，两手扶膝，虎口向前，上体正直。

（1）上体向右前方前俯深屈，头随而垂下，并向右侧作圆形摆动（摇头），同时臀部略向左摆（摆尾，图2-2-5），然后复原至预备姿势。

（2）上体及头从右后方作圆形摆动，而后止于后伸位，然后复原至预备姿势。

（3）上体向左前方前俯深屈，头随而垂下，并向左侧作圆形摆动，同时臀部略向右摆，然后复原至预备姿势。

（4）上体及头从左后方作圆形摆动，而后止于后伸位，然后复原至预备姿势。

如配合呼吸，则在转腰时吸气，复原时呼气。

此法可增强腰部及下腹部力量，但高血压病和动脉硬化患者，头部不宜垂得太低。

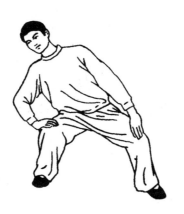

图2-2-5

第六段：两手攀足固肾腰

预备姿势：立正。

（1）上体缓缓向前深屈，膝保持挺直，同时两臂垂下，两手触摸足趾或足踝，头略抬起（图2-2-6）。

（2）复原。

（3）两手放在背后，以手掌抵住腰骶部，上体缓缓向后仰（图2-2-6）。

（4）复原。

本式采用自然呼吸。

此法可激发经气，加强血运，增强肌力。

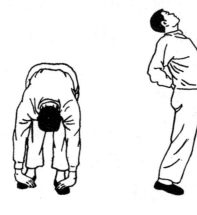

图2-2-6

第七段：攒拳怒目增气力

预备姿势：两腿开立屈膝成骑马势，两手握拳放在腰旁，拳心向上。

（1）左拳向前方缓缓用力击出，臂随而伸直（臂伸直时拳心向下），同时右拳用力紧握，右肘向后挺，两眼睁大向前虎视（图2-2-7）。

（2）左拳收回腰旁，复原。

（3）右拳向前方缓缓用力击出，同时左拳用力紧握，左肘向后挺，两眼睁大向前虎视。

（4）右拳收回腰旁，复原。

如配合呼吸，则击拳时呼气，收拳时吸气。

此法可激发经气，加强血运，增强肌力。

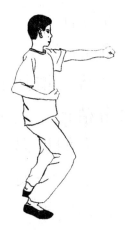

图 2-2-7

第八段：背后七颠百病消

预备姿势：立正，两脚尖并紧，两掌心贴大腿侧，或两手背放背后。

（1）挺胸，膝绷直，头用力向上顶，同时两脚脚跟尽量离地（图 2-2-8）。

（2）脚跟放下，复原。

如配合呼吸，则足跟提起时吸气，足跟着地时呼气。

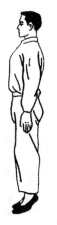

图 2-2-8

（三）八段锦健身作用新解

1. 八段锦练习老少皆宜

本书介绍的八段锦动作属于"武八段锦"（也称为"北八段锦"），特点是刚劲有力，姿势挺拔。八段锦包含许多静力性肌肉紧张收缩的练习，可有效增强肌肉力量。青少年练习可培养正确姿势，增强上下肢肌力；中老年人练习则可增强肌力，振奋精神。老年人长期练习也可预防圆背、驼背等。近年来，人们提倡老人也应适当进行增强肌力的运动，以保持腰腹肌力平衡，增强腿力，从而改善步态平衡，预防腰背痛、摔倒等。

2. 八段锦是增强肌力的有效手段

"马步"亦称"站马桩"，如第二、五、七等三段，都要求屈膝屈髋成骑马势。在此姿势下进行上肢和躯干的练习，可使腿有力而步稳。

"两手托天"、"左右开弓"、"攒拳前击"，都是增强臂力的练习，要领是缓缓用力伸臂或拉弓，最后在直臂位的定式上坚持片刻，对锻炼臂力大有裨益。而第七段"攒拳怒目增气力"更是一套典型的增强上下肢肌力的练习，其中的马步预备姿势、攒拳（用力握拳）、直臂缓缓用力前击、怒目而视（虎视）等，均可增加全身肌肉和精神的紧张。

"提踵"，即在直腿站立姿势下，用力提起足跟，如在第一、八段中的动作。在头、躯干、膝伸直的姿势下，足跟离地提起，在最高处坚持片刻。用力提踵不仅可增强全身肌肉静态紧张发力，还可锻炼提肛肌、骨盆底肌肉、膀胱括约肌等。

"转头望后"的动作，可增强颈部肌肉，有利于预防颈椎病。要注意转头动作宜缓慢进行，转头幅度因人而异，年纪越大，幅度越小，转至终点时，宜停留 3～5 秒，使颈肌在静态下收缩用力。

3. 中老年人练习八段锦应注意的问题

练习时切勿过分紧张用力，不要憋气，尽量做到自然呼吸。

马步预备姿势宜用"高桩"或"中桩"，即双膝微屈或中度屈蹲，以免过分屈蹲用力，难以承受。

患有高血压、脑缺血、眩晕、严重关节炎等的患者，不宜练习八段锦，尤其不宜练习"摇头摆尾去心火"、"两手攀足固肾腰"两段。

患有慢性前列腺炎、尿失禁的患者，可选练提踵练习，举臂（第一段）或不举臂（第八段），并在提踵的同时做提肛练习（如忍大小便状），可减轻尿失禁和慢性前列腺炎症状。

因慢性病而出现抑郁症状的患者，可练习不用力式的八段锦，可有效改善抑郁症状。

一般身体健康的中老年人可以练太极拳、八段锦。患慢性病的中老年人，建议只练太极拳，或根据需要选练个别八段锦动作。

（卓大宏　　陈正宏）

第三节　易筋经

（一）概述

易筋经是我国古代的一种健身方法，流传很广，至今仍有不少人用来锻炼身体，特别是康复科、骨伤科和按摩科的许多医生和治疗师更是提倡把它作为一种基本功进行锻炼。易筋经不但可用于日常保健、强身，增强体力，而且还可作为骨伤科患者在恢复期的医疗体操，可明显增强肌力。

相传易筋经原是为了锻炼肌肉和筋膜而创立的。"易"是改变的意思，"筋"是肌肉，"经"是方法，"易筋"的目的就是使萎弱松弛的肌肉变得强壮结实。易筋经的动作刚劲有力，刚中有柔，动中含静，要求意力统一（用意识指挥肌肉的紧张用力），是锻炼肌肉、增强肌力的好方法，可明显增强体质。

易筋经与八段锦颇为相似，但用力程度和动作难度更大，且运动时强调心静、敛神、调息，要求内外结合、动静结合。

（二）动作要领及锻炼方法

第一式：两手当胸

立身期正直　环拱手当胸

气定神皆敛　心澄貌亦恭

预备姿势：两腿开立，两脚距离同肩宽，两手自然下垂，腰背正直，两眼凝视前方，全神贯注。

（1）两臂缓缓抬起至前平举位，掌心向下，手臂保持伸直。

（2）翻掌，掌心相对，两肘内屈，手缓缓向胸前收拢，停于胸前约一拳处，两手虎口相对，掌心向胸作拱手状（图2-3-1）。

注意：本式为起势，要求初步做到调身（身体端正，自然放松），调心（思想平定，精神集中），调息（自然呼吸）。

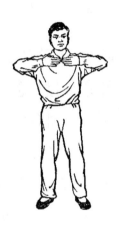

图2-3-1

第二式：两臂横担

足趾拄地　　两手平开

心平气静　　目瞪口呆

预备姿势：接上式（2）之姿势。

（1）以足趾抓地，同时两手翻掌，掌心向上。

（2）足跟微微提起离地，脚尖点地，同时两手左右开，两臂成侧平举，掌心向上（图2-3-2）。

注意：手和足的动作要同时配合进行，意念集中在掌心和足趾，自由呼吸。

第三式：两手托天

掌托天门目上观　　足尖著地立身端

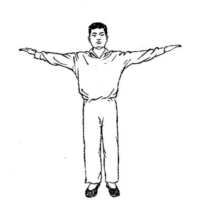

图 2 - 3 - 2

力周髋胁浑如植　咬紧牙关不放宽

舌可生津将腭抵　鼻能调息觉心安

两拳缓缓收回处　用力还将挟重看

预备姿势：接上式（2）之姿势。

（1）两臂从两侧缓缓上举，臂伸直，掌心向上，手指朝里，作托天状，同时两脚跟再稍提起，足尖着地，牙关紧咬，舌抵上腭，呼吸细长，意识集中在两手（"内视"两手，图 2 - 3 - 3）。

（2）两手握拳，两臂从两侧缓缓下降至侧平举位，同时脚跟放下。

注意："内视"双手并不是抬头用眼去望手，而只是用意念想着双手。

第一至三式需连贯进行，各式都只做 1 遍。

第四式：摘星换斗

只手擎天掌覆头　更从掌内注双眸

鼻端吸气频调息　用力收回左右侔

预备姿势：接上式（2）之姿势，即两腿开立，两臂侧平举。

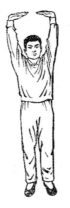

图 2-3-3

（1）右臂缓缓上举伸直，覆掌（掌心向下），五指并紧，指尖向内，抬头望向右手掌心，同时左手放下，并反手以手背贴于腰部，在此姿势下坚持片刻，做3～5次呼吸（图2-3-4）。

（2）左臂上举伸直，覆掌，五指并紧，指尖向内，抬头望向左手掌心，同时右手放下，并反手以手背贴于腰部，在此姿势下做3～5次呼吸。

以上练习做3～5遍。

注意：眼望上举的手，而意念则集中在另一只手贴着的腰部。呼吸要求鼻吸鼻呼（或鼻吸口呼），吸气时以手背轻压腰部，呼气时放松，呼吸均匀细缓。

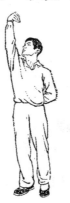

图 2-3-4

第五式：倒拽九牛尾

两髋后伸前屈　小腹运气空松

用力在于两膀　观拳须注双瞳

预备姿势：接上式（2）之姿势。

（1）右手从腰部撤回，并顺势向右前方翻腕展臂，至手与肩平，肘微弯屈，五指撮拢如梅花状，握空拳，指尖向里；同时右腿跨前弯屈，左腿伸直，成弓箭步，左手也同时放下，顺势向左后方伸出，五指撮拢，握空拳，拳心向上（图2-3-5）。

（2）吸气，意念集中在右手，右手作向后倒拉牛尾状，然后呼气，意念集中在左手，左手作向前顺势牵牛状。如是呼吸几次，腿、身、肩、肘也随倒拉和顺牵的姿势而相应地轻微颤动。

（3）换左弓右箭步，左手反抄向左前方（翻腕展臂），右手收回伸向右后方，动作要领同（1）。

（4）吸气，意念集中在左手；呼气，意念集中在右手，倒拉和顺牵的要领同（2）。

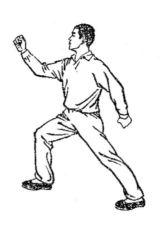

图2-3-5

以上练习做3～5遍。

注意：意念集中在手部的同时，两眼仿佛凝视着该手（"内视"）。呼吸时小腹放松自然，但两臂用力。

第六式：出爪亮翅

挺身兼怒目　推手向当前

用力收回处　功须七次全

预备姿势：接上式（4）之姿势，然后右脚踏前与左脚并拢，两手收回放胸前，屈肘，手指张开，掌心向外。

（1）两掌成排山掌（掌指直立与腕成90°，掌心向外），缓缓向前推出，劲力逐渐加重至肘臂充分伸直为止，同时全身挺直，两眼睁大向前凝视（图2-3-6）。

（2）两掌缓缓收回，贴拢于两侧胸胁部。

以上练习做3～5遍。

注意：推掌向前，开始时轻用力，逐渐加重，至推尽时用力有如排山，故名"排山掌"。呼吸要求前推时呼气，收回时吸气。

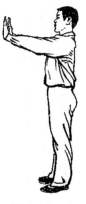

图2-3-6

第七式：九鬼拔马刀

侧首弯肱　抱顶及颈

自头收回　弗嫌力猛

左右相轮　身直气静

预备姿势：接上式（2）之姿势。

（1）右手上提至后脑，用掌心贴枕部抱头，手指轻轻压拉左耳，右腋张开，同时头向左转，左手以反手手背贴于两肩胛间（图2-3-7）。

（2）吸气，同时用右手手指压拉左耳，头及右肘稍紧张，意念集中在右肘，然后呼气，放松，做3～5次呼吸。

（3）右手放下，反手提起以手背贴在两肩胛间，同时左手收回提至后脑，用掌心贴枕部抱头，手指轻轻压拉右耳，左腋张开，同时头向右转。

（4）吸气，同时用左手手指压拉右耳，头及左肘稍紧张，意念集中在左肘，然后呼气，放松，做3～5次呼吸。

以上练习做3～5遍。

注意：身体始终保持笔直，自由呼吸。

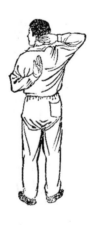

图2-3-7

第八式：三盘落地

上腭坚撑舌　　张眸意注牙

足开蹲似踞　　手按猛如拿

两掌翻齐起　　千斤重有加

瞪睛兼闭口　　起立足无斜

预备姿势：接上式（4）之姿势，然后左脚向左跨出一步，两手收回，左右分开，两臂侧平举，掌心向下。

（1）两膝弯屈成骑马势（半蹲），腰背和头部保持正直，同时两肘内屈，两手随着两腿下蹲而缓缓用力向下按压，五指自然分开，虎口朝内，悬空于膝盖的正上方一掌之距（图2-3-8）。

（2）翻掌，掌心向上，如托千斤重物，用力缓缓上提至胸前，两膝亦随之逐渐伸直。

以上练习做3～5遍。

注意：动作缓慢，稳健用力，整个过程都要求舌抵上腭，微微闭口，两眼睁大。呼吸要求微微呼吸，下按时呼气，上提时吸气。

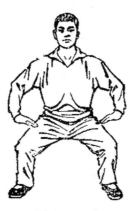

图2-3-8

第九式：青龙探爪

青龙探爪　　左从右出

修士效之　　掌平气实

力周肩背　　围收过膝

两目平注　　息调心谧

预备姿势：接上式（2）之姿势，然后左脚收回成立正姿势，两臂胸旁屈肘，掌心向上。

（1）左手翻掌向下，握空拳，收回胁旁，同时右手也翻掌向下，握空拳，向左侧方向伸出，头颈和腰身也随之稍向左转（图2-3-9）。

（2）收回右掌至右胁旁，仍握空拳，同时左掌向右侧方向伸出，头颈和腰身也随之稍向右转。

以上练习做3～5遍。

注意：一手收回胁旁，同时另一手伸向对侧，两手协调一致，一缩一伸，有如波浪相连而不间断。呼吸要求鼻吸口呼，伸手时吸气，手伸尽时呼气。

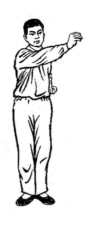

图2-3-9

第十式：卧虎扑食

两足分蹲身似倾　　屈伸左右腿相更

昂头胸做探前势　　偃背腰还似砥平

鼻息调匀均出入　　指尖著地赖支撑

降龙伏虎神仙事　　学得真形也卫生

预备姿势：接上式（2）之姿势，然后两手收回，两臂自然下垂。

（1）右脚踏前一步，顺势成右弓左箭步（右腿屈膝，左腿伸直），同时身体前倾，两手向前下扑，五指着地，成俯撑姿势，头略抬起，两眼睁大，凝视前方（图2-3-10）。

（2）双臂肘关节缓缓做轻微屈伸活动，肘屈时，上身沉下，胸部和头部稍向前挪动，作扑食状；肘伸时，上身升起复原，胸部和头部稍向后挪动。如是一屈一伸，同时一沉一起，一进一退，做3～5次。然后站起，收回右脚，回复到预备姿势。

（3）左脚跨前一步，顺势成左弓右箭步（左腿屈膝，右腿伸直），同时身体前倾，两手向前下扑，动作要领同（1）。

（4）动作同（2），最后站起收回左脚，回复到预备姿势。

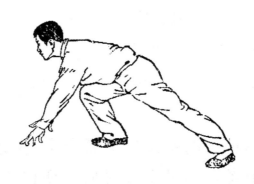

图2-3-10

以上练习，只做1遍。

注意："扑食"时腰部要放松，脊柱保持凹平，不要拱起，最好用五指指尖点地，支持体重，如指力不够，也可改用掌心贴地。呼吸要求鼻吸口呼，肘屈、胸向前扑时呼气，肘伸、胸向后挪动时吸气。

第十一式：打躬势

两手齐持脑　　垂腰至膝间

头惟探胯下　　口更啮牙关

舌尖还抵腭　　力在肘双弯

掩耳聪教塞　　调元气自闲

预备姿势：接上式（4）之姿势，即立正，两臂自然下垂。

（1）两手抱后脑，掌心掩耳，手指贴枕后，两肘用力张开，与肩平行。

（2）俯身弯腰，头部垂下，大约垂至两膝前方，作躬身状，两膝保持挺直（图2-3-11）。

（3）在（2）式姿势下做"鸣天鼓"（两手心掩耳，食指放在中指上，然后食指滑下，弹击脑后，可听到击鼓样的声音）练习，弹10～20遍。

（4）缓缓伸腰站起，双手放下。

以上动作初练者只做1～2遍，以后可逐渐增到3～5遍。

注意：弯腰垂头的幅度因人而异，不要勉强。高血压和脑动脉硬化患者，因忌垂头过肩，所以不宜做此练习。

练习时牙齿要轻轻咬紧，舌抵上腭，微微呼吸或基本闭气，待起立还原后才做普通呼吸。

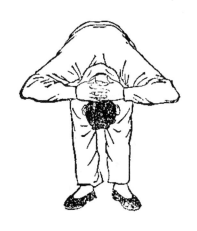

图 2 - 3 - 11

第十二式：掉尾势

膝直膀伸　推手至地

瞪目昂头　凝神一志

预备姿势：接上式（4）之姿势，即立正，两臂自然下垂。

（1）两手提起，两掌向正前方推出，至两臂伸直为止，掌心向外。

（2）两手十字交叉，掌心向下，收回至胸前，两手分开。

（3）两掌向下推压，腰随而向前弯屈，两腿保持挺直，两掌尽量下推（能到地最好，但不要勉强），头稍抬起，两眼睁大，向前凝视（图 2 - 3 - 12）。

（4）伸腰起立，两臂同时上提，然后分别向两侧抬伸 7 次，接着两足顿地（起跳落下）7 次，结束全套练习。

注意：呼吸为普通自由呼吸。高血压及脑动脉硬化患者不宜做此练习。

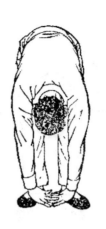

图 2-3-12

（卓大宏　陈正宏）

第四节　十二段锦

十二段锦是我国民间流传下来的卓有成效的健身法，种类繁多。本书介绍的这套十二段锦包括自我按摩和体操，可以在盘坐或平坐姿势下进行，适于老弱或慢性病者练习。

第一段：叩齿

上下排牙齿互相叩撞 20～30 次，可使牙根膜中的血管扩张，改善局部血液循环，并有助于坚固牙齿，预防牙病，但严重牙周炎患者或齿列不整者不宜练习。

［附］南北朝《颜氏家训》载颜之推谓："吾尝患齿，摇动欲落，饮食热冷，皆苦疼痛。见抱朴子牢齿之法，早晚建齿三百下，行之数日，即便平愈。"

第二段：运舌

舌头在牙齿外面上下左右各运转十几次，可按摩口腔黏膜和齿龈，治疗牙龈炎、牙周炎，清洁口腔，刺激唾液分泌，帮助消化。

第三段：擦面

两手心先擦热，然后擦面 20～30 次，可改善面部皮肤的血液循环和组织营养，保持皮肤弹性和张力，也可和胃、助消化、安眠，但面部患有疮疖的人禁做。

［附］清代吴尚先谓："晨起擦面，非徒为光泽也。和血气而升阳，益胃也。胃不和则睡不安，故擦面能治不睡。"

第四段：鸣天鼓

两手心掩耳，食指放在中指上，然后让食指滑下，弹击脑后（风池穴附近）20～30 次（图 2-4-1），可听到击鼓样声音。中医理论认为，风池穴属足少阳胆经，针灸该穴位能治头痛、目眩、项强等疾患，用食指弹击也可起到一定作用。

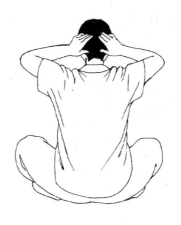

图 2-4-1

第五段：转辘轳

两臂屈肘，两手握拳，然后两臂屈伸，肩关节随之前后耸动绕环，如绞水车，做 10 余次，可预防肩关节周围炎。

第六段：托天

两手手指交叉，反掌向上，两臂伸直，如托天状，做十几次，可扩展胸廓，加深呼吸（图2-4-2）。

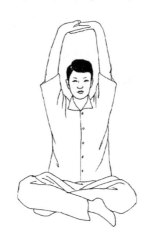

图2-4-2

第七段：左右开弓

两手模仿开弓射箭动作，左右轮换，做十几次，既可扩胸，还能锻炼肩关节和加强臂力（图2-4-3）。

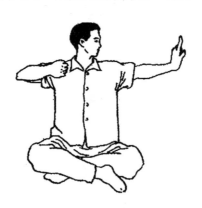

图2-4-3

第八段：低头扳足

直腿坐位，体前屈，以两手扳足十几次。该动作属腰腹运动，运动量较大，可明显伸展腰背肌和大腿后部肌肉，也有利于保持脊柱的活动性（图2-4-4）。

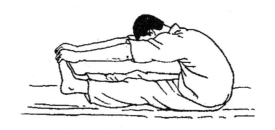

图2-4-4

第九段：擦丹田

丹田在脐下4.5～6cm处，可用右手三指擦摩几十次。丹田属任脉，针灸这个穴位，主治消化不良、小腹痛、遗精，故按摩这个穴位也有一定功效。

第十段：擦肾俞

两手搓热后，擦摩两侧腰部（肾俞穴附近）20～30次，可防治腰痛和健身（图2-4-5）。

［附］明代《遵生八笺》载："张成之临卧时坐于床，垂足、解衣、闭气、舌拄上腭、目视顶，以手摩擦两肾俞穴各一百二十次，毕即卧，如是三十年，极得力。"

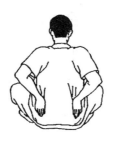

图2-4-5

第十一段：擦涌泉

双手搓热后，先用右手的中间三指擦左足心，至发热为止，然后依法用左手擦右足心。中医理论认为，涌泉穴为足少阴肾经起点，按摩此穴位，能引导虚火下降，治失眠、心悸，又能健步（图2-4-6）。

［附］宋代《东坡全集》载："扬州有武官侍其者，官于两广十余年，终不染瘴，面红腻，腰足轻快，概不服药。每日五更起坐，两足相向，热摩涌泉穴无数，以汗出为度。"

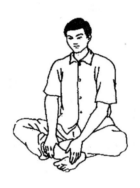

图2-4-6

第十二段：蹬腿

站立，两腿交替蹬十几次，可促进血液循环、舒展腿部肌肉和筋膜。

十二段锦练习可在起床后或临睡前做，可以全做，也可以只做一部分，动作顺序也可以随意变动，次数也可因人因时而异。例如，擦肾俞动作，患有腰肌劳损的人，一次擦几百下才能收到良好效果；而一般人每天坚持擦几十下就可以了。如能长期坚持练习，健身治病的作用就更为明显。

（卓大宏）

第五节　增强肌力的训练

（一）概述

肌力训练能使肌肉反复收缩，可促进肌红蛋白的合成与代谢，改善血液循环，提高肌纤维收缩效率，并可提高肌肉的力量和耐力。它不仅能促进运动功能尽快恢复，而且还有利于保护关节、支撑脊柱、防止发生继发性损伤，因而常用于治疗各种原因引起的肌萎缩、瘫痪等。

（二）根据肌力等级的训练方法

1. 0～Ⅰ级肌力

（1）肌电生物反馈疗法：应用电子仪器将人通常意识不到的生理变化（如肌电、心率、血压、皮温等）转变为可感知的视觉或听觉信号，患者通过学会有意识地操纵这些信号，从而调控自身非随意性的生理活动。

（2）传递冲动训练：通过主观努力收缩瘫痪肌肉，使运动冲动沿神经向肌肉传递。

（3）被动关节活动度训练及肌力训练：通过被动手法保持肌肉的生理长度和肌张力，改善局部血液循环，刺激本体感受器诱发运动觉，并将这种感觉下意识地传导到中枢。

2. Ⅱ～Ⅲ级肌力

（1）助力训练：治疗师或家属协助患者进行关节活动度训练及肌力训练。

（2）免荷训练：用悬挂肢体或在水中浮力作用下运动等方式，使肢体在去重力条件下主动运动。

3. Ⅳ级肌力

针对运动的肢体或部位进行抗阻训练，包括等张训练、等长训练和等速训练等 3 种。

（1）等张训练（动力性训练）

1）基本抗阻练习法：包括举哑铃、沙袋等；通过滑轮及绳索提起重物；拉长弹簧、橡皮条等弹性物；运用专门的训练器械，通过摩擦或磁电效应等产生的可调节阻力进行训练；以自身体重为负荷，进行俯卧撑、下蹲起立、仰卧起坐等练习。

2）渐进抗阻练习法：先测出待训练肌群连续 10 次等张收缩所能承受的最大负荷量，简称 10RM（10 repetition maximum，10RM）。每次的训练分 3 组进行，运动强度分别取最大负荷的 50%、75% 和 100%，每组各重复 10 次，每组间可休息 1 分钟。1 周后复试 10RM 量，如肌力有进步，则按新的 10RM 量进行训练。

（2）等长训练（静止性训练）

指肌肉静态收缩，不引起关节活动的训练，可简单有效地增强肌力。

1）基本方法：使肌肉对抗阻力进行无关节活动运动，即仅维持固定姿势。它不能使肌肉缩短，但可增加内部张力。

2）"十"的法则：以每次等长收缩持续 10 秒、休息 10 秒、重复 10 次为一组，每次训练做 10 组。

3）多点训练：在整个关节活动范围内，每隔 20～30 分钟做一组等长练习。

4）短促最大练习：抗阻力等张收缩后维持最大等长收缩 5～10 秒，然后放松，重复 5 次，每次增加负荷 0.5kg。

（3）等速训练

指保持恒定运动速度的肌力抗阻训练，由专用仪器如等速运动仪等预先设定和控制运动速度，是大肌群肌力训练的最佳方式。它可提高肌力，治疗和预防肌肉萎缩，保持关节的稳定性，还可改善和扩大关节活动度。只是等速运动设备价格昂贵，难以普及。

（三）肌力训练时的注意事项

（1）根据目的、疾患、时期以及肌力级别，分别选择被动运动、辅助主动运动、主动运动、抗阻力运动等训练方法。

（2）正确调节外力。治疗师应及时、正确地调节给予患者的抵抗量和辅助量，以提高肌力，避免损伤。

（3）根据超量负荷原则，设计足够的运动量，一般不得少于 10RM 的 60%（以第 2 天不感到疼痛和疲劳为宜），且应坚持 6 周以上。

（4）依靠体位、治疗师、沙袋、固定带，充分固定主动肌的近端部位。

（5）采取正确的姿势和肢位，充分调动患者潜能，全力完成设计动作。

（6）防止出现代偿动作。

（7）对患者或亲属说明训练的目的和方法，争取合作，训练中随时鼓励患者，增强其对训练的信心。

（四）适应证

（1）废用性肌肉萎缩。

（2）关节源性肌肉萎缩。

（3）神经性肌肉萎缩。

（4）肌源性疾病的肌肉收缩功能异常。

（5）骨关节畸形。

（6）脊柱稳定性差。

（7）关节周围主动肌和拮抗肌不平衡。

（8）内脏下垂，尿失禁。

（五）禁忌证

（1）全身有严重感染和发热。

（2）患有严重的心脏疾病，如快速性心律失常、心力衰竭等。

（3）患有皮肌炎、肌炎及严重肌病的患者，不宜进行高强度或抗阻训练。

（4）肌力训练会加剧局部疼痛的患者，如肌肉、骨骼外伤后术后早期的患者。

（5）局部有活动性出血的患者，不宜进行局部肌肉训练，以免加重出血形成血肿。

（6）骨折后只进行石膏外固定、骨折断端尚未形成牢固骨痂时，不宜进行肌肉长度有改变的训练。

（六）与其他治疗的配合使用

（1）按摩和温热疗法被广泛用于配合肌力训练。在训练前进行按摩和温热治疗，可增加肌肉组织弹性，避免组织拉伤；训练后则可促进血液循环和代谢，减少乳酸堆积，减轻疲劳，有利于恢复肌力。

（2）电生物反馈疗法和低频电刺激被广泛用于肌肉功能锻炼。利用电刺激动作神经引起肌肉收缩，可增加肢体的功能性活动，有利于促进较低肌力的恢复。

（林科宇）

第六节 治疗带训练

治疗带（Thera‑Band）既指一套特制的运动训练工具，也指利用它们进行运动功能训练的一套系统方法。它形式多样，通过进行渐进性训练，可增强运动素质（如力量、灵活性），缓解关节疼痛，在骨骼肌肉系统康复、神经系统康复、改善老年人功能性活动能力、提高运动员竞技水平等方面也具有显著效果。操作技术包括肌力训练、牵伸训练、关节活动度训练、本体感觉训练、功能性训练、关节稳定性训练、核心肌群训练、平衡和稳定性训练、手部功能训练、水中力量训练等。

（一）渐进式分级训练方法

（1）通过镇痛体位摆放、姿势训练、被动活动、关节松动等练习使外周结构正常化。

（2）通过拉伸僵硬的结构、增强无力的肌肉，纠正肌肉平衡。

（3）通过本体感觉训练、促进或抑制技术、反射稳定技术、步态训练和平衡训练等增加本体感受输入，促进反射稳定。

（4）通过功能性活动、协调训练、有氧训练和技巧训练等提高协调运动模式的耐久性。

功能训练进阶为金字塔形，必须按顺序依次进行，患者在训练过程中不应出现明显疼痛（图 2-6-1）。

训练的进阶还包括训练工具的进阶和训练平面的进阶（图 2-6-2）。

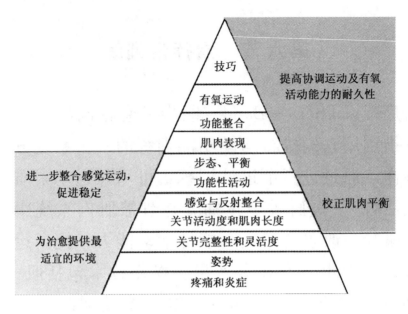

图 2-6-1   功能训练进阶

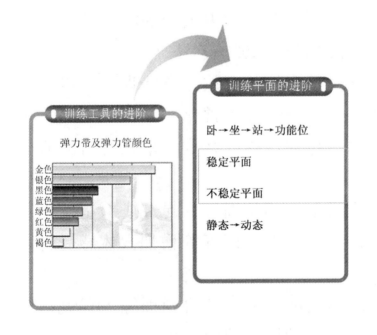

图 2-6-2   训练工具及训练平面的进阶

（二）训练目标

（1）提高在各种情况和运动中的运动控制能力。

（2）增强肌力和耐力 10%～130%。

（3）改善平衡和步态。

（4）改善移动性。

（5）改善柔韧性。

（6）减小跌倒危险。

（7）增强心肺功能和有氧活动能力。

（8）改善身心功能。

（三）注意事项

（1）在所有的训练中，体姿的控制都非常关键。训练时应收紧腹部，放松膝部，使肩部与膝部成一条直线，同时应尽量保持脊椎的自然曲线，确保训练安全。

（2）训练者应遵照治疗师或医师指定的训练剂量，每组训练间适当休息。

（3）弹性阻力训练前应进行热身训练，训练后也应进行放松训练。

（4）应采用缓慢的方式进行训练，时刻注意对弹力带或弹力管的控制，任何时候都不应感觉"失控"，或无法抵抗其阻力而被"控制"，同时防止弹力带或弹力管出现反弹现象。

（5）训练时应避免将弹力带或弹力管过分拉长或反复扭结，或将其缠绕在关节上。

（6）训练时应保持呼吸平稳，不应屏住呼吸，进行难度较大的训练时应处于呼气状态。

（7）初级水平的训练者只有在感觉舒适时才可使用弹力带和弹力管进行增加阻力的训练。开始训练时针对主要肌群应进行 8～10 次训练。

（8）训练者应当使用专业人员为自己选定的特定颜色的

弹力带，或尝试进行 2～3 组训练，每组 10～15 次，以训练结束时感觉轻微疲劳为准，选择弹力带颜色。

（9）训练者可轻松完成每组 10～15 次的 3 组训练后，再递进至下一颜色。

（10）对乳胶敏感的人应采用不含乳胶的训练工具。

（11）进行那些可能会造成弹力带断裂并弹向头部的训练时，要注意保护眼睛。

（12）使用前应检查弹力带或弹力管是否有缺陷，确认长度是否足够。

（13）确保将弹力带或弹力管固定在坚实的物体上，不得将弹力带长度拉伸到 3 倍以上。

附 1. 训练带训练

注意：如将弹力带或弹力管固定在其他外部物体上时，应确保物体质量较重或非常稳定，完全能够抵抗训练时产生的拉力，训练速度宜缓慢且注意呼吸（图2-6-附1-1）。

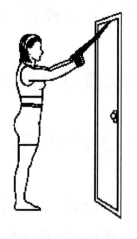
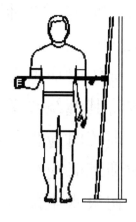

固定在门框上   墙壁固定装置

图 2-6-附 1-1

1. 上肢训练

（1）肘关节屈曲：手握训练带于腰部，屈肘，然后手抬到肩部，背挺直，保持，再缓慢恢复原位（图2-6-附1-2）。

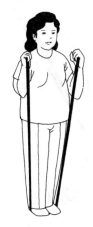

图2-6-附1-2

（2）伸肘：屈肘握紧训练带，肘位于体侧，然后双手拉训练带到臀部，肘伸直，保持，再缓慢恢复原位（图2-6-附1-3）。

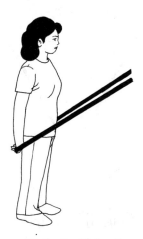

图2-6-附1-3

（3）肩关节前屈：手握训练带于腰部，然后伸直肘向身体前方抬臂到肩部高度，背挺直，保持，再缓慢恢复原位（图 2 - 6 - 附 1 - 4）。

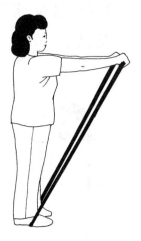

图 2 - 6 - 附 1 - 4

（4）肩关节外展：手握训练带于腰部，然后伸直肘向两侧伸展双臂到肩部高度，保持，再缓慢恢复原位（图 2 - 6 - 附 1 - 5）。

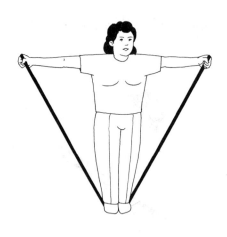

图 2 - 6 - 附 1 - 5

（5）坐姿推胸：手握训练带于肩部，然后双手向前推，伸直双肘，保持，再缓慢恢复原位（图 2 - 6 - 附 1 - 6）。

（6）坐姿划船：手握训练带于胸部，屈肘，然后双肘后推，向后拉训练带，保持，再缓慢恢复原位（图2-6-附1-7）。

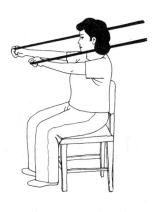

图2-6-附1-6

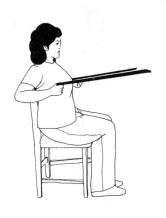

图2-6-附1-7

2. 下肢训练

（1）椅子蹲坐：将训练带拉伸到腰部的高度，然后两肘伸直，屈膝缓慢坐到椅子上，背挺直，保持，再缓慢恢复站姿（图2-6-附1-8）。

（2）提踵：手握训练带于腰部，然后双肘伸直，蹬起脚跟，保持，再缓慢恢复原位（图2-6-附1-9）。

（3）踝背屈：向头部后拉脚尖，保持，再缓慢恢复原位（图2-6-附1-10）。

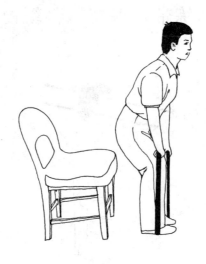

图 2 - 6 - 附 1 - 8

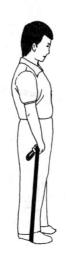

图 2 - 6 - 附 1 - 9

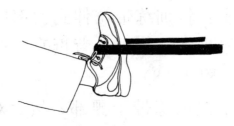

图 2 - 6 - 附 1 - 10

（4）单脚平衡：单脚拉伸训练带向前后左右方向踢腿，

保持抬腿，然后使脚缓慢着地，再换另一只脚练习，必要时使用椅子作支撑（图2-6-附1-11）。

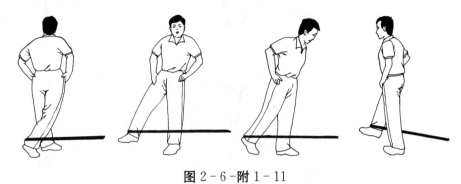

图2-6-附1-11

（5）膝弯曲：屈膝，向椅子后拉腿，保持，再缓慢恢复原位（图2-6-附1-12）。

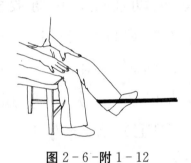

图2-6-附1-12

（6）膝伸展：脚尖向上伸展膝，保持，再缓慢恢复原位（图2-6-附1-13）。

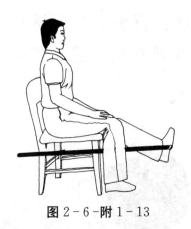

图2-6-附1-13

（7）提臀：向上提臀，保持，再缓慢恢复原位（图2-

6 -附 1 - 14）。

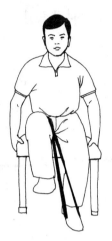

图 2 - 6 -附 1 - 14

通过调整负荷、运动速度、训练姿势、重复数量、训练频率和训练时间来控制训练剂量，一般常规每周 2～3 次，每次 2～3 组（每阶段一组，4～8 个动作），每个动作重复 4～6 次（老年人可 2～4 次）。感知用力比值（rate of perceived exertion，RPE）评分为 12～14 分时，增加难度、组数和重复次数。

附 2. 训练球训练

1. 伸展训练

（1）腘绳肌伸展：背挺直，一腿屈膝置于球上，抓住另一条腿，伸展膝直到有拉紧感，保持 10～15 秒（图 2 - 6 -附 2 - 1）。

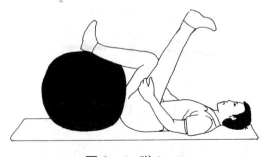

图 2 - 6 -附 2 - 1

（2）伏地挺身：伸直腿脸朝下趴下，双手置于肩下方，使双臂伸直、背部伸展，髋部和膝平贴于地面，保持10～15秒（图2-6-附2-2）。

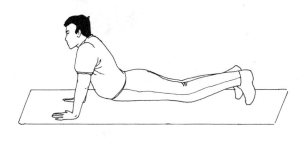

图2-6-附2-2

（3）髋屈肌伸展：坐在球上，一腿向身后伸展，伸直另一条腿屈膝做前弓步，挤压臀部时背挺直，保持10～15秒（图2-6-附2-3）。

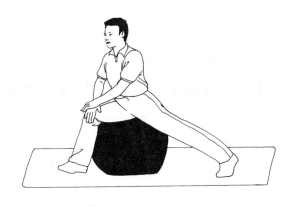

图2-6-附2-3

2. 核心训练

（1）桥架式训练：双脚撑地仰卧，背靠在球上，使臀部作升降运动，保持上背部紧贴球，双脚撑地不动（图2-6-附2-4）。

（2）腹肌训练：双脚撑地，下背部靠在球上，使臀部收紧、背部挺直，提肩使肩胛离开球，缓慢回到原位（图

2-6-附2-5)。

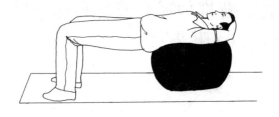

图2-6-附2-4

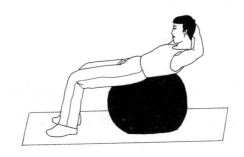

图2-6-附2-5

（3）背肌伸展：双膝撑地，胸部伏于球上，伸展上背部使之离开球，保持髋部紧贴球，再缓慢回到原位（图2-6-附2-6）。

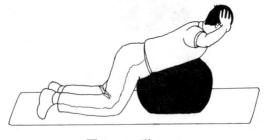

图2-6-附2-6

3. 平衡性和稳定性训练

（1）坐姿抬举：坐于球上，背部处于中立姿势，轻轻抬起右臂和左膝，保持背挺直腹部收紧，返回原位并换另一侧肢体练习（图2-6-附2-7）。

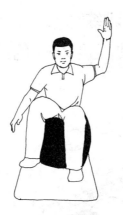

图2-6-附2-7

（2）桥式抬举：背靠球脚撑地，使臀部收紧、背部处于中立姿势，然后轻轻抬起右臂和左膝，返回原位并换另一侧肢体练习（图2-6-附2-8）。

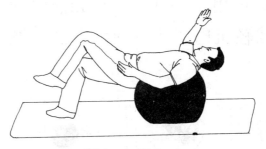

图2-6-附2-8

（3）俯卧抬举：胸部伏于球上，手脚撑地，使背部处于中立姿势，然后轻轻抬起右臂和左膝，返回原位并换另一侧肢体练习（图2-6-附2-9）。

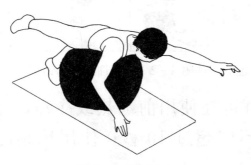

图2-6-附2-9

附 3. 手部训练球训练

手部训练球的软硬程度以颜色区分，如图 2 - 6 - 附 3 - 1 所示。

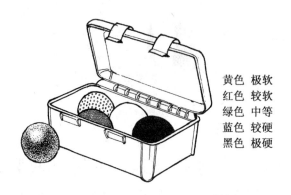

黄色　极软
红色　较软
绿色　中等
蓝色　较硬
黑色　极硬

图 2 - 6 - 附 3 - 1　手部训练球的软硬程度

手部训练球可用于手部、手指和前臂的可变阻力训练，可增强握力，减轻肌肉紧张，训练方法如图 2 - 6 - 附 3 - 2 所示。

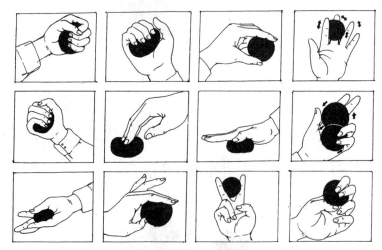

图 2 - 6 - 附 3 - 2　手部训练球的训练方法

手部训练球可在使用前加热或冷却，使用微波炉加热时，加热时间不应超过 10 秒；使用冰箱冷却时，冷却时间为 30 分钟。

附 4. 训练棒训练

1. 肌力强化训练

（1）强化握力：双手抓住训练棒，分别向内或向外扭转（图 2-6-附 4-1）。

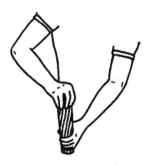

图 2-6-附 4-1

（2）手腕屈伸强化：双手抓住训练棒，分别向上（伸）或向下（屈）扭转（图 2-6-附 4-2）。

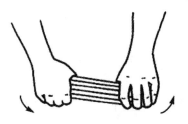

图 2-6-附 4-2

（3）手腕旋前强化：一手抓紧训练棒，另一只手向下旋转手腕（图 2-6-附 4-3）。

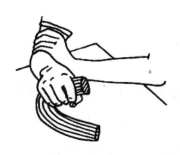

图 2-6-附 4-3

（4）手腕反掌强化：一手抓紧训练棒，另一只手向上旋转手腕（图 2-6-附 4-4）。

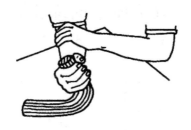

图 2-6-附 4-4

（5）手腕尺侧偏斜强化：将训练棒一端固定在桌上，下压手腕使之偏离身体（图 2-6-附 4-5）。

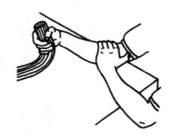

图 2-6-附 4-5

（6）手腕桡侧偏斜强化：将训练棒一端固定在桌上，上翻手腕，使之靠近身体（图 2-6-附 4-6）。

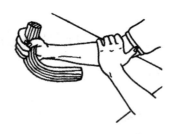

图 2-6-附 4-6

（7）双肩外展强化：双手抓住训练棒，向上移动双肘（图 2-6-附 4-7）。

（8）双肩内收强化：双手抓住训练棒，向身体内侧移动双肘（图2-6-附4-8）。

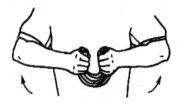

图2-6-附4-7

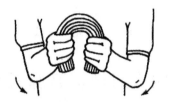

图2-6-附4-8

（9）拇指外展强化：一手抓住训练棒，拇指与食指置于同一侧，用拇指推动训练棒（图2-6-附4-9）。

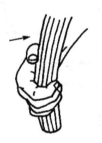

图2-6-附4-9

（10）强化手腕桡侧偏斜：一手抓住训练棒，拇指与食指置于两侧，用拇指推动训练棒（图2-6-附4-10）。

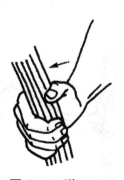

图2-6-附4-10

（11）拇指屈曲强化：一手抓住训练棒，拇指置于上方，用拇指推动训练棒（图2-6-附4-11）。

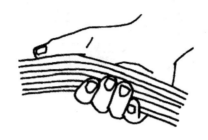

图2-6-附4-11

（12）膝关节、四头肌训练（膝关节伸展）：将训练棒置于膝下，绷紧大腿肌肉，抬起脚跟，使之离开床面（图2-6-附4-12）。

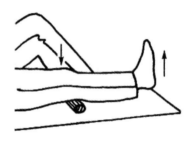

图2-6-附4-12

2. 振动训练

（1）肘部振动：抓住训练棒的一端，伸出手臂，振动训练棒，同时保持手腕、肘部和肩部稳定（图2-6-附4-13）。

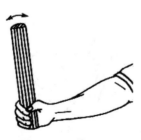

图2-6-附4-13

（2）肩部振动（自由女神像状）：抓住训练棒的一端，手臂上抬，振动训练棒，同时保持手腕、肘部和肩部稳定（图2-6-附4-14）。

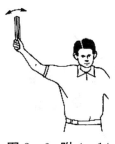

图2-6-附4-14

（3）自由女神像状（加软管）：抓住训练棒的一端和软管，手臂上抬，振动训练棒，同时保持手腕、肘部和肩部稳定（图2-6-附4-15）。

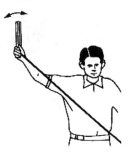

图2-6-附4-15

（4）自由女神像状（平衡）：抓住训练棒的一端，手臂上抬，将身体重心放在一条腿上，振动训练棒，同时保持身体平衡（图2-6-附4-16）。

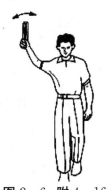

图2-6-附4-16

3. 软组织松动训练

（1）手部软组织松动：将手掌放在训练棒上，从手腕到手指来回碾动（图2-6-附4-17）。

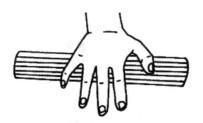

图2-6-附4-17

（2）颈椎软组织松动：将训练棒放在颈椎下，头部向前向后温和地在训练棒上碾动（图2-6-附4-18）。

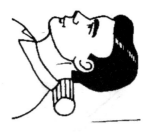

图2-6-附4-18

（3）跖腱膜软组织松动：将脚放在训练棒上，从脚跟到脚尖来回碾动（图2-6-附4-19）。

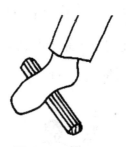

图2-6-附4-19

（4）手指伸展松动：将手指放在训练棒上，来回碾动，施加较大压力（图2-6-附4-20）。

（5）手指屈曲松动：弯曲手指，将手指甲放在训练棒上，使之在棒上碾动，施加较大压力（图2-6-附4-21）。

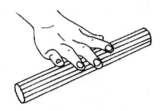

图2-6-附4-20

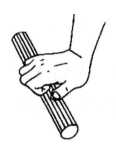

图2-6-附4-21

（6）肘关节屈曲松动：将训练棒放在肘关节内，弯曲肘关节，施加较大压力（图2-6-附4-22）。

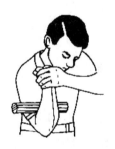

图2-6-附4-22

（7）膝关节屈曲松动：将训练棒放在膝关节内，弯曲膝关节，施加较大压力（图2-6-附4-23）。

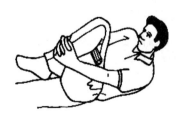

图2-6-附4-23

（8）膝关节伸展松动：将训练棒放在膝关节下，下压膝关节，施加较大压力（图2-6-附4-24）。

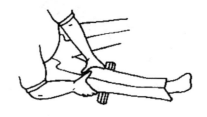

图2-6-附4-24

（9）脚尖伸展松动：将训练棒放在脚尖下，保持脚掌水平位，用脚尖压迫训练棒，施加较大压力（图2-6-附4-25）。

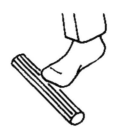

图2-6-附4-25

（10）脊椎伸展松动：将训练棒放在背下，保持背部水平位，用背部温和压迫训练棒（图2-6-附4-26）。

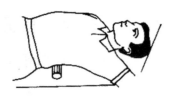

图2-6-附4-26

附 5. 训练台训练

训练台训练集渐进阻力训练、渐进平衡训练和灵活性训练于一体，需在治疗师指导下进行。训练台锻炼的肌肉分类如表 2-6-附 5-1 所示。

表 2-6-附 5-1　训练台锻炼的肌肉分类

类　别	练习的动作
胸肌	仰卧推举训练
三角肌	仰卧推举、肩部推举、前提举、侧提举、直立提拉训练
斜方肌	肩部推举和直立提拉训练
肱二头肌	屈肘训练
肱三头肌	伸肘训练
臀大肌	蹲举、弓步、硬举
股四头肌	蹲举、弓步、硬举
腓肠肌、比目鱼肌	提踵训练
腹肌	收腹，坐位对侧抬臂提臀训练
腰方肌	体侧弯训练
腹内、外斜肌	体侧弯和收腹训练
背部伸肌	坐位对侧抬臂提臀训练和俯卧位对侧抬臂提腿训练

（林科宇）

第七节　几种常见病的医疗保健体操

一、颈椎病

1. 防治慢性颈痛的基本医疗体操

防治慢性颈痛的基本医疗体操如图 2-7-1 所示，练习时的注意事项如下。

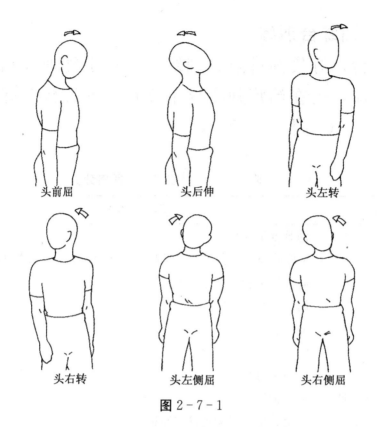

头前屈　　　　　　头后伸　　　　　　头左转

头右转　　　　　　头左侧屈　　　　　　头右侧屈

图 2-7-1

（1）适应证：紧张性颈痛、颈部肌肉纤维肌炎、颈椎一般退行性变、颈椎小关节退行性关节炎、颈椎椎间盘变性、疼痛性或痉挛性斜颈（轻度）、颈椎病神经根型。

（2）禁忌证：颈椎不稳、严重颈椎间盘突出症、颈椎骨折或脱位。

（3）练习时动作要慢，切忌快速屈伸或转动头颈。幅度开始宜小，以后逐渐增大至颈肌有轻度牵张感，但仅限于产生微痛，不允许出现明显疼痛或剧痛。

（4）练习时不宜加做头颈绕环、头颈前伸后缩或难度大的复合练习（如侧向仰头转颈望天等）。

（5）凡患有颈性眩晕、颈动脉狭窄缺血、颈椎椎管狭窄或脊髓型颈椎病的患者，均不宜做头部后伸动作，更不宜在头后伸姿势下做右转或左转练习，否则会加重缺血眩晕或使椎管变得更窄，加重对脊髓的压迫。

（6）如需加强颈肌肌力，又不宜做颈椎活动性练习时，可做静态抗阻练习（图 2-7-2、2-7-3、2-7-4）。

（7）练习前后，可配合做颈部肌肉的自我保健按摩。

2. 增强颈肌的练习

（1）抗阻屈颈：坐位，两手十指相扣置于前额处，缓缓发力做颈前屈运动，同时两手向相反方向施以抗力。每次发力时间约 2～3 秒，重复 10 次，中老年人可在每次发力后休息3～5秒（图 2-7-2）。

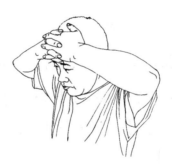

图 2-7-2

（2）抗阻伸颈：坐位，两手十指相扣置于枕后，缓缓发力做颈后伸运动，同时两手向相反方向施以抗力。每次发力时间约 2～3 秒，重复 10 次，中老年人可在每次发力后休息3～5秒（图 2-7-3）。

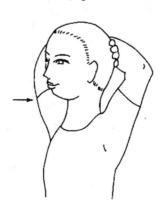

图 2-7-3

（3）抗阻转颈（以向左侧旋转为例）：坐位，以左手掌贴左面部，缓缓发力使头颈向左侧旋转，同时左手向相反方向施以抗力。每次发力时间约 2～3 秒，重复 10 次，中老年人可在每次发力后休息 3～5 秒（图 2-7-4）。

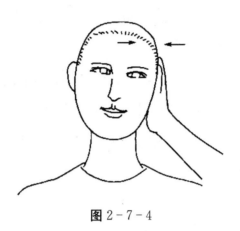

图 2-7-4

（4）颈部稳定训练：站位，在头部后侧及墙壁间放置一个篮球大小的球，上下移动手臂，同时保持球的稳定，如控制较好，可进阶至手中抬举重物，同时保持球的稳定（图 2-7-5）。

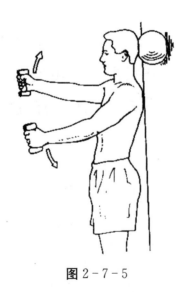

图 2-7-5

（卓大宏　张　洲）

二、下背痛

1. 防治慢性下背痛（腰痛）的基本医疗体操

（1）增强背肌的练习（图 2 - 7 - 6）。

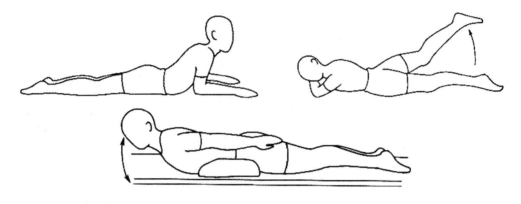

图 2 - 7 - 6

（2）增强腹肌的练习（图 2 - 7 - 7）。

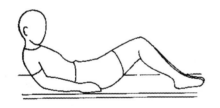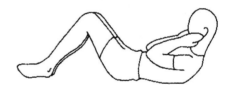

图 2 - 7 - 7

（3）改善脊柱灵活性的练习（图 2 - 7 - 8）。

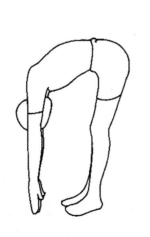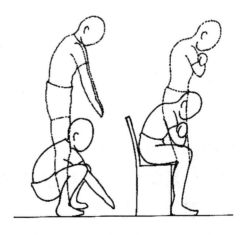

图 2 - 7 - 8

（4）减轻腰椎前弯、骨盆前倾和牵伸腰骶部肌肉的练习（图 2－7－9）。

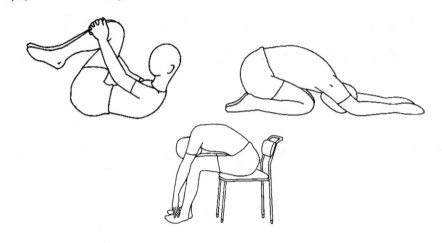

图 2－7－9

（5）改良桥式运动（图 2－7－10）。加上肢体动作时维持桥式姿势以增强腰椎稳定和躯干控制（A. 床上踏步；B. 上下肢同时活动，并可适当抗阻）。

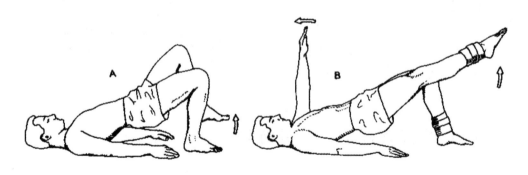

图 2－7－10

2. 注意事项

（1）目前没有下背痛、只为预防目的的练习者，可以做全套体操。

（2）有紧张性腰痛和慢性腰肌劳损的患者，重点做牵伸腰骶部肌肉（图 2－7－9）以及改善脊柱灵活性（图 2－7－8）的练习，适当配合增强腹背肌（图 2－7－6、2－7－

7）的练习。

（3）腰椎间盘变性或膨出，并有轻至中度下背痛的患者，重点做增强腹背肌（图 2-7-6、2-7-7）的练习，适当配合增强脊柱灵活性（图 2-7-8）的练习。

（4）腰椎间盘突出症明显和较严重的下背痛患者，在进行牵引（腰椎牵引）或手术治疗后，可做增强腹背肌（图 2-7-6、2-7-7）的练习加以巩固。

（5）腰椎轻度向前滑脱和腰椎椎管狭窄症患者，重点做牵伸腰骶部肌肉（图 2-7-9）练习，以减轻腰椎前弯和骨盆前倾，应避免作腰椎后伸练习（图 2-7-10），否则会使腰椎管容积更小，脊髓更易受压而产生或加重症状。

（6）患有陈旧性腰椎压缩性骨折的患者，尤其是伴有骨质疏松症状的患者，应以简单的背肌练习为主，不宜做向前弯腰的动作，以免进一步损害腰椎。

（7）因外伤而造成腰椎不稳者，练习时髋关节屈曲不宜超过 90°，以免影响脊柱稳定性。

（8）以下练习作为准备运动和放松运动，对各类下背痛患者都适用：立位原地高抬腿踏步，原地踏步或箭步向前步行，以及下背部、腰臀部、两大腿外侧的自我按摩（用拍打法或捶击法）。

（9）所有练习动作皆不宜快速进行，也不宜突然用力。

（卓大宏　张　洲）

三、肩周炎

防治肩周炎的基本医疗体操如下。

（1）上肢下垂摆动练习。立位，上体稍向前倾，患肩自然下垂，做前后摆臂及内外绕环练习，摆动幅度可逐渐加大，以逐渐增大肩关节运动范围（图2-7-11）。

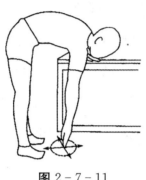

图2-7-11

（2）上肢下垂摆动练习，同上，但患者手持哑铃（2kg）（图2-7-12）。

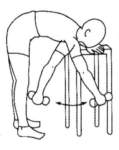

图2-7-12

（3）立位，两手持体操棒，做两直臂同时上举练习（图2-7-13）。

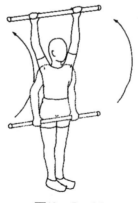

图2-7-13

（4）立位，两手持体操棒，做两直臂左右摆动练习（图2-7-14）。

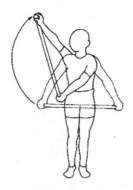

图2-7-14

（5）立位，两手在身后持体操棒，做两直臂后伸运动（图2-7-15）。

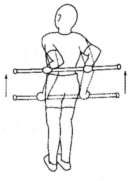

图2-7-15

（6）立位，肩梯练习。以患手爬梯，逐级上爬，增大肩关节前屈幅度，必要时可用健手托住患肘扶持（图2-7-16）。

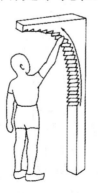

图2-7-16

（7）立位，肩轮练习。面对肩轮，两手各握住肩轮上一侧扶手，在健手带动下，两臂用力转动肩轮，可逐渐增大肩活动幅度（图2-7-17）。

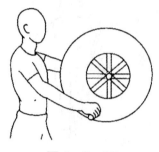

图2-7-17

（8）立位，两手扶肋木（或桌子），蹲坐，牵伸肩关节，增大活动范围（图2-7-18）。

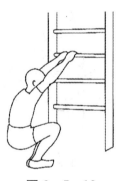

图2-7-18

（9）立位，反手摸背练习。患臂后伸内旋，用手背贴后背，自腰骶部逐渐上移，可用健手帮助（图2-7-19）。

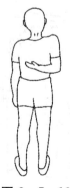

图2-7-19

（10）立位，两臂开合练习。两臂在胸前交叉，手摸对侧肩关节，然后两臂张开伸直（图 2 - 7 - 20）。

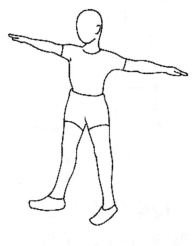

图 2 - 7 - 20

以上练习，可各重复 8～10 次。

（成　鹏）

四、膝骨关节炎

防治膝骨关节炎的股四头肌训练如下（每天 2～3 次）。

（1）髌骨运动（股四头肌静止紧张性收缩）：椅坐位、仰卧位或床上坐位（以坐位为佳），膝保持伸直，用力收缩股四头肌，使髌骨被牵拉向上，保持 5 秒，然后放松，髌骨下回到原位，重复 20～40 次。可左右侧交替做，或只做患腿。练习时眼要注视髌骨的上下运动（图 2 - 7 - 21）。

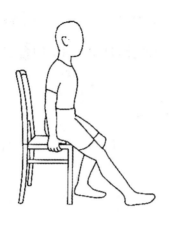

图 2 - 7 - 21

（2）伸膝运动：椅坐位或床边坐位，屈膝 90°，小腿下垂。轮流伸展一膝至 180°，保持 5～10 秒，然后复原（小腿放下），休息 5 秒，重复 10 次（图 2 - 7 - 22）。

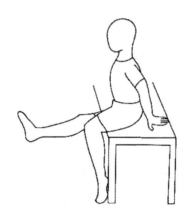

图 2 - 7 - 22

（3）直膝举腿运动：立位或仰卧位，患腿在直膝姿势下举起 30°，膝保持伸直，保持 5 秒，然后放下，休息 5 秒。如取立位，可用手扶桌或床支持，但两腿膝关节均受患时不取立位。此练习可同时锻炼股四头肌及髂腰肌（图 2 - 7 - 23）。

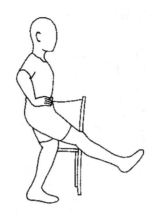

图 2 - 7 - 23

（卓大宏 张 洲）

五、原发性脊柱侧凸

防治脊柱侧凸的基本医疗体操如下。

（1）肘膝着地位或膝胸着地位，前后爬行或匍匐环行（图 2 - 7 - 24）。

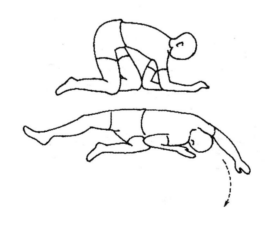

图 2 - 7 - 24

（2）跪位，左右偏坐，交替进行。左侧凸者，重点练右侧偏坐；右侧凸者，重点练左侧偏坐（图 2 - 7 - 25）。

（3）俯卧位，头近墙，双肘屈曲在前支地，头尽力向前伸，使头触墙壁，可矫正上胸段侧凸（图 2－7－26）。

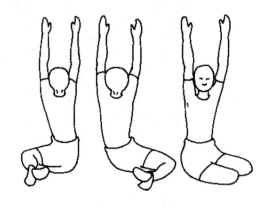

图 2－7－25

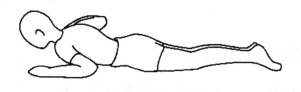

图 2－7－26

（4）俯卧位，双手置额前，然后双臂向前平伸（图 2－7－27）。

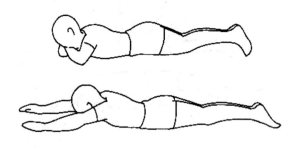

图 2－7－27

（5）接（4）之姿势，一侧上下肢同时伸直举起，可矫正胸椎向对侧凸（图 2－7－28）。

（6）仰卧位，然后做仰卧起坐（图 2－7－29）。

（7）俯卧位，双肘半屈在前支地，双下肢后伸抬起

（图 2 - 7 - 30）。

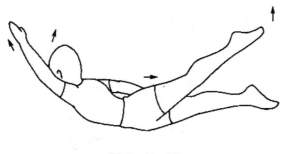

图 2 - 7 - 28

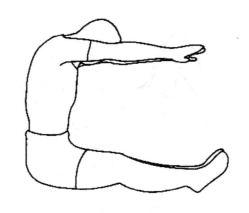

图 2 - 7 - 29

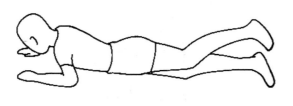

图 2 - 7 - 30

（8）仰卧位，直腿举起，可双腿同时或交替进行（图 2 - 7 - 31）。

（9）仰卧位，屈膝抬臀，深呼吸，缓慢进行（图 2 - 7 - 32）。

（10）立位，靠墙，双髋及肩紧贴墙壁，然后使头颈

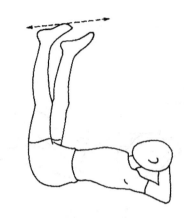

图 2-7-31

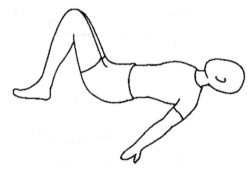

图 2-7-32

挺拔，躯干直立（图 2-7-33）。

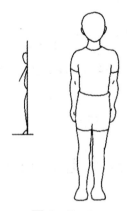

图 2-7-33

以上练习，可各重复 8～10 次。

（张光铂）

六、习惯性便秘

习惯性便秘的医疗体操包括腹式呼吸运动，增强腹壁肌肉的运动，以及增加腹压的运动，如仰卧位进行的腹式呼吸、仰卧起坐、两腿模仿踏自行车运动、轮流直腿举起，以及立位进行的原地高抬腿踏步、蹲坐起立、腰腹运动（体前屈）、转体运动等。

（1）腹式呼吸训练：患者取舒适放松的姿势，半坐位，将手置于前方肋骨缘下方，感觉腹部运动，即吸气时手上升，呼气时手下降（图2-7-34）。

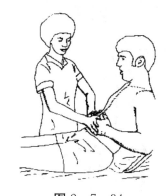

图2-7-34

（2）仰卧起坐（图2-7-35）。

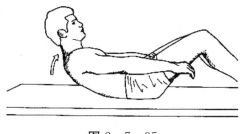

图2-7-35

（3）空中踩自行车（图 2 - 7 - 36）。

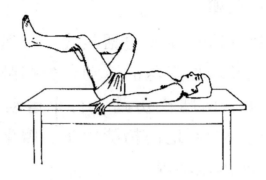

图 2 - 7 - 36

（4）直腿抬举（图 2 - 7 - 37）。

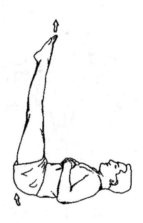

图 2 - 7 - 37

（卓大宏　张　洲）

第三章　牵引疗法

第一节　颈椎牵引

牵引疗法是骨科康复中常用的一种治疗方法，它通过器械、电动装置或手法，将一组方向相反的力量作用于脊柱或四肢，使被牵引的关节发生一定程度的分离，同时关节周围软组织得到适当的牵伸，从而达到治疗目的。

临床上常用的牵引治疗有颈椎牵引、腰椎牵引和四肢关节牵引，其治疗效果与牵引的角度、重量、时间和体位的摆放等密切相关。下面，先介绍颈椎牵引。

（一）治疗作用

（1）加大椎间隙、椎间孔和增加椎管容积，从而缓解椎间盘对神经根的压迫与刺激，减轻肢体麻木和疼痛。

（2）纠正椎间小关节的紊乱，牵伸挛缩的关节囊和韧带，恢复脊柱的正常位置。

（3）缓解肌肉痉挛，减轻疼痛，并有利于炎症消退和病损组织的修复。

（4）增加关节活动范围，调节和恢复受损的颈椎平衡。

（二）常用颈椎牵引方法

颈椎牵引方法有坐位牵引、卧位牵引、电动装置牵引、门框家庭牵引、充气式气囊牵引和徒手牵引等。下面主要介绍坐位牵引、电动牵引和徒手牵引。

1. 坐位牵引

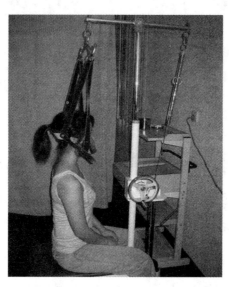

图3-1-1　坐位牵引

（1）操作方法：坐位牵引（图3-1-1）要求患者身体放松，坐在凳子上，枕颌带兜住头部，前面提住下颌，后面紧贴枕骨隆起，不要过紧或过松，取舒适感便可。牵引绳绕过头顶上方的滑轮，另一头向下牵引一定的重量。坐位牵引的特点是不需要很大的空间和复杂的设备，简便易行，也易于调整牵引重量和角度，还可配合在牵引状态下施行手法治疗。治疗期间观察患者反应，治疗结束后卸下牵引带让患者休息1～2分钟，询问患者感觉并记录相关数据（牵引重量、时间、角度等），以作下一次牵引治疗参数设置的依据。

（2）牵引角度：临床上采用的颈椎牵引角度有前屈位、中立位和后伸位，目的是将牵引所产生的最大作用力更好地集中在病变颈椎节段。

1）前屈位颈椎牵引：可使颈椎间隙显著增宽，使之接近人的日常生理运动范围，因而临床应用最广。可根据颈椎病的分型和颈椎 X 光片表现来决定牵引角度：如神经根型颈椎病患者可采用前屈 20°～30°，颈型患者前屈 15°～20°，椎动脉型患者前屈 5°以下。X 光片病变在上颈段时采用小角度前屈或中立位，在颈段中部时采用 10°～20°，在下颈段时采用 15°～30°，在颈 6～7 节段时通常采用前屈 25°。

2）中立位颈椎牵引：中立位前屈 0°～5°，可使颈部肌肉得到较好放松、颈椎生理弧度逐渐消失变直，并使扭曲的椎动脉舒展伸直，从而改善脑组织血液供应。常用于椎动脉型和脊髓型颈椎病，以及上段颈椎病损。

3）后伸位颈椎牵引：后伸位 5°～10°，可防止寰椎向前滑动，加强寰枢关节的稳定性，主要用于寰枢关节半脱位、颈椎生理弯曲变直或反弓状态的颈椎病。但后伸位牵引可能使椎间隙后部变窄和椎管前后径变小，因而临床上一般不选择后伸位颈椎牵引，尤其是脊髓型颈椎病。

（3）牵引重量：临床上一般根据患者体重、性别、年龄、体质和病情等选择牵引重量，同时密切观察患者个体差异和病情变化，随时调整。对年老体弱或有骨质疏松症的患者，应酌情减轻牵引重量；对体格健壮、肌肉发达、力量好的患者，则应适当增加。牵引重量一般为自身体重的 10％，首次牵引略少 1～2kg，适应至症状改善后，可维持或逐渐增加，直至症状缓解消失。如果症状没有改善，可继续增加重量。最大牵引重量视患者体质及对牵引的反应而定，但不得超过自身体重的 30％。若连续 3 次牵引后症状仍无改善，则说明牵引无效。

（4）牵引时间：常规颈椎牵引时间为 20 分钟，最大不得超过 30 分钟，否则易引起医源性损伤，另外，牵引重量大时牵引时间可相应缩短。持续牵引可用于各型颈椎病患者（脊髓型除外），对急性颈椎小关节紊乱和手法治疗无效的上段颈椎病患者，可采用小重量 15～20 分钟牵引。间歇牵引可使颈部肌肉进行一松一紧的交替运动，从而放松紧张的肌肉，伸展受压和扭曲的血管，进而改善大脑和颈部肌群的血液循环。适用于颈部有显著退行性病变以及颈部运动明显受限患者，伴有老年性骨质疏松的退行性颈部疾病患者（用较轻重量），有明确的神经根受损体征、但无刺激性疼痛的患者等。时间组合一般采用牵引 60 秒、间歇 15 秒的方式。

2. 电动颈椎牵引机牵引

近年来，微电脑控制的电动牵引装置常用于颈椎牵引（图 3－1－2），可根据个体差异设置牵引角度、重量、时间等参数，可做持续牵引和间歇牵引。

（1）操作方法：患者取坐位，身体和上肢自然放松，背靠稳，调整牵引带使患者感到舒适。牵引用的椅子高度以患者下肢可自然放松为宜，在大部分牵引重量作用的后枕和下颌部，垫上棉垫以缓冲压力。

（2）根据患者实际情况决定牵引参数，如牵引角度、重量、时间，以及是采用持续牵引或是间歇牵引等，具体可参考坐位牵引。

（3）临床应用注意事项：如果患者牵引后症状和体征改善，则可保持牵引角度、时间，保持或适量增加牵引重

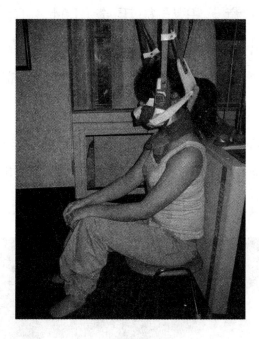

图 3 - 1 - 2　电动颈椎牵引机牵引

量。如果症状加重，暂不必停止治疗，可尝试调整牵引角度，增加牵引重量 1～2kg。如果仍无改变，则继续增加牵引重量并增加 5 分钟的牵引时间。如果 3 次牵引后仍无改善则说明牵引无效。

3. 颈椎徒手牵引

颈椎徒手牵引（图 3 - 1 - 3）指治疗师徒手对患者颈椎进行的牵引，可进行治疗或作为预牵引，以判断是否可实施机械牵引。

（1）操作方法：患者去枕仰卧，尽量放松，头部伸出置于治疗师手掌上。治疗师面向患者床头站立，一手托住患者头枕后部，一手放在下颌，双手将头部沿长轴纵向同时牵拉，持续 15 秒后放松慢慢还原，重复 3～5 次。颈椎上段病变取颈部中立位牵引，病变在中下段取头前屈 10°～15°牵引。

（2）操作注意：开始徒手牵引时，用轻柔手法如屈曲、伸展、侧屈等调整患者头部位置，在每一位置均用轻柔的牵引力度徐徐牵拉，同时观察患者反应，以寻找最佳牵引角度。

（3）临床意义：作为机械牵引的预牵引，若患者症状缓解，则表明牵引治疗有效，可以进一步进行颈椎牵引治疗；反之则表明患者可能不适宜。

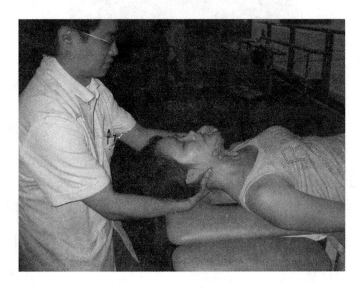

图 3-1-3　颈椎徒手牵引

（三）适应证

在康复治疗中，颈椎牵引常用于神经根型、椎动脉型、颈型、交感神经型、轻度脊髓型（脊髓受压症状不明显）、颈椎关节功能紊乱、颈椎退行性疾病、颈椎侧弯等各型颈椎病以及颈部肌肉痉挛、肌筋膜炎等引起的严重颈肩痛等。

（四）禁忌证

颈椎结核、肿瘤，严重骨质疏松，颈椎椎体滑脱，颈椎椎管狭窄，椎动脉硬化，颈椎严重不稳、出血性疾病以及颈部软组织急性拉伤或急性炎症，脑动脉硬化，高血压，心脏病，脊髓型颈椎病脊髓受压症状较明显等。

（五）注意事项

（1）治疗师应熟悉牵引技术和牵引设备，并根据患者病情和个体差异制定、选择牵引方式和牵引参数，向患者阐明治疗目的、注意事项、可能出现的不良反应及预防措施等。

（2）调整枕颌牵引套的松紧度、枕颌带的摆放位置，注意避开颈动脉窦和喉部，防止压迫颈动脉窦引起晕厥或发生意外。

（3）坐位牵引时患者应注意放松身体，上肢自然下垂于身体两侧，去除身上所有影响牵引带的物品如耳机、眼镜等。

（4）患者若出现心慌、头晕、出冷汗等症状，应立即停止牵引，寻找原因并进行进一步检查。

第二节　腰椎牵引

腰椎牵引又称骨盆牵引，主要利用力学的作用力与反作用力原理，沿腰椎纵轴施加牵引力，以增大腰椎间隙，降低椎间盘内压，缓解突出物对神经组织的压迫，从而减轻神经根性疼痛。如今，腰椎牵引已成为治疗腰椎间盘突出症的一个重要康复手段。

（一）治疗作用

（1）可有效增大椎间隙，使突出的髓核回纳，同时牵开挛缩的韧带、关节囊和两侧狭窄的椎间孔，以缓解或消除对神经根的压迫与刺激。

（2）可松弛腰部肌肉，促进组织充血和水肿的吸收，从而减轻椎间压力。

（3）可纠正腰椎后关节紊乱，调节和恢复受损的腰椎平衡。

（4）预防和松解神经根粘连，保持和改善感觉与运动功能。

（二）常用腰椎牵引方法

临床常用的腰椎牵引有徒手牵引、骨盆牵引、电动牵引机牵引、三维多功能牵引等，下面主要介绍骨盆牵引和电动牵引机牵引。

1. 骨盆牵引

骨盆牵引具有简便、安全、患者痛苦小的优点，可在家中进行，用具包括骨盆牵引带、绳、滑车固定架及重砣等。

（1）操作方法：患者仰卧于硬板床上，小腿处垫高，屈髋屈膝约 90°，骨盆牵引带固定于腰部（髂嵴上方），两端连接牵引绳。安装在足端床头的滑轮装置悬挂重砣，两个滑轮的高度约距床面 20cm。同时将床尾垫高 10cm，使患者头低脚高，以借体重作反牵引力。

（2）牵引重量：根据患者病情、体质和肌肉发达状况，以使患者不感到疼痛为宜，一般每侧 10～15kg。首次牵引从 10kg 开始，以后根据患者的治疗反应每 1～2 天增加 1～2kg，直至合适的重量。

（3）牵引时间：每日上下午各一次，每次半小时到 1 小时，一周为一疗程。患者一般在牵引最初几天症状迅速减轻，第二周达到应有疗效，第三周为巩固阶段。若第一周症状无明显改善，则可适当增加重量，若仍无明显改善，则可初步判断牵引无效。

（4）临床应用：适用于症状较轻的腰椎疾患、腰椎小关节紊乱、腰肌劳损等。为巩固疗效，患者牵引后应卧床休息 10 分钟，同时配合做腰背肌功能锻炼及理疗。

2. 电动牵引机牵引

以电动牵引装置提供牵引动力替代重砝进行的腰椎牵引（图 3-2-1），是目前临床治疗腰椎疾患中应用最多的方法。电动牵引机装置由牵引床、牵引动力源、加热板及电脑控制显示器组成，可精确设定重量、时间组合，持续牵引或间歇牵引等参数。

（1）操作方法：患者取仰卧位，骨盆带固定于骨盆髂嵴上方，胸肋带固定于胸肋弓下（也可固定于双腋下）。腰椎疾患位于腰椎第一、二节时，取双下肢伸直平卧位牵引，以使作用力位于上腰段；腰椎疾患位于第四、五节时，双下肢屈髋、屈膝约 80°，双小腿下放一小凳，以使腰椎生理前屈变平，腰部肌肉充分放松，作用力位于腰椎下段。

（2）牵引重量：一般为自身体重的 30%～70%，可逐渐增加但不能超过 80%。持续牵引可从 30% 开始，间歇牵引可从 40% 开始，一般每 1～2 天增加 1～2kg。患者适应后可逐渐增加重量和时间，若症状改善，可维持或适当增加重量。

（3）牵引时间：每次牵引时间 20～30 分钟，小重量持续牵引时间可适当延长，大重量持续牵引时间则需缩短至 10 分钟以内。间歇牵引可选择牵引 1 分钟、间歇 10 秒，或牵引 100 秒、间歇 20 秒。

（4）临床应用：电动牵引机腰椎牵引主要用于腰椎间盘突出症、神经根性腰腿痛以及各种类型腰椎疾患。牵引中应随时观察患者的治疗反应，如出现严重不适，则立即停止治疗并给予相应处理。

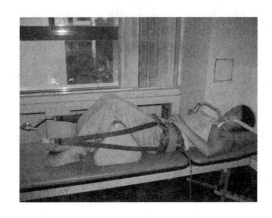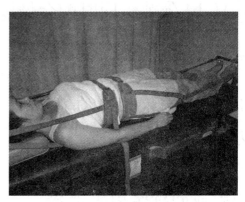

图 3-2-1　电动牵引机牵引

（三）适应证

腰椎间盘突出症、腰椎小关节紊乱、腰椎退行性疾患，也可用于脊柱侧弯、腰肌劳损、腰背肌筋膜炎等。

（四）禁忌证

腰椎结核、肿瘤，椎板骨折，严重骨质疏松，脊髓明显受压，腰椎管狭窄症，严重高血压，心脏病，出血倾向，明显的马尾受压症状，腹主动脉血管瘤，以及孕妇，妇女月经期等。

（五）注意事项

（1）牵引前检查牵引设备及配套设施，向患者做好解释工作，消除紧张情绪，并叮嘱尽量放松身体，牵引时不要屏气或用力对抗等。然后根据患者实际情况设定牵引参数，包括体位的摆放（取双下肢伸直平卧位或双下肢屈膝屈髋位），牵引重量，牵引时间，牵引方式（持续牵引或间歇牵引）。年龄较大或体质虚弱的患者，首次牵引重量为自身体重的 30% 左右，牵引时间在 15 分钟以内，适应后再做适当调整。

（2）牵引时，骨盆带固定于髂嵴上方，胸肋带固定于胸肋弓下方，位置和松紧以不妨碍患者正常呼吸为度。两侧牵引绳应对称，松紧一致。腰部可放置加热电极板，以放松腰部肌肉避免拉伤。同时嘱咐患者如出现不适、剧烈疼痛或呼吸困难，则立即通知治疗师。

（3）牵引结束后，嘱患者佩戴腰带保护腰椎，同时记录本次牵引参数及患者治疗后的反应，以作为下一次设置治疗参数的依据。

（伍　丹）

第四章 电疗法与磁疗法

第一节 高频电疗法

应用频率超过 10 万 Hz 的交流电高频电流防治疾病的方法被称为高频电疗法，按波长分为中波、短波、超短波以及微波等疗法，但中波疗法已基本被淘汰，短波疗法也基本被超短波所替代。高频电疗法分类如下（表 4 - 1 - 1）。

表 4 - 1 - 1 高频电疗法分类

项目	中波	短波（国内）	短波（国外）	超短波	微波
波长	300～100m	100～10m	11.06m	10～1m	100～0.1cm
频率	1000～3000kHz	3000～30000kHz	27.12MHz	30～300MHz	300～300000MHz
临床应用	淘汰	被超短波所替代	常用	常用	常用

高频电疗法的作用特点如下。

（1）对神经肌肉无兴奋作用。高频电流每个周期时间短，小于 0.01 毫秒，所以无法达到兴奋神经肌肉的最小阈值。

（2）产生热效应及非热效应。在高频电流环境中，组织容抗小，因而电流通过人体时急剧增大，产热明显。关于非热效应原理争议较大，主要认为是产生局部脱水效应。

（3）治疗时电极可以离开皮肤。高频电流完全可以通过电极与空气、皮肤之间构成电容，所以治疗时不要求电极紧贴皮肤，可以存在一定间隙。

（4）无电解作用。高频电流属于交流电，电流的方向是双向多变的，因而不会产生电解作用。

高频电疗法的生物学效应如下。

（1）热效应：高频电流通过人体时，传导电流引起人体内的欧姆耗损，位移电流引起人体内的介质耗损，因而在各种组织中产生不同程度的热效应，其原理如下。

1）高频电流→导体部分→离子及带电胶体振动→传导电流（包括涡流）→欧姆耗损→热效应。

2）高频电流→电介质（包括电容）→偶极子取向及旋转→位移电流→介质耗损→热效应。

（2）非热效应：高频电流特别是在低强度作用，且用目前方法均不能测出温度升高时，治疗效果仍非常明显，而同样条件的外源热作用则无类似效应。例如：当应用短时间无热量（超）短波作用于人体时，急性炎症的消退比长时间温热量作用的效果更明显。高频电流引起其他组织器官的反应，被统称为非热效应，在低电流强度（40mW/cm² 以下）作用时表现特别明显，而在高强度作用时常被热效应所掩盖。

一、短波电疗法

短波电疗法（shortwave diathermy，SWD）是一种深层的透热疗法，它通过电流（交流电）的高频率产生的交替变化磁场作用于人体组织，同时利用人体对短波电流的低阻抗产生的热能来治疗疾病。是西方常用的一种高频治疗方法，目前国内也已大量用于临床。

短波输出方式分为连续和脉冲两种，专业治疗师可根据患者情况自行设置参数，包括脉冲输出比例、治疗时间、输出剂量等，并加以存储保留。

国外短波治疗仪普遍采用晶体管产生高频电流，仪器使用寿命较长，无需预热和频繁更换高频二极管。短波频率大多为 27.12MHz，波长 11.06m，输出功率包括大功率（最大输出功率 400W～800W）和小功率（最大输出功率达 80W）两种。输出电极（图 4-1-1）包括圆盘状、鼓状、板状等形状，防辐射和屏蔽功能较好，采用多段式（4～5 段式）探头臂，方便选择体位和准确治疗定位。

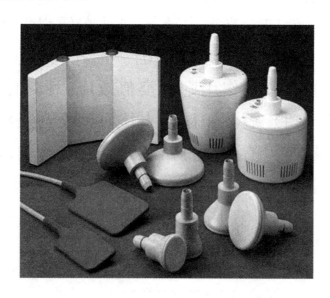

图 4-1-1　常用短波治疗仪输出电极

（一）短波的生物学效应

关于短波作用原理，国内外普遍认为短波具有热效应和非热效应。其中热效应可引起血管短暂收缩，继而迅速出现较持久扩张，从而导致血流加快，血管壁通透性增高，因而可促进水肿和炎症的消散吸收。关于非热效应原理，主要认为是局部脱水效应。短波还可降低神经的兴奋性，有镇静止痛作用。短波疗法主要适用于亚急性、慢性炎症与疾病。

（二）短波的生理及治疗作用

与超短波基本相同。

（三）适应证

（1）呼吸系统：肺炎、支气管炎。

（2）神经系统：神经痛、周围神经损伤早期、面神经瘫痪急性期。

（3）妇科系统：盆腔炎、附件炎。

（4）脊柱与关节系统：关节炎、滑囊炎、关节积液以及骨折、脱臼复位后肿胀、颈椎病、椎间盘突出症。

（5）消化系统：慢性胃炎、结肠炎、胆囊炎、阑尾脓肿。

（6）五官：中耳炎、鼻窦炎、颞颌关节功能紊乱症。

（7）外科系统：疖、痈、脓肿、蜂窝组织炎、急性乳腺炎、前列腺炎、急慢性扭挫伤、血肿、术后伤口感染、各期冻伤。

（四）禁忌证

（1）肿瘤。

（2）活动性结核。

（3）孕妇。

（4）安装心脏起搏器者。

（5）治疗局部有金属者。

（6）治疗局部有出血倾向者。

（7）不合作患者。

（8）正在发热且体温超过 38℃者。

（9）治疗部位感觉严重障碍者。

（10）肿瘤放疗区皮肤。

（五）治疗剂量

剂量输出目前尚无公认、准确的客观标准，一般分为无热量、微热量、温热量和热量等四个级别。治疗时应根据仪器输出显示、患者主观感觉、氖灯管（neon tube）等进行综合判断。

（1）无热量：患者无温热感，氖灯管刚启辉，光暗弱。

（2）微热量：仅有微温感，氖灯管全亮，光暗淡。

（3）温热量：有舒适温热感，氖灯管明亮。

（4）热量：有明显热感，但能耐受，氖灯管明亮。

（六）治疗时间

尚无统一标准，微热量、温热量、热量级时，一般以每次治疗时间 12～15 分钟、每天一次、15～20 次为一疗程；无热量级则以每次治疗时间 6～10 分钟、每天 1～2 次（每天 2 次时分上下午进行），3 天为一疗程，3 天后重新评估病情，决定是否更改治疗剂量和治疗时间。

（七）操作流程

（1）仪器检查：将短波输出调至连续输出状态，把手或氦氖管放在两电极之间测试机器是否工作，缓慢调节强度直至手感觉到温暖或氦氖管变亮（图 4-1-2）。

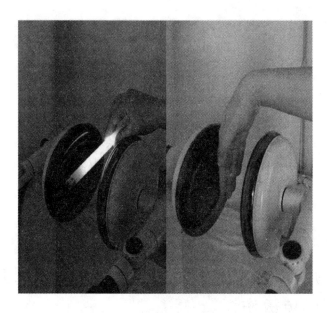

图 4-1-2　短波输出检查方法

（2）取得患者的治疗同意，同时告诉患者治疗感觉和注意事项，排除禁忌证，移除治疗部位的金属物或助听器。

（3）保证治疗部位干燥。

（4）患者取无痛、放松和舒适的体位。

（5）根据患者病情和治疗位置选择治疗电极、治疗体位、输出剂量和治疗时间，并调好仪器参数、输出电流（图 4-1-3）。

（6）调节输出，使短波的输出处于谐振状态，具备自动谐振功能时无需人工调节与干预。

（7）治疗中询问患者感觉，如果过热，则及时调低剂量和输出强度。

（8）治疗结束后，取下电极，检查局部皮肤情况。

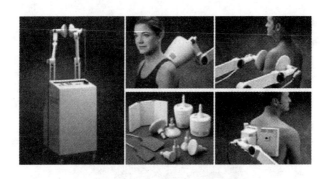

图 4-1-3　短波治疗示意图

（八）注意事项

（1）治疗部位有感觉障碍时，尽量不使用温热量和热量级输出，以免烫伤。

（2）治疗部位不能有金属，如带金属治疗，则必须使用无热量级，时间不能超过 10 分钟。

（3）治疗部位出汗或分泌物较多时，应擦干或及时更换敷料，保持干燥。

（4）治疗输出导线要平行，不能交叉或打圈，以免输出线路短路或容抗加大，影响输出剂量（图 4-1-4）。

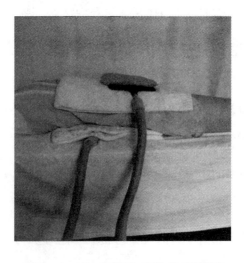

图 4-1-4　短波治疗输出示意图

（5）治疗输出导线不能直接接触患者皮肤，以防导线发热烫伤皮肤，必要时用毛巾隔开。

（6）告知患者治疗感觉，并经常询问，及时掌握剂量，必要时甚至停止治疗，并检查处理。

（7）头部治疗剂量应偏小，尽量不使用温热量和热量级，以免出现头晕不适。

（8）注意电极间的间隙，对置法一般必须大于一个电极的直径，并置法时平行的 2 个电极距离也必须大于最小电极的直径。间隙不足时可用干燥毛巾填充。

（9）测量用氖灯管最好是统一品牌和统一规格。

（10）急性期患者绝对不能使用温热量和热量级，以免加重病情，最好采用无热量级治疗 3 天后再更改治疗剂量。

（11）眼睛、男性生殖器等部位和小孩的治疗剂量应偏小，小儿头部慎用对置法。

（12）高频室应做好防护措施，仪器与操作人员的安全距离一般大于 3m。人长期处于大功率电场时，容易出现嗜睡、困倦、易兴奋等现象，但在停止接触或采取预防措施后症状可迅速消失。

（13）雷雨交加时最好暂停高频治疗，在高频室内不能使用手机，患者在治疗过程中不能看报、玩游戏、睡觉，以免发生危险。

（14）短波治疗仪不能与中频、超声波治疗仪在同一空间同时使用，以免影响电流输出的稳定。

（15）治疗输出电极选择：脊柱部位治疗一般选择可折叠的马鞍形电极，卧位治疗使用板状电极，作用部位较深、治疗范围较小时使用鼓状涡流电极。圆盘状电极比较常用，可根据部位大小选择不同直径，头面部一般使用小的圆盘状电极。

（16）高频治疗用床或椅子不能使用金属。

（九）与其他治疗方法的配合使用

（1）与手法治疗：一般先做手法治疗，后做短波治疗，以减少手法治疗可能引起的不良反应。

（2）与离子导入疗法：一般先做短波，后做离子导入，以使局部汗腺孔充分扩张，从而提高离子导入的效果。

（3）与紫外线治疗：先做短波后做紫外线治疗，可以增强紫外线治疗的效果。

二、超短波电疗法

超短波电疗法（ultrashort wave therapy）采用电容式电极，应用波长 1～10m 的超高频交流电作用于人体，故又称超高频电场疗法。超短波治疗仪是国内康复治疗机构采用最早，也是目前最常用的高频治疗仪之一。国内产品品牌众多，几乎都采用高频二极管方式，比较廉价，但缺点是辐射大、屏蔽功能差、寿命短，需频繁更换电子管，仪器也需预热。

超短波电流输出方式包括连续式和脉冲式两种，连续式的电流振荡是连续的，而脉冲式则是在连续超短波电流基础上以低频脉冲进行调制，从而形成一种间断输出的矩形超短波电流，脉冲频率通常为100～1000Hz，持续时间为 1～100 微秒，间断时间为 1～10 秒，脉冲最大功率为1～20kW，输出峰值是连续式的数倍。但脉冲式的热效应比连续式弱，普遍认为脉冲输出治疗时一般无热感，主要是利用其非热效应进行治疗。目前国内常用的超短波治疗仪基本都具备连续输出和脉冲输出两种方式。

　　超短波治疗仪（图4-1-5）按输出功率分为大功率（200～400W）和小功率（25～80W），按仪器形状分为落地式和台式，按调谐方式分为人工调谐和自动调谐，但国内产品绝大部分都是人工调谐。

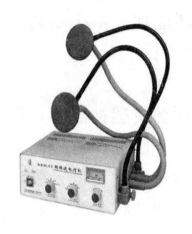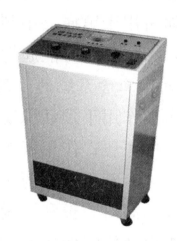

图4-1-5　超短波治疗仪

　　超短波治疗电极由金属网或金属板构成，外面覆盖绝缘材料，主要包括以下类型。

　　（1）板状电极：长方形、正方形、长条形，一般分为大、中、小三种规格。

　　（2）圆形电极：一般分大、中、小三种规格。

　　（3）直肠和阴道体腔电极：因安全和卫生消毒等原因，已基本淘汰。

（一）超短波的生理及治疗作用

1. 对神经系统的作用

因神经组织接近于电介质，故神经系统尤其是大脑细胞、植物神经以及内脏末梢神经，对超短波电场十分敏感中小剂量超短波作用于头部时除有温热感外，常出现嗜睡等中枢神经系统抑制现象；小剂量作用于高血压病人的交感神经节时，能使血压下降，心率减慢；适当剂量超短波作用于腰骶神经节及病灶区以治疗下肢神经血管疾病时，可降低交感神经紧张度，减轻血管痉挛，建立侧支循环，从而改善组织营养和功能。超短波对感觉神经有抑制作用，因而可用于镇痛。小剂量还能加速不全断离的神经纤维再生，大剂量则可能起抑制作用。

2. 对心血管系统的作用

超短波作用于颈动脉窦或颈部交感神经节，可降低高血压患者的血压；作用于头部或脊髓区，可提高血脑屏障的通透性，有利于某些药物中的免疫物质进入脑和脊髓组织，从而提高对脑炎和脊髓炎等的治疗效果。超短波除通过神经反射及体液作用影响心血管系统功能外，还可直接影响血管受纳器和血管平滑肌，抑制交感神经，但对心血管系统代偿功能严重紊乱者无治疗作用。无热量或微热量级超短波可引起毛细血管扩张，在一定范围内增加强度可使深部内脏血管扩张增强，并保持数小时甚至数日之久。超短波的血管扩张、血流加速、组织器官血液循环改善、血管壁通透性增高等效果皆有利于治疗一些血管病和炎症。但胸部超短波治疗一般尽量不使电场直接通过心脏，如必须通过时，则宜用小剂量、短时间进行治疗，使强度渐增渐减，并注意脉搏、心律和血压的变化，如遇不良反应则及时停止。

3. 对血液和免疫系统的作用

动物实验显示，中小剂量电场可促使骨髓细胞及母细胞分裂，使骨髓充血，增强造血机能，但大剂量长时间全身照射则可使周围血细胞明显减少。另外，小剂量超短波可有效抑制手术后静脉血栓形成。

4. 对结缔组织的作用

临床与实验研究证明，超短波能加速结缔组织再生，促进肉芽组织生长，但长期作用可能使上皮细胞增殖变厚，角质层增生，发生显著的脱屑，并使血管内皮细胞和结缔组织细胞分裂增殖加快。因而超短波可加速伤口愈合和结痂，但大剂量长时间作用则可使伤口及周围结缔组织过度脱水老化、坚硬，影响伤口愈合。另外，关节部位超短波治疗疗程不宜过长，以免使关节周围韧带脱水老化。

5. 对炎症过程的作用

临床与实验研究证明，小剂量超短波对急性炎症有明显的消炎作用，但大剂量反而可能使病情恶化。因而对浅层组织的急性炎症以小剂量为宜，对深部内脏感染剂量则应增大，因为超短波透过人体时有电场分布和耗损。

6. 对肾脏的作用

超短波电场可扩张肾血管，缓解肾脏血管痉挛，促进利尿。临床与实验研究证明，微热量超短波可增强肾血循环、利尿，降低尿蛋白、血中非蛋白氮含量，因而可促进恢复，缩短痊愈期并预防变成慢性肾炎。

7. 对内分泌腺的作用

性腺对超短波作用较敏感，小剂量超短波可促进其功能，大剂量则有抑制作用。动物实验显示，大剂量超短波可引起性腺退行性改变，作用于怀孕动物可引起流产。

8. 对消化系统的作用

超短波作用于交感及副交感神经时，可改善胃肠血液循环，刺激胃肠黏膜细胞，促进胃肠分泌，因而可增强胃肠道吸收功能，同时还可促进肝脏解毒功能。

（二）适应证

与短波疗法相同。

（三）禁忌证

与短波疗法相同。

（四）治疗剂量

与短波疗法相同。

（五）治疗时间

与短波疗法相同。

（六）操作方法

（1）连接电源，将输出选择按钮旋至预热位置。预热仪器 5～15 分钟，更换电子管后也最好预热 15 分钟以上。

（2）检查电源指示灯和电压表是否正常。

（3）取得患者的治疗同意，告诉患者治疗感觉和注意事项，排除禁忌，移除治疗部位的金属物或助听器，并保证治疗部位的干燥。

（4）患者取无痛、放松、舒适的体位。

（5）将治疗电极置于患处，电极板与人体之间用干燥毛巾或毯子作隔垫，厚度根据治疗部位而定，一般为 1～2cm，大功率超短波为 3～5cm。为防止电极位移，必要时可将电极和隔垫用干燥的绷带捆于患处。

（6）选择治疗时间（定时时间）。

（7）根据患者情况确定治疗剂量，并将"输出选择"旋至适当的治疗档位（建议总是从最低位开始），转动"输出调谐"直至电流表读数指示达到能满足治疗需要的电流（谐振电流）。每次换档后需重新调谐，使其达到谐振状态（现阶段国内产品几乎都不具备自动调谐功能）。

（8）询问患者治疗感觉，如果过热，及时调低剂量和输出强度。

（9）治疗完毕，将"输出选择"旋回"预热"处，从患部取下电极，检查皮肤和治疗反应。

（10）电子管式超短波一般连续工作 2 小时后，需中途休息 15 分钟，以防止仪器过热。

（七）注意事项

（1）更换电子管时，必须切断电源，待电子管冷却后方可更换，而且需两只同时更换，以防止输出不平衡。一般需由专业人员更换，以免发生危险。

（2）每天第一次开机或更换电子管后必须预热机器，以保证输出稳定。

（3）输出剂量不足时，可能需更换电子管。

（4）其他注意事项与短波疗法相同。

（八）操作要诀

除去金属汗擦净，治疗电极要对正，间隙一定要保证，剂量判断要公正，如诉过热要修正。

三、微波电疗法

微波电疗法（microwave therapy），指应用波长为 1mm～1m（300～300000MHz）的特高频电磁波作用于人体的治疗方法。微波分为分米波（10～100cm），厘米波（1～10cm）以及毫米波（1～10mm）等三个波段，输出方式包括连续式和脉冲式两种，脉冲频率一般为1Hz。

微波具有似光性、穿透性和非电离性三大特点。

（1）似光性：微波的某些物理特性类似光波，如呈波束状传播，具有弥散性能，遇不同介质可发生反射、折射、绕射、散射、被吸收以及利用反射器进行聚集的作用，其规律接近相应的光学规律。

（2）穿透性：与红外线相比，微波照射介质时更容易深入物质内部，其穿透能力与波长密切相关，波长越短，穿透能力愈弱。

（3）非电离性：微波的量子能量与物质相互作用时，不改变物质分子的内部结构（只改变运动状态）。

微波辐射人体时，一部分能量被吸收，其他能量则被皮肤及各层组织反射，厘米波辐射人体时的反射率为40%～50%。富含水分的组织能吸收较多微波能量，而脂肪、骨骼等则反射较多能量，因而当微波作用于多界面的部位或器官（如眼、盆腔等）时，应注意过热现象。

微波治疗的主要作用原理分为热效应和非热效应，其中脉冲式微波产生的热被脉冲间期时的血流所消散，因而热作用小，可适用于一些热禁忌的疾病。

（一）微波的生物学效应

1. 热效应

微波辐射人体时，人体内电解质离子随微波频率迅速振动，电解质的束缚电荷也做相对移动，同时偶极子也产生转动，这些粒子为克服所在媒质的黏滞性而消耗能量并产热。人体中富于水分的组织（如血液、肝、肾、肌肉等）大量吸收微波能量产生热能，从而引起组织温度升高，但脂肪和骨组织吸收能量较少。

微波的优点是组织产热均匀，缺点是热作用表浅。微波对生物体加热的深度取决于波长，组织的导电率、反射能力、介电性、分层厚度、总的容积和几何形状等。厘米波最显著的能量吸收发生在浅表组织内，其穿透组织深度仅为数厘米，同时大部分能量在组织的交界面被反射，因而可在此处形成驻波并导致邻近组织过热。由于多种因素皆影响微波能量吸收的测定，因而目前在临床治疗和实验研究中，微波对机体作用强度的最可靠指标仍然是受作用组织或器官的温度变化。

微波辐射可使组织温度升高、血管扩张、局部血流加速、血管壁渗透性增高，因而可增强代谢，改善营养，促使组织再生和渗出液吸收。

2. 非热效应

临床实验证明，微波的热作用明显，但非热效尚需进一步研究。1973 年国际微波华沙会议曾建议 $1mW/cm^2$ 以下为非热效应作用，$1\sim10mW/cm^2$ 为非热效应和热效应的复合作用，$10mW/cm^2$ 以上为热效应作用。充分认识和重视微波的热作用和非热作用，有利于推动微波卫生防护和临床应用，提高治疗效果和治疗安全。

（二）微波的生理及治疗作用

1. 对心血管系统的作用

实验研究证明，治疗剂量的微波对心脏有拟迷走神经作用：小剂量可改善冠状动脉供血情况和心肌梗死时的血循环，但过大剂量则对心脏有损害作用。用微热、热量级微波作用领区（相当于上背部肩胛冈上至肩部的部位）10～15分钟，可使高血压患者血压下降，心肌供血改善。

2. 对血液的作用

大剂量微波有抗凝作用，可提高红细胞脆性，降低血中磷的含量及血中胆碱酯酶的活性，但小剂量对血小板和凝血时间无明显影响。

3. 对神经系统的作用

短期中、小剂量微波可增强大脑兴奋，长期大剂量则可抑制大脑兴奋，但两者均可引起脑电图和条件反射改变。长期接受超剂量微波辐射的人员，可能出现中枢神经系统机能紊乱，表现为头痛、头晕、易疲劳、记忆力减退、工作能力减弱、睡眠障碍等，生理检查还可发现腱反射减弱、手震颤、皮温不对称、心动徐缓、血压波动等现象。但美国研究结果表明微波辐射并不引起神经系统障碍，但对植物神经可引起拟迷走神经的作用，能降低周围神经兴奋性，减弱支配肌张力的 γ 纤维的兴奋和传导功能，因而可缓解肌肉痉挛和止痛。

4. 对生殖系统的作用

睾丸血液循环较差，因而对微波特别敏感，当微波辐射使睾丸温度超过 35℃ 时，精子的产生即受到抑制或停止，过量辐射还可使曲细精管萎缩，发生局灶性坏死，故用微波辐射睾丸附近部位时应将睾丸屏蔽防护。

5. 对眼的作用

眼球是富于水分和多层介面的组织，血液循环差，容易积热，因而大剂量或长期辐射微波可使玻璃体和晶体出现浑浊。一般认为形成晶体损害的临界微波功率密度为 $100mW/cm^2$，当晶体内温度达 44℃时，便形成白内障。国外报道小剂量微波可治疗某些眼病，但一般临床眼部微波治疗属于禁忌。

6. 对呼吸系统的作用

小剂量微波作用于肺部时可使呼吸变慢，肺轻度充血，肺泡间隙有少量白细胞浸润，因而对肺炎有治疗作用。国外报道，中小剂量微波可有效治疗小儿急性肺炎、迁延性肺炎、哮喘性支气管炎等。

7. 对消化系统的作用

治疗剂量的微波可增强胃肠吸收功能，调节分泌和排空功能，还可使胃蠕动减慢，胃的全酸和游离酸减少。当分泌和排空功能亢进时，微波的调节作用更为明显。但由于胃肠等空腔器官的调节机能较差，对热敏感，因此，不能用较大剂量治疗，否则可能引起损伤。另外，小剂量微波可引起肝脏充血反应，但大剂量则有损害作用。

8. 对内分泌系统的作用

治疗剂量的微波辐射关节病和皮肤病患者的肾上腺投影区，可使肾上腺皮质功能增强，血中抗炎激素增加，促炎激素减少，尿中儿茶酚胺排出减少，电解质代谢转为正常，即可整体改善交感-肾上腺系统的机能。

9. 对细胞染色体和核有丝分裂的作用

用波长 10cm、功率密度 $3\sim7mW/cm^2$ 的微波直接作用于人的淋巴细胞和猴的肾细胞培养物时，可出现细胞染色体发生畸变和核有丝分裂的异常现象。

10. 对炎症过程的作用

微波对亚急性、慢性及急性炎症有抗炎作用。微波治疗可降低炎症组织和血液中增高的组织胺、加压素、缓激肽等含量，降低微循环、增高微血管的通透性，还可使局部血管扩张，血流加速，从而使组织吸收加快。

11. 其他

微波还有镇痛、脱敏和改善组织代谢和营养等作用。

（三）适应证

（1）肌肉、关节和关节周围软组织炎症及损伤：对肌炎、腱鞘炎、肌腱炎、肌腱周围炎、滑囊炎、关节周围炎以及关节和肌肉损伤、脊柱关节炎等，微波的疗效特别明显。

（2）慢性和亚急性炎症：鼻炎、鼻窦炎、中耳炎、喉炎、神经炎、神经根炎、四肢血栓性脉管炎、胆囊炎、肝炎、膀胱炎、肾炎、肾盂炎、前列腺炎、附件炎等。

（3）急性软组织化脓性炎症：疖、痈、乳腺炎等，但疗效不如超短波优越。

（4）其他：胸膜炎、肺炎、哮喘性支气管炎、支气管肺炎、心绞痛等。

（四）禁忌证

（1）活动性结核。

（2）出血及出血倾向。

（3）局部严重水肿。

（4）严重的心脏病（心区照射）。

（5）恶性肿瘤（小功率治疗）。

（6）孕妇子宫区。

（7）眼及睾丸附近照射时应将其屏蔽。

（8）3 岁以下幼儿。

（9）高热患者。

（五）治疗剂量

根据病情确定治疗剂量，一般急性期剂量宜小，慢性期可较大，但还需参考患者的主观感觉和机器输出功率。

（1）与超短波相同，分为小剂量的无热量、微热量以及大剂量的温热量、热量等四级。

无热量：在病人感觉阈以下，调节输出时先调到患者刚有温感，然后回调至刚无温感状态。

微热量：刚有温感。

温热量：有舒适的温热感。

热量：有明显的热感，但尚可忍受。

（2）在应用耳道、聚集、体腔等小型辐射器时不可采用上述标准，最大功率不应超过 10W，而 8cm 直径的圆柱形辐射器，最大功率不应超过 25W。

（六）治疗时间

一般每次照射 5～15 分钟，每日或隔日一次，急性病以 3～6 次为一疗程，慢性病以 10～20 次为一疗程。

（七）微波机的基本构造和使用

1. 微波治疗机基本构造

主要由磁控管、同轴电缆、辐射器等三部分组成。

2. 微波辐射器

常用的有半圆形、矩形、圆柱形，以及耳道辐射器和鞍形辐射器等五种类型，其中耳道辐射器很少使用。

（1）半圆形辐射器：适用于一般部位的治疗。

（2）圆柱形辐射器：圆形截面管状，有大小不同规格，适于较小部位的治疗。

（3）长形或矩形辐射器：虽外形稍有不同，但开口处都呈长方形，适于脊柱、肢体部位的治疗。

（4）鞍形辐射器：适于治疗面积较大、凹凸不平部位，如胸、腰、腹、膝等。

（5）外耳道和其他体腔治疗用的辐射器很少使用。

3. 各种辐射器的应用方法

（1）非接触型辐射：最常用，包括圆形、圆柱形及长形辐射器（图4-1-6），照射时应与体表有一定距离，一般为7～10cm。若距离太近，则会引起失谐，影响输出功率。但鞍形辐射器结构中已固定好与体表的距离，因此可直接与治疗部位接触。

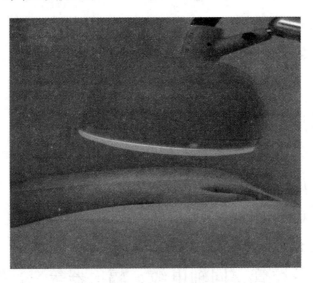

图4-1-6 非接触型辐射

（2）接触型辐射：康复治疗领域一般不使用。但耳道辐射器和体腔辐射器等由于特殊的设计，可做接触辐射。

用耳道辐射器时，每次用前应套上橡皮套，表面涂上少许滑石粉，让患者自己手持辐射器的小电缆，插外耳道。每次用毕后，取下橡皮套，再对辐射器进行消毒。

用体腔（直肠等）辐射器时，应先将专用的外套套上，在外套上涂上润滑油（凡士林、液体石蜡等）后再缓缓放入体腔内。为便于消毒，用时还可在外套上再套一个乳胶橡皮套，套外涂润滑油，然后再放入体腔内进行治疗，治毕后弃去橡皮套即可，以减少外套消毒手续。体腔辐射器由于接触面积较小，反射消耗也少，所以使用功率都不宜超过10W。

（3）隔沙型辐射：很少使用。它是在有距离辐射时，在辐射器与皮肤之间用沙子代替空隙进行治疗的方法。治疗手足等不平整部位时，可将手足埋于沙中，沙层厚7～12cm，再将圆形辐射器放于沙面上对着手或足进行辐射。治疗平整部位时，可将4～7cm厚的细沙袋置于辐射器与体表间接触照射。

（八）注意事项

（1）治疗区域及附近不应有金属物品，当体内有金属固定钉、片等存留但又必须治疗时，须用很小剂量。

（2）治疗时一般不需脱去内衣，但湿的衣服、不吸汗的衬衣、裤（尼龙或其他化纤制品）等必须脱换，易燃的衣服（尼龙等）亦需脱除，局部油膏药物或湿敷料亦应去除。

（3）对温觉迟钝或丧失者，以及照射局部有严重血循环障碍者，治疗应谨慎，从小剂量开始。

（4）睾丸、眼附近治疗时应使用防护罩或防护眼镜（图4-1-7）。

（5）老年和儿童均宜慎用，预防灼伤。

（6）成长中的骨和骨骺，不宜局部辐射，以防破坏骨骺。

（7）颅脑、心区前后禁用大剂量照射。

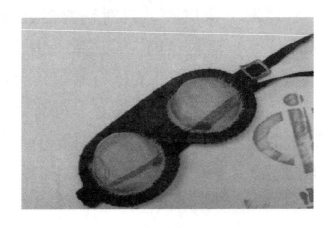

图 4-1-7　微波防护眼镜

（8）仪器启动前，电缆各接头必须紧密连接，否则会影响输出，或接头处发生高热，甚至损坏磁控管。

（9）操作时不能扭转、屈曲同轴电缆，否则会损害仪器。

四、分米波电疗法

分米波电疗法（decimeter wave therapy），指利用波长 10～100cm 的电磁波进行治疗的方法，因波长范围在分米段附近而得名。分米波属于微波范畴，也是电磁波的一种，但其波长比微波长 5.5 倍左右（69/12.54），从脂肌界面上反射回脂肪内的反射波很少与入射波形成驻波，因而与其他高频治疗法相比，具有产热大和作用深的优点。但同时由于分米波波长较微波长，难以制成较小的体腔和聚集辐射器，故使用上受到一定限制，在临床康复治疗中应用并不广泛。分米波电疗法的操作方法、主要适应证和禁忌证以及注意事项等与微波基本相同。近几年来，分米波疗法在周围神经损伤治疗方面取得较好效果。

国内研究表明，分米波可改善局部血液循环，抑制炎性反应，减轻神经周围粘连、卡压，从而改善神经缺血、缺氧状况，为神经再生提供良好的微环境，因而有利于神经的修复与再生。分米波还能延缓肌组织萎缩，加快运动功能的恢复，也可使运动终板退变得到延缓并促进其再生、增强，使其重新受神经支配，恢复肌组织功能。分米波电疗法是周围神经损伤康复治疗的重要手段之一，其分类如表所示（表 4-1-2）。

表 4-1-2　分米波电疗法分类

	频率	波长
常见分米波电疗法 参数	915MHz	33cm
	750MHz	40cm
	433.92MHz	69cm

五、各种高频电疗法的应用

常用高频电疗法比较如表所示（表 4-1-3），应在临床应用中充分发挥各种疗法的长处。

表 4-1-3　常用高频电疗法比较

项目	短波	超短波	分米波	微波
治疗方法	电缆、电容	电容电极 为主	槽形电器辐射器	辐射器
电流作用 方法	磁场感应涡流，位移电流	位移电流 为主	定向辐射	定向辐射
作用深度	较深，可达肌肉、骨	较深，可达肌肉、骨	脂肪层发热少，达深层肌肉、骨	作用深度 3～5cm，厘米波可达浅层肌肉
产热情况	脂肪层产热多于肌肉	脂肪层产热多于肌肉	槽形产热均匀	脂肪层产热与肌肉相似
热外作用	较明显	明显	明显	明显
主要 适应证	慢性、亚急性病为主	急性、亚急性病为主	慢性病为主，急性病可用	亚急性、慢性及某些急性病

（1）从产热和作用深度来看，分米波凹槽辐射器可达

整个治疗部位，其次为超短波、短波电容电极，但后者产热不均匀，脂肪过热明显。

（2）从避免脂肪过热的方面来看，分米波圆形辐射器最佳，分米波凹槽形辐射器次之，短波涡流电极及微波圆形辐射器又次之。

（3）在使用上，微波、分米波比短波、超短波方便，剂量也更准确。微波有多种小型电极，故又比分米波方便。超短波可通过调节电极间隙和电极位置而达到不同的深度和剂量，使用比较灵活。

（4）儿童和婴幼儿的炎症治疗首选（超）短波。

（5）生殖系统、眼部疾患治疗首选（超）短波。

（6）急性炎症治疗首选（超）短波（无热量）。

（7）深部部位的炎症治疗除急性期外，首选（超）短波（温热量或热量），采用对置法。

（8）成长中的骨和骨骺局部治疗不能选用微波和分米波。

（9）慢性疾患的治疗适合选用微波和分米波。

（10）小功率（超）短波、微波仪器，携带便利，适合进行早期床边康复治疗。

（张保锋）

第二节　中频电疗法

中频电疗法是指应用频率1～100kHz的正弦脉冲电流治疗疾病的方法。

一、等幅中频电疗法

指采用频率 1000～2000Hz 的等幅正弦电流治疗疾病的方法，因该电流处于音频段，故又称音频电疗法。

（一）治疗作用

镇痛、促进局部血液循环、消炎（非特异性）、软化瘢痕、松解粘连等。

（二）适应证

皮肤瘢痕增生与粘连、血肿机化、关节纤维性强直、肩关节周围炎、狭窄性腱鞘炎、注射后浸润、静脉炎后硬索、慢性盆腔炎、肠粘连、神经痛。

（三）禁忌证

恶性肿瘤、急性化脓性炎症、出血倾向、局部金属异物、心区、孕妇腰腹部、安装心脏起搏器者、动静脉血栓、急性湿疹。

（四）仪器

音频电疗仪输出的电流频率以 2000Hz 为多。

（五）操作方法

（1）对置或并置法：将金属、硅胶或啫哩电极（金属电极板须同时使用 3～4mm 衬垫）与皮肤均匀接触。电极衬垫需以温水浸透，然后包裹电极片，对置或并置于治疗部位。治疗电流强度以患者耐受为准，一般为 $0.1～0.3mA/cm^2$，最大不宜超过 $0.5mA/cm^2$。通电时电极下有轻微震颤感。每次治疗 20～30 分钟，每日一次，10～30 次为一疗程。

（2）水槽法：上肢或下肢槽，水温 36℃～38℃，浸过患侧肢体，将 400cm² 衬垫置于肩胛间或腰骶部。治疗电流强度以患者感觉阈为主，每次治疗 15～30 分钟，每日一次，15～30 次为一疗程。

二、调制中频电疗法

调制中频电流同时含有 1～150Hz 的低频电流和 2～8kHz 的中频电流，故兼有低频电与中频电的特点和治疗作用，作用部位较深，无电解刺激作用，易于为人体所接受。

（一）治疗作用

治疗作用与调制方式相关，连调波的镇痛作用明显；断调波在锻炼骨骼肌、提高平滑肌张力等方面作用明显；而间调波、变调波可促进血液循环，淋巴回流，加速渗出水肿的吸收。调制深度为 50%～100% 时，则振幅大，强度变率大，刺激作用强，适于慢性病治疗。急性病时则可选择 0～50% 调制深度。调制波的频率选择可参见干扰电疗法差频的选择部分。

（二）适应证

颈椎病、腰肌劳损、肩关节周围炎、关节炎、腰背肌筋膜炎、周围神经损伤（后期）、神经痛、胃肠张力低下、尿潴留、术后肠粘连、术后粘连、瘢痕增生等。

（三）禁忌证

与等幅中频电疗法相同。

（四）仪器

手控或电脑调制中频电疗仪如图 4-2-1 所示。

（五）操作方法

根据患者病情，将两个电极对置或并置于治疗部位

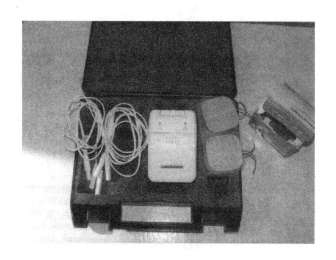

图 4 - 2 - 1 电脑调制中频电疗仪

（图 4 - 2 - 2、4 - 2 - 3），电流强度以患者耐受为度，一般为 0.1～0.3mA/cm²。通电时电极下有震颤、抽动感或肌肉收缩，因而易于耐受。锻炼骨骼肌时电极并置于肌肉运动点，以出现肌肉强直收缩为宜。每次治疗 20～30 分钟，每日一次，15～20 次为一疗程。

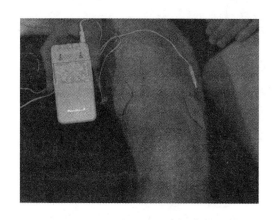

图 4 - 2 - 2 调制中频电疗法
（股四头肌并置法）

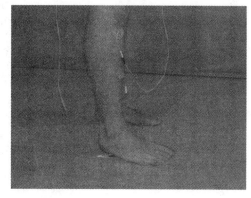

图 4 - 2 - 3 调制中频电疗法
（胫前肌并置法）

三、干扰电疗法

指以两组或三组不同频率的正弦中频电流交叉地输入人体，在电力线交叉部位形成干扰场，并产生差频变化为 $0\sim100\,\mathrm{Hz}$ 的低频调制中频电流治疗疾病的方法。

（一）治疗作用

干扰电场在人体内产生的低频调制中频电流，兼有低频电与中频电的特点，作用部位较深。其治疗作用与差频相关：$1\sim10\,\mathrm{Hz}$ 可兴奋交感神经，引起正常骨骼肌单收缩、平滑肌收缩（$1\sim2\,\mathrm{Hz}$）；$20\sim40\,\mathrm{Hz}$ 可兴奋迷走神经，扩张局部动脉，引起正常骨骼肌不完全性强直收缩；$25\sim50\,\mathrm{Hz}$ 可引起正常骨骼肌完全性强直收缩，促进局部血液循环；$50\,\mathrm{Hz}$ 以上可抑制交感神经，止痛，镇静，促进局部循环和渗出吸收，缓解肌紧张。

（二）适应证

坐骨神经痛、关节炎、肩关节周围炎、扭挫伤、肌筋膜炎、骨折延迟愈合、术后粘连、瘢痕增生、术后肠麻痹、胃下垂、习惯性便秘、尿潴留、压迫性张力性尿失禁等。

（三）禁忌证

与等幅中频电疗法相同。

（四）仪器

传统的干扰电疗仪输出的两路频率为 $4000\,\mathrm{Hz}$ 和 $4000\pm100\,\mathrm{Hz}$，动态干扰电疗仪为 $2000\sim4000\,\mathrm{Hz}$ 和 $2000\sim4000\pm100\,\mathrm{Hz}$，以波宽为 $6\mathrm{s}$ 的三角波调制，立体动态干扰电疗仪输出的三路频率在三维空间流动，可变（图 4-2-4）。

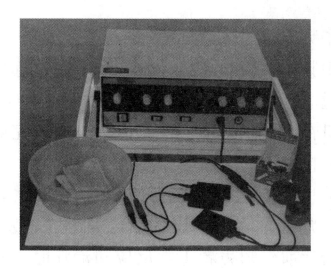

图 4 - 2 - 4　干扰电疗仪

（五）操作方法

　　交叉法为将啫喱粘贴电极或海绵吸附电极固定在治疗部位的皮肤上，两组电极交叉对置，使病灶处于电流交叉的中心（图 4 - 2 - 5、4 - 2 - 6）。根据病情选用不同的差频，每次治疗选用 1～3 种，每种差频治疗 5～15 分钟，电流强度以患者的耐受感或肌肉收缩强度为准，每次共治疗 20～30 分钟，每日一次，10～20 次为一疗程。

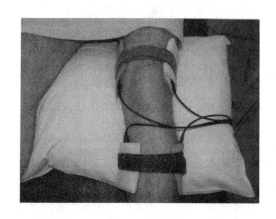

图 4 - 2 - 5　干扰电疗法（膝关节交叉法）

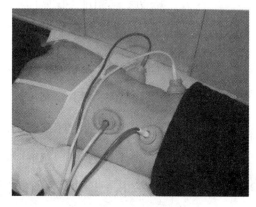

图 4 - 2 - 6　干扰电疗法（腰部交叉法）

四、中频电疗法注意事项

（1）中频设备须与高频分室、分电路，远离墙体、暖气管、水管。治疗床、椅、机台为木质，治疗机壳应接地。治疗机在正常状态下工作，电极、导线完好，导线插头、导线夹接触良好。

（2）治疗前接通电源，打开机器输出开关，使机器自动复位。治疗部位除去金属物品，如手表、发夹、首饰、别针等。治疗前告知患者正常反应和治疗时的感觉，消除顾虑，使患者肌肉放松，予以合作。

（3）患者取舒适体位，暴露治疗部位。检查治疗区域的皮肤有无破损，如有小面积点状破损，可垫以绝缘的胶纸。将治疗衬垫紧密平整地接触治疗部位皮肤，覆盖橡皮布后，酌情用绷带、沙袋、浴巾等将电极固定。

（4）按同步选择单道输出，按"↑↓"键选择治疗处方，按"启动键"调节电流强度。电流量参考治疗要求和患者感觉，一般以感觉阈或运动阈为准。如有皮肤感觉障碍、术后瘢痕等情况则应酌减电流强度，常用 $0.1\sim0.3\text{mA/cm}^2$，最大不宜超过 0.5mA/cm^2。

（5）治疗中随时注意机器工作状态并询问患者反应，如患者诉说电极下有点状不适或刺痛，应立即停止治疗，检查电极接触是否良好，处理后再继续治疗。

（6）20～30分钟后自动断输出，取下电极，检查治疗部位。如皮肤出现斑点状潮红时，可在局部用烫伤膏、龙胆紫、超短波、紫外线等进行处理，以预防感染。

（江　沁）

第三节　电刺激疗法

一、经皮神经电刺激疗法

经皮神经电刺激疗法（transcutaneous electric nerve stimulation，TENS）使用频率2~160Hz、脉冲宽度0.01~0.4ms的单相波或双相（对称、不对称）方波的低频脉冲电流刺激感觉神经，以达到无损伤性镇痛的目的，因低频脉冲电刺激主要兴奋周围神经的粗纤维（Aβ），所以也称为周围神经粗纤维电刺激疗法。常用的电刺激模式包括：①传统式，为波宽0.05ms、频率50~100Hz的高频低强度电刺激；②针刺式，为波宽0.2ms、频率2Hz的低频高强度电刺激，强度以患者耐受度为准，适用于慢性深部疼痛；③脉冲式，为传统式与针刺式的结合，其连续脉冲波的每一个脉冲约为70ms，每秒重复1~5次；④调节式，也是传统式与针刺式结合，其频率和强度可变。

（一）生理及治疗作用

1. 生理作用

（1）阀门控制学说：周围神经中包括直径粗细不同的纤维，其中粗纤维（Aβ）兴奋阈值低、传导速度快且易于兴奋，因而利用传统式刺激Aβ纤维，可以抑制Aδ纤维和C疼痛纤维的传递，在脊髓后角产生突触前抑制，从而降低疼痛传入时的神经兴奋活性，产生短时镇痛效应。

（2）内源性吗啡多肽类物质释放理论：低频高强度的脉冲电刺激可使Aδ释放类似吗啡物质，同时使中间神经元分泌内源性吗啡物质，从而抑制 C 纤维的疼痛传入，或将传入冲动传入大脑，使其释放内源性物质，起到长时镇痛作用。

2. 治疗作用

（1）止痛：传统式患者有舒适感，镇痛作用快，但持续时间短；针刺式有明显的镇痛和按摩作用，缓解疼痛的持续时间较长，作用较深；脉冲式的刺激强度越大，止痛效果越好。调节式可在一定范围内自动调节波宽、频率和强度，无需神经适应，常用来抑制各种不同性质的疼痛。

（2）止呕：将电极片放置于内关穴，可缓解手术后患者因使用吗啡类物质止痛所产生的呕吐。

（3）微血管扩张：可使皮肤内组织释放胺，扩张微血管。

（4）减少水肿：通过肌肉收缩产生机械性压迫，促使静脉血和淋巴回流，减少水肿。也有学说认为是电刺激增加了蛋白的活跃性或降低了血管通透性所致。

（5）其他：有研究显示，可降低交感神经张力，而以 0.2ms、10Hz 电刺激桡神经还可增加其传导速度。

（二）适应证

（1）各种手术后伤口疼痛：如开胸手术、腹部手术、脊柱手术、膝关节和踝关节手术、急性牙痛、分娩痛和剖腹产后痛。

（2）运动损伤后疼痛：用于肌腱和韧带损伤，急性期可配合冰敷和加压消肿。

（3）颈肩腰腿痛、关节痛、神经痛、肢体残端痛、头痛和偏头痛、带状疱疹痛和痛经等。

（4）促进骨折愈合：各种骨折后骨不连，可采用对置、远近端并置或交叉对置的方法。

（三）禁忌证

装有心脏起搏器者、癫痫、妊娠、颈动脉窦位置、开放性伤口、头颈部、喉部、眼部、黏膜表面，以及对电过敏者和皮肤病患者。

（四）仪器设备

（1）便携式 TENS 或 TENS 机：便携式机（图4-3-1）体积较小，可用电池或插电源，便于携带，治疗模式以传统式和针刺式为主。单纯 TENS 机型有大有小，治疗参数可调，治疗模式包括四种或其中二三种。

（2）低中频诊疗仪：包含 TENS 治疗模式，如 ERBE 机（图4-3-2）和 PHYSIOMED 机（图4-3-3），一般具备四种治疗模式。

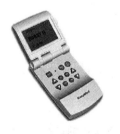

图4-3-1　便携式 TENS 机

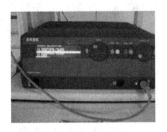

图4-3-2　ERBE 机

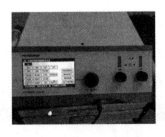

图4-3-3　PHYSIOMED 机

（五）操作方法

1. 电极片放置

（1）疼痛部位：如伤口止痛采用伤口两边并置法。

（2）骨骼肌肉附着点、肌腱处采用并置或对置，关节部位并置，肌肉运动点、疼痛触发点或敏感点、穴位则直接放置。

（3）周围神经沿神经走向并置，神经系统引起性疼痛置于神经干或神经根，或一极置于神经干或神经根，另一极置于疼痛部位。

2. 电极片种类

（1）常用的粘胶电极，具有耐用、方便粘贴的优点，但电极片电阻一般较高，可涂上导电胶降低电阻。

（2）根据治疗部位或治疗需要选择电极片大小。

（3）常规使用时可重复使用未消毒的电极片，但手术伤口或需无菌的区间则需使用消毒电极片。

3. 治疗参数选择

（1）波形：多为单相方波，双相对称或不对称方波，也有三角波或其他波形。

（2）电流强度和治疗时间：以舒适感和不出现肌肉收缩为佳。传统式电流强度多在 $10\sim30mA$，治疗时间 30 分钟或以上；针刺式电流强度较大，为 $30\sim80mA$，治疗时间 30 分钟。一般每天治疗 $1\sim2$ 次，一个疗程 $10\sim15$ 次。

（3）频率：$2\sim160Hz$。有研究显示 80Hz 止痛效果较好，60Hz 会增加对疼痛的耐受，30Hz 和 50Hz 时对疼痛的耐受下降。

（六）注意事项

（1）静脉血栓患者应避免使用，否则电刺激产生的肌肉收缩可能会引起血管栓塞。

（2）长期高强度电刺激会造成肌肉酸痛。

（3）对感染或炎症部位，电刺激可能会加速炎症扩散。

（4）长期使用单相波电刺激可能会产生电化学灼伤，高强度则会产生热烫伤。

（5）电极不能跨过心脏部位。

（七）与其他治疗方法的配合使用

（1）与超声波配合治疗时，可采用复合超声疗法，阴极接超声头，阳极接电极片。若分开应用，可先进行TENS治疗，改善局部循环，再进行超声治疗，从而有利于药物导入。

（2）与高频电疗法配合使用时，对急性期患者先进行TENS治疗，再进行高频电疗；慢性患者则相反。

（3）与手法操作配合使用时，先进行手法按摩，使局部放松、循环改善，再进行TENS治疗。

二、神经肌肉电刺激疗法

应用低频脉冲电流刺激运动神经或肌肉，以引起肌肉收缩、恢复神经肌肉功能的治疗方法被称为神经肌肉电刺激疗法（neuromuscular electrical stimulation，NMES），又称为电体操疗法，它包括正常肌肉电刺激疗法和失神经支配电刺激疗法两种。正常神经支配的肌肉包括正常的肌肉、神经失用的肌肉及废用性肌萎缩，一般选用波长0.02

～1ms、频率25～100Hz的双相或单相三角波或方波对单块肌肉或肌群进行刺激。失神经支配的肌肉包括部分失神经和完全失神经支配肌肉，一般通过电诊断来选择合适的电刺激参数。部分失神经肌肉电刺激为 t 升 10～150ms，t 降 1～100ms，间歇 10～1000ms，一般为 50～300ms。完全失神经肌肉电刺激为 t 升 100～600ms，t 降 100～300ms，间歇 1～5s。间歇时间为持续时间的 3～5 倍，最长可达 10 倍，常用三角波或指数曲线波。

（一）生理及治疗作用

1. 生理作用

可引起肌肉节律性收缩，改善肌肉血液循环及营养，保持正常代谢功能，促进静脉血与淋巴回流，从而延缓肌肉萎缩，防止挛缩及纤维化，并可促进健康肌纤维的代偿性增生以及神经兴奋、传导功能的恢复和消除疲劳。

2. 治疗作用

（1）维持及增加关节活动度：长时间的神经肌肉电刺激可改善关节挛缩，增加中枢神经损伤患者的主动和被动关节活动度。电刺激强度必须使关节活动达到可能的最大范围，但也不能太强以至出现反射活动。

（2）增加肌肉力量：电刺激可使肌肉肥大，运动单元募集增加，从而增加肌力，产生与主动运动相似的效果。

（3）增加肌肉耐力：有研究显示，低频率、长期的电刺激可明显改善慢性病患者的肌力和耐力。

（4）肌肉功能的再教育与诱发神经肌肉：电刺激可改善肌肉控制能力以及主动动作的诱发与控制，并可改善运动单元的募集与功能。

（5）降低肌肉痉挛：对脑卒中、脑外伤、脊髓损伤或脑性麻痹等引起的骨骼肌痉挛，电刺激拮抗肌、痉挛肌或交替刺激拮抗肌与主动肌都有治疗效果，但刺激参数需根据患者实际情况而定。

（6）可维持失神经支配肌肉的正常神经肌肉活动与肌肉特性，减少纤维化的产生和肌肉萎缩。

（二）适应证

下运动神经元损伤后的肌肉萎缩和麻痹，如面神经炎，以及上肢桡神经、尺神经和正中神经，下肢坐骨神经、胫腓神经等损伤引起的肌肉无力和麻痹，也可应用于内脏平滑肌功能失调所致的胃下垂和习惯性便秘等。

（三）禁忌证

禁忌证与经皮神经电刺激疗法相同。

（四）仪器设备

（1）失神经电刺激仪：国产神经损伤治疗仪，如KT-90B（图4-3-4）。

（2）神经肌肉电刺激诊疗仪：如 ERBE 机、PHYSIOMED 机、BTL 综合低中频电疗机（图4-3-5），频率、周期、t宽、t升、t降在低频范围内任意可调。

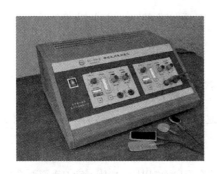

图4-3-4　KT-90B
神经损伤治疗仪

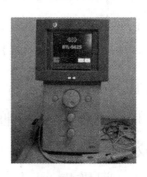

图4-3-5　BTL
综合低中频电疗机

（五）操作方法

（1）根据电诊断的结果和强度-时间曲线结果，选择最佳的治疗参数，一般刺激时间为间歇时间的 3～5 倍。

（2）电极放置一般选择运动点，对四肢大肌肉通常采用双点刺激，小肌肉如面部表情肌则多用单点刺激。以阴极为作用极，双点刺激时，一般将阴极置于需刺激的肌肉远端。

（3）电流强度应综合考虑患者神经损伤程度、皮肤情况、电极大小和患者对电刺激的耐受程度，最好既能引起肌肉足够收缩，又可尽量缩短患者的耐受时间，从而避免产生电灼伤。

（4）治疗一般每天 1～2 次，每个运动点的刺激时间为 5～15 分钟，症状改善后可改为每天 1 次或每周 3 次。

（六）注意事项

（1）运动点的选择应尽量准确，且刺激参数合适。

（2）电极与皮肤均匀相粘，小面积电极要固定牢固，防止发生滑动或局部电流密集，以避免产生刺痛或电灼伤。

（3）刺激强度不能过大，以免产生电灼伤。

（4）若皮肤过度干燥，可用清水湿润，用粘胶电极时可涂上导电胶以降低电阻。

（七）与其他治疗方法的配合使用

（1）与热疗配合使用时，先进行热疗，以加快血液循环，减少局部电流离子堆积。

（2）间歇时间比较长时，患者可在肌肉收缩时配合主动用力，以达到类似肌电生物反馈的效果。

（3）与手法配合使用时，先做手法按摩，再进行电刺激。

（4）与其他治疗方法的配合使用与经皮神经电刺激疗法相同。

三、直流电离子导入疗法

根据带电离子同性相斥的原理，利用直流电将药物离子经皮肤、黏膜或伤口导入组织内以治疗疾病的方法被称为直流电药物离子导入疗法。它兼有直流电和药物的作用，治疗时将所需导入的药物离子放在与其极性相同的直流电电极下，利用同性相斥、异性相吸的原理，使离子产生定向移动，从而通过皮肤的汗腺、皮脂腺开口和毛囊进入人体内。药物离子导入人体后，部分离子失去电荷变成原子或分子，直接与组织成分发生化学反应；部分离子进入汗腺，停留在皮肤表层，形成离子堆，以后逐渐进入血液和淋巴液发挥作用；部分离子扩散至全身，对血管感受器发挥作用；部分离子选择性地停留在一定脏器，如碘趋向于甲状腺。离子浓度越高，传入的离子量越大。

（一）生理及治疗作用

1. 生理作用

药物离子进入人体皮肤组织，在皮下形成离子堆时，一般离子渗透深度不超过 1mm，但通过血液及淋巴循环时则可达深部及远处。离子在皮下可停留数小时至 10 天以上，比其他给药途径的药物作用时间长。导入的药量与电流强度、通电时间、电流类型、药物离子大小、溶液浓度、溶剂特性和人体各部位皮肤、黏膜导电性等多种因素相关，但一般康复治疗导入的药量较小。药物离子导入不会破坏导入药物的药理作用，且只导入有效成分，因而同时具有药物和直流电的综合作用。所导入药物根据药理特性产生相应的作用，例如，钙离子具有保持神经、肌肉的兴奋性，降低细胞膜通透性，消炎收敛的作用；透明质酸酶能提高组织通透性，促进渗出物吸收等。

2. 治疗作用

（1）对局部及皮下组织的作用包括减轻手掌及脚掌多汗症，对囊肿纤维化用毛果云香碱可刺激汗腺分泌，用利多卡因可进行局部麻醉，用类固醇及抗组胺药可治疗痤疮的瘢痕，用抗炎药可进行局部组织消炎。

（2）全身性的治疗作用，如芬太尼可镇痛。

（3）具有神经反射治疗作用。通过神经反射途径引起机体反应，例如钙离子导入领区部位，可通过植物神经节段影响颅内中枢神经和颈、上肢的血液循环。

（二）适应证

（1）神经系统疾病：偏头痛、三叉神经痛、末梢神经炎、植物神经功能紊乱等。

（2）外科疾病：血栓性静脉炎、术后粘连、瘢痕等。

（3）五官科疾病：慢性咽喉炎、卡他性中耳炎、颞颌关节紊乱等。

（三）禁忌证

恶性肿瘤、高热、心力衰竭、湿疹、有出血倾向、对直流电及该药物过敏者。皮肤感觉障碍者慎用。

（四）仪器设备

（1）直流感应电疗机：如国产的 DL－ZⅡ直流感应电

疗机（图4-3-6）和DS-2型698点送治疗机（图4-3-7）。

（2）低中频综合电疗机：进口的ERBE机、PHYS-IOMED机、BTL综合低中频电疗机。

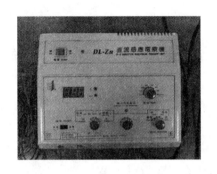

图4-3-6 DL-ZⅡ
直流感应电疗机

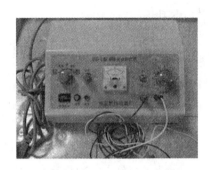

图4-3-7 DS-2型
698点送治疗机

（五）操作方法

（1）准备工作：选择导入离子的溶解液并了解所导入离子的极性，检查导入部位皮肤情况及感觉，清洁皮肤。确定机器电极线的极性，输出归零。告诉患者治疗感觉并嘱患者治疗时不要改变体位。

（2）电极准备：电极片常用铅片，衬垫一般用厚度为1cm以上的纯棉布垫，边缘超过电极片1～2cm，用温水均匀湿透并拧干。布垫一侧放电极片，另一侧加入所需导入的药物。布垫正极、负极及中药分开专用。

（3）将作用电极置于治疗部位，另一极可采用对置、并置或远距离放置等。将治疗电极固定稳妥，缓慢调节输出至所需剂量，并询问患者感觉，若有异常及时查明原因并处理。治疗完毕将正负极电极及中药电极分开清洁煮沸。

（六）注意事项

（1）治疗部位感觉障碍者，首次治疗剂量宜小。

（2）治疗后出现局部皮肤瘙痒时不要抓挠，可用护肤水或皮炎平类软膏涂抹局部；若局部出现电灼伤，按局部烫伤处理。

（3）电流输出调节宜慢，不要突然增大或减小，以免产生电击感。

（4）电极固定要稳妥，防止铅片、夹子及导线的金属滑露至衬垫外接触皮肤而引起电灼伤。

（5）禁止电流表满刻度工作以免损坏仪器。

（6）不要与高频仪器用同一条电路，并与之保持 3m 以上距离。

（七）与其他治疗方法的配合使用

在治疗前可先用中频电疗、短波、微波、超声波、红外线等治疗，以改善血液循环，促进药物离子的导入。先进行手法按摩也可促进离子导入。

（毛玉瑢）

第四节　磁疗法

利用磁场作用于人体穴位或病变部位治疗疾病的方法，被称为磁疗法。

（一）治疗作用

1. 止痛作用

（1）磁场可改善血液循环和组织营养，从而缓解因缺血、缺氧、水肿、致痛物质聚集等导致的疼痛。

（2）磁场可提高水解酶的活性，从而使缓激肽、组胺、5-羟色胺等致痛物质水解或转化，达到止痛目的。

（3）磁场作用于穴位，可疏通经络，调和气血，从而达到止痛的目的。

动磁场的止痛作用比静磁场快，但不如静磁场持久。磁疗对疼痛定位明确的浅表性疼痛效果较好，对定位不明确的某些内脏疾患引起的疼痛和牵涉痛有一定疗效，对灼性神经痛疗效较差。磁疗有的可立即止痛，有的则需24～48 小时或更长的时间。

2. 消炎、消肿作用

磁场的消炎、消肿作用主要表现为抗渗出以及轻度抑制炎症发展。

（1）磁场可改善血液循环，提高组织通透性，促进炎症产物排除，水肿减轻，改善组织酸中毒症状。

（2）磁场可提高一些酶的活性，降低致炎物质浓度，改善病理过程，提高机体的非特异性免疫能力，从而起到消炎的作用。

（3）磁场可使体内水分子变小，分子链变短，pH 值上升，从而促进炎症消散。

在临床治疗上，磁疗作为辅助治疗对外科感染性炎症、急慢性支气管炎、肺炎等有一定疗效。

3. 镇静作用

磁场对神经中枢的作用主要表现为增强抑制过程，改善睡眠状态，延长睡眠时间。此外，磁场对单个中枢神经元放电也有抑制作用，同时还可缓解肌肉痉挛，减轻瘙痒，起到镇静效果。

4. 降血压作用

（1）磁疗可调节经络和植物神经，使动静脉毛细血管扩张，外周阻力降低，微循环功能改善，从而降低血压。

（2）磁疗可使血脂下降，对高血压病也有一定辅助疗效。

5. 磁处理水的治疗作用

主要用于治疗泌尿系统结石，具有溶石、排石作用。据报告，将在磁处理水中浸泡 10 天后的结石放在扫描电镜下观察，发现原来较松软的结石破碎，原来较坚硬的结石大块结晶变成小圆球。也有报告指出，磁处理水溶解碳酸盐结石的能力是自来水的 1.5～2 倍。

6. 其他

磁场还可能具有一定的止泻、平喘、止咳等作用。

（二）适应证

作为辅助治疗，常用于下列情况。

（1）风湿性疾病。

（2）运动损伤。

（3）骨科问题，如骨折愈合迟缓。

（4）头痛。

（5）腰腿痛。

（6）失眠。

（7）高血压病。

（三）禁忌证

（1）出血。

（2）电子植入器。

（3）妊娠后期。

（4）病毒感染。

（5）幼年型代谢障碍。

（6）肠道出血。

（四）治疗剂量

1. 静磁场

小剂量：以磁片表面磁场强度之和计算，即总磁场强度<0.3T。

中剂量：总磁场强度为 0.3~0.6T。

大剂量：总磁场强度>0.6T。

2. 动磁场

小剂量或低磁场：磁场强度<0.1T。

中剂量或中磁场：磁场强度为 0.1~0.3T。

大剂量或强磁场：磁场强度>0.3T。

（五）治疗方法及操作常规

1. 静磁疗法

指利用恒定磁场治疗疾病的方法，材料包括磁片、磁块、磁珠、永磁吸取器、磁鍉针、磁疗表带、磁疗项链、磁疗乳罩、磁疗背心、磁疗腰带等。

（1）敷磁法

1）直接敷磁法：用胶布或伤湿止痛膏将磁片直接固定在穴位或治疗部位的皮肤上，一般包括单磁片法、双磁片法及多磁片法等。

单磁片法：用一个磁片贴敷于穴位或病变部位，可以是S极或N极，适用于病变范围较小，且表浅的部位。

双磁片法：同时使用两个磁片，又分为并置法和对置法两种。

并置法是将两个磁片并列置于治疗部位的痛点或穴位，病变小或较深部位使用同名极并置法，病变较大或表浅部位则使用异名极并置法。

对置法是将两个磁片相对地固定在治疗部位左右或前后两侧，采用异名极对置。此方法磁力线穿透较深，适用于病变较深的部位，如在腕部的内外关穴对置，膝部、踝部内外侧对置等。

多磁片法：应用多个磁片贴敷于局部的方法，将同名极磁片并置于病变局部及其周围，磁片数量视病情而定，适用于病变范围较大、较浅的部位。

2）间接敷磁法：在磁片与皮肤之间加一层隔垫物或衣服，磁片不直接接触皮肤。磁片的位置须准确地作用于穴位或痛点，适用于对胶布或伤湿止痛膏过敏者，或不便直接贴敷磁片的部位，或需较长时间贴敷等。

（2）磁鍉针法：将磁鍉针垂直放在治疗穴位或痛点上，稍施压力，每穴 2～5 分钟，一天 2～3 次，每次 2～3 个穴位。

（3）耳磁法：用胶布将磁珠或小磁片固定在耳廓穴位上。

（4）磁电法：用胶布将磁片固定在皮肤上，再通过脉冲电流，使磁场与低频脉冲电流同时作用于人体，磁片的表面磁场强度一般为 0.2T，电流以患者能耐受为宜，每次治疗 20～30 分钟。

2. 动磁疗法

应用动磁场治疗疾病的方法。

（1）旋转磁疗法：在微型电动机的轴上连接一个有机玻璃或硬塑料圆盘，圆盘上固定 1～8 片磁片。当电动机转动时，磁片随之转动，静磁场变为动磁场。动磁场强度一般为 0.08～0.12T。治疗时将旋转磁机头置于穴位、痛点或病变局部，每次治疗 15～30 分钟。

（2）交变磁疗法：应用交流电磁铁产生的交变磁场进行治疗，除磁场作用外，还有振动按摩的作用和温热效应。治疗时将磁头直接置于治疗部位，每次治疗 15～30 分钟。

（3）磁按摩：在电动按摩器上，安装一定数量磁片，电动机转动时带动按摩头上的磁片随之转动，从而出现不规则的脉动磁场，同时又可起到按摩作用。治疗时，将按摩头置于穴位或病变部位。

（4）磁电法：指利用电流通过线圈铁芯产生的磁场治疗疾病的方法，使用的磁疗机包括低频交变磁场磁疗机、脉冲电磁疗机及脉动电磁疗机等。治疗时将磁头置于病变部位，因温热效应较强，故治疗中应注意询问患者的感觉，避免热烫伤。

3. 温热磁疗法

指借助磁场、温热及微振等三种效应进行疾病治疗的方法，它是一种交变磁场，磁极极性在一定时间间隔内转换。温热磁疗仪（图 4-4-1）包括一个主机和一个导子，由一条器芯电缆线连接。当导子温度达到 40℃～60℃时，温控器在 24～18V 范围内自动调节电压值，保持设定的温度。

（1）治疗方法

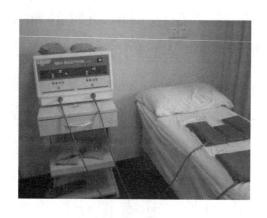

图 4-4-1   温热磁疗仪

1）治疗前告知患者治疗的反应。

2）详看医嘱，了解病情，将热、磁感明显的部位对准患部，选好电极。小儿治疗前先排尿，治疗时多巡视。

3）取舒适体位，取下在电极范围内的金属物，治疗部位不需暴露，可间隔干燥、单薄的衣服。

4）先将导子与主机连接，然后将导子放在有效治疗部位，设定仪器开关和温度开关。

5）打开总开关，转动第二电源开关，顺时针转动旋钮到预定治疗时间，此时，温度和自动转换指示灯亮，导子同时开始发热，产生磁场和振动。

6）设定时间低于 10 分钟时，要先将定时器旋至 10 分钟以上，直至输出口上红灯显示，温度达到后绿灯亮时，再将时间设在所需位置。治疗时间完成时，计时器开关自动转到"0"，蜂鸣器鸣叫，提示治疗结束。

7）如连续使用、磁头过热时需冷却后再用。

（2）注意事项

1）磁疗时，磁疗器（导子）必须对准患部，与皮肤之间尽量保持最短距离（间隙越大，磁力线损失越多，从而影响疗效)。

2）手表及易受磁力破坏的物件不能靠近磁片或置于磁场范围内，以免被磁化。磁性材料不能用力敲打和进行高温消毒，以免破坏磁性。

3）不要把电极放在机器上。

4）在进行维护前，务必切断电源。

（3）与其他治疗方法的配合使用

1）与按摩疗法配合使用，用于治疗腰腿痛、颈椎病、肩周炎等疾病。通常先对病痛部位施行按摩治疗，然后进行磁热疗法，以促进血液循环，消炎止痛。

2）与牵引疗法配合使用，如颈牵加磁热疗法，可松解肌肉，促进局部血液循环，增强牵引的效果。

3）与超短波治疗配合使用，对婴幼儿腹泻有较好疗效。

4）调制中频疗法与低频磁疗配合作用，可治疗术后肠粘连，简单方便、无痛苦、且疗效显著。

4. 磁处理水疗法

指利用经磁场处理过的水治疗疾病的方法，又称为磁化水疗法。磁处理水一般以永磁铁氧体制成，制造方法包括静态法，即将普通水置于磁水处理器中，经一定时间后制成；或动态法，即以普通水通过细乳胶管，流经磁场制成。主治尿路结石、涎腺结石、胆结石、萎缩性胃炎等。当天制作的磁处理水应当天服用，每天服 2000～3000ml，儿童酌减。可分多次饮服，早晨空腹服 1000ml，末次晚 8 时以前服用，期间分次服用。加热磁化水时应以初沸为度，不宜久煮，一般 2～3 个月或更长为一疗程。

（六）注意事项

（1）年老、体弱或幼儿患者，宜从小剂量开始。

（2）病程短、病变浅的用小剂量，对恶性肿瘤的剧烈疼痛用大剂量，对神经衰弱、高血压等机能性疾病用较小剂量。

（3）磁片不可相互碰击，不可加热，否则会使磁性分子排列紊乱，磁性互相抵消而使磁性消失。

（4）磁片使用前后用浓度75％的酒精溶液消毒。

（5）不同磁场强度的磁片应分类保管，否则磁场强度小的易碎裂。

（6）皮肤溃破、出血的局部不宜直接贴敷。

（7）治疗后如出现血压波动、头晕、恶心、嗜睡或严重失眠等，应停止治疗。

（8）一天之内两次治疗需间隔6小时。

（蒋伶俐　赵江莉）

第五章　超声波疗法与激光疗法

第一节　超声波疗法

指利用每秒振动频率在 20kHz 以上的超声机械振动波作用于人体，从而达到治疗疾病的方法，临床上治疗常用的超声波频率为 800kHz、1MHz 和 3MHz。超声波疗法包括单纯的超声波治疗、超声波药物透入治疗、超声波雾化治疗以及超声波与其他治疗联合的疗法，如超声间动电疗法、超声干扰电疗法等。

（一）超声波的生理及治疗作用

1. 机械作用

是超声波最基本的作用。超声波的机械振动在组织中可引起细胞振动，从而对细胞膜起到按摩作用，并引起细胞质的微细环流和细胞内质点的颤动和摩擦，从而改变细胞功能。超声波的微细按摩作用可加速局部血液和淋巴循环，改善组织营养和物质代谢，同时可刺激细胞膜的弥散过程，增强其通透性，从而加速新陈代谢，提高组织再生能力，刺激骨痂生长。由于超声波能使细胞膜通透性增加，使药物易于经皮肤透入体内，所以可以在耦合剂中加入药物，用超声波作用透入皮肤内。超声波还可有效清除动脉粥样硬化病灶脂质等异常大分子成分。用小剂量超声波作用于颅骨和头发，能量虽有衰减，但仍有部分超声波能通过颅骨作用于脑组织，促进实验性脑出血的病灶吸收。超声波的机械作用还能使坚硬的结缔组织延长、变软，同时松解粘连，软化瘢痕。

2. 热作用

超声波作用于人体，可使局部组织温度升高，改善血液循环。超声波的热作用还可增加肌腱和关节囊内的胶原纤维的伸展性，减低关节的僵硬度，缓解肌肉痉挛，减轻疼痛，增加血液循环，减轻炎性反应，改变神经传导速度等。

3. 化学作用

超声波可促进局部组织化学反应，使复杂的蛋白质较快地分解为普通的有机分子，因而可活化多种酶，超声波的免疫反应及非特异性脱敏反应可能与此有关。另外，超声波还可使组织的酸碱度呈偏碱性，减轻炎症反应。

4. 反射作用

超声波既可通过体液和反射途径作用于皮肤中的周围神经浅感受器及深部组织的触压觉感受器，又可通过穴位、经络作用而影响全身，如超声波声头作用于合谷穴，可使面部皮温升高，作用于足三里穴，可引起胃肠功能增强等。

（二）适应证

（1）运动创伤性疾病、软组织损伤、骨关节病、颈腰椎间盘突出、关节挛缩、颞颌关节功能紊乱、腱鞘炎等。

（2）瘢痕、粘连、注射后硬结、硬皮症、血肿机化。

（3）作用于局部及相应的神经节段，治疗神经炎、神经痛、幻肢痛、慢性荨麻疹、带状疱疹、湿疹、瘙痒症、消化性溃疡、支气管哮喘、胃肠功能紊乱等。

（4）其他：脑血管病偏瘫、冠状动脉供血不足、眼视网膜炎、玻璃体混浊、营养不良性溃疡。

（三）禁忌证

良性或恶性肿瘤、活动性肺结核、严重心脏病、血栓性静脉炎、血栓性溃疡、出血倾向、孕妇下腹部、小儿骨骺。此外，头部、眼、生殖器等部位治疗时应注意剂量。

（四）仪器设备

（1）超声波治疗仪（图 5-1-1）主要由高频振荡器和输出声头两部分组成。超声波治疗中，连续超声波的声头连续不断地辐射出声能，作用均匀，产热效应较大；而脉冲超声波则间断地辐射出声能，热效应较小，临床上多采用20％的脉冲比率。频率 1MHz 的超声波透入组织深度为 5cm，频率 3MHz 的则为 1～2cm。

（2）接触剂：选择声阻接近于人体组织者，充分填充声头与体表间的间隙，以减少与皮肤界面间的反射消耗。常用的接触剂包括煮沸过的水、液体石蜡、凡士林、甘油等。

（3）辅助设备：为特殊治疗需要或便于操作而准备的附件，如水枕、水袋、水槽等。

（4）超声波药物透入疗法：药物直接加入接触剂中，同时利用超声波和药物，不仅能将药物透入体内，还可发挥药物性能。所用药源较广，不限于电解质和水溶物质，可根据药物性状配成水剂、乳剂或药膏等作为接触剂直接透入。

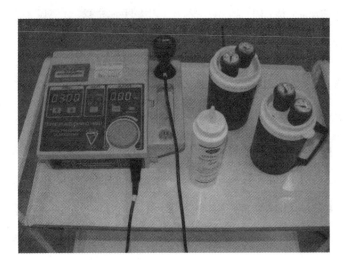

图 5-1-1　超声波治疗仪

（五）治疗方法

1. 直接接触法

直接接触法（图 5-1-2）一般在声头与治疗区体表间涂以耦合剂（如石蜡油、凡士林等），采用超声波药物透入疗法时也可加入需透入药物。

（1）移动法：治疗部位的皮肤涂以接触剂，声头在治疗区内缓慢地作直线或环形移动。移动的速度每秒钟约 1cm，在骨隆起部位不要停留过久，时间为 6～15 分钟（按治疗部位面积，$1min/cm^2$）。小剂量为 $0.6～0.8W/cm^2$，中剂量为 $1～1.2W/cm^2$，大剂量为 $1.2～2W/cm^2$（一般不超过 $3W/cm^2$）。

（2）固定法：治疗部位的皮肤涂以接触剂，声头固定于病变区，剂量在 $0.5W/cm^2$ 以下，时间为 3～5 分钟，多用于小部位。

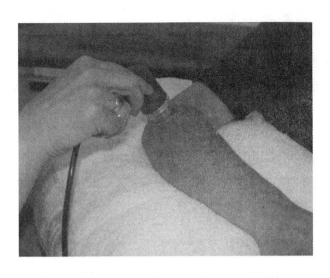

图 5-1-2 超声波治疗（直接接触法）

2. 间接接触法

（1）水下法：在水槽或水盆内盛入经煮沸并不含气泡的 37℃～38℃温水作为介质（图 5-1-3），患者治疗部位浸入水中，声头亦放入水中对准治疗部位，与治疗部位垂直，距离皮肤表面 1～2cm，固定或移动，治疗时间与直接接触法相同。因水中超声波能量传递比直接接触法低，如需产生热效应则需增加强度 0.5W/cm² 。此法适用于表

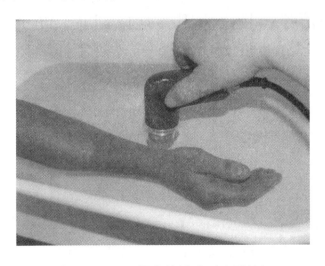

图 5-1-3 超声波治疗（水下法）

面凹凸不平的手足。

（2）水囊法：将不含气泡的水灌满小塑料袋或乳胶薄膜袋，袋的大小与治疗部位的大小相应，扎紧袋口，袋内不得有气泡。在患者治疗部位上涂上耦合剂，将水袋置于其上，再在水袋上面涂以耦合剂，使声头紧压水袋进行治疗。本法适用于面积较小、表面不平的眼睛、会阴部位，治疗时间与强度与水下法相似。

（六）注意事项

（1）治疗前确认超声波治疗仪的输出状态，然后在超声头上滴几滴水，开机输出，如水沸腾则表示输出。

（2）治疗前检查皮肤的完整性，超声波不能作用于有破皮、水泡、感染伤口的皮肤。声头与治疗部位必须充分充填接触剂，声头不可空载，声头与体表接触后再开输出。

（3）用移动法治疗时需在声头上稍加压力，力度和移动速度要均匀，不可时重时轻，时快时慢。

（4）治疗中如患者有明显灼热感、酸痛不适或骨膜刺痛，应停止治疗，找出原因并加以纠正。剂量过大、移动速度太慢等均可产生上述现象。

（江　沁）

第二节　激光疗法

指利用激光器发出的光进行治疗疾病的方法。激光问世后，很快受到医学和生物学界的极大重视，1961 年扎雷特（Zaret），以后坎贝尔（Campbell）等人相继研究使用激光的视网膜剥离焊接术，并很快将其用于临床。

（一）激光在治疗上的分类

强弱激光因生物作用机理不同，在临床应用上的目的和使用方法也不同。在医学上激光的衡量标准不是其本身的物理参量（如功率和能量），而是以对生物组织作用后产生的生物效应来衡量。激光照射生物组织后，若直接造成了不可逆损伤，则受照表面处的激光为强激光；若未直接造成不可逆损伤，则为弱激光。弱激光疗法（Low level laser therapy，LLLT）主要通过弱激光照射生物体产生的生物刺激效应来调整机体的免疫系统、神经系统、血液循环系统和组织代谢系统等，促使病理状态恢复正常，现已被广泛应用于临床的各个科室。而强激光对组织有高热、高压强、高电磁场作用，可使蛋白变性凝固，甚至炭化、汽化；同时还可使组织止血、粘着、焊接或切割、分离。强激光常用的仪器包括二氧化碳激光器、掺钕钇铝石榴石激光器、氩离子激光器等。

（二）激光治疗的生理及治疗作用

小剂量激光可刺激（加强）、调节组织器官甚至机体，其治疗作用机制不是温热效应，而是光的生物化学反应。

激光照射皮肤，可增强细胞膜的通透性以及组织中一些酶的活性，如激化过氧化氢酶等，从而调节或增强代谢，加强组织细胞中核糖核酸的合成和活性并促进蛋白质的合成；同时提高被照射部位中的糖原含量，增强肝细胞线粒体合成三磷酸腺苷（ATP）的功能。激光照射还可增加纤维细胞数目，加快血管新生和新生细胞的繁殖速度以及再植皮瓣生长，加速管状骨骨折愈合，促进断离神经再生、伤口愈合、胶原及毛发生长等。激光照射不能直接杀灭细菌，但可加强机体细胞和体液的免疫机能，如加强白细胞的吞噬功能，增加吞噬细胞数量或增强巨噬细胞的活性，增高 γ-球蛋白及补体滴度等。此外，激光照射还可改变伤口部葡萄球菌对抗生素的敏感性。

激光照射可改善全身状况，调节一些系统和器官的功能。例如，激光照射咽峡黏膜或皮肤溃疡面、神经节段部位、交感神经节、穴位等不同部位，不仅可改善局部症状，而且还可改善全身症状，如精神好转、全身乏力减轻、食欲增加、原血沉加快者照后血沉减慢等。

激光多次照射的生物学作用和治疗作用具有抛物线特性，即在照射剂量不变的条件下，机体的反应从第 3～4 天起逐渐增强，至第 10～17 天达到高峰，此后作用效果逐渐减弱，到一定的次数后可出现抑制作用。

（三）适应证

低强度激光体表照射主要适用于一些急慢性感染或非感染性炎症，低强度血管内照射适用于高脂血症、冠心病、脑梗死、脑损伤等。

目前激光治疗常用于以下疾患。

（1）外科：体表溃疡、术后伤口感染、冻疮、腮腺炎、压疮、烧伤、乳腺炎、静脉炎。

（2）皮肤科：带状疱疹、湿疹、神经性皮炎。

（3）口腔科：口腔黏膜溃疡、牙龈炎。

（4）耳鼻喉科：急慢性鼻炎、咽喉炎、中耳炎、声带水肿、扁桃体炎。

（5）妇科：宫颈糜烂、外阴白斑、盆腔炎。

（6）内科：血管内照射治疗糖尿病、高血压、冠心病等疾病。

（7）中医及针灸科：穴位照射，不仅具有传统针灸的全部优点，且无痛、无交叉感染，患者易于接受。

（四）常用的激光治疗器械

1. 氦氖激光

氦氖激光是 1961 年成功运转的第一台气体激光器，它以四能级方式工作，氖原子产生激光，氦原子把吸收的能量共振转移给氖原子，起媒介作用。在放电管中，通过电子碰撞激发，氦原子由基态跃迁到亚稳态能级，再与处于这一能级的氖原子相碰撞，将能量传递给氖原子，使其向不同的能态跃迁，从而产生 632.8nm、1152nm、3391nm 等不同波长的激光。氦氖激光主要用于照射，有刺激、消炎、镇痛和扩张血管的作用，如内科可用于穴位照射、体表局部照射，皮肤科可用于治疗皮肤、黏膜溃疡等。

2. 半导体（砷化镓、镓铝砷）激光

半导体激光治疗仪（图 5-2-1）采用波长为 650nm 的低强度激光照射桡动脉、内关穴及鼻腔，可改善血液动力学和血脂、血糖代谢，提高红细胞的携氧能力和变形能力，降低血液黏稠度，降低血脂、血压，改善血糖，治疗"三高"症及心脑血管疾病。

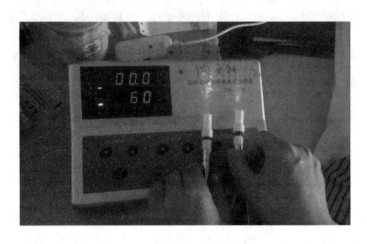

图 5 - 2 - 1　半导体激光治疗仪

3. 二氧化碳激光

二氧化碳激光是一种气体激光，波长为 10600nm，它通过让组织气化而达到治疗的目的。主要用于治疗血管性皮肤病，色素性皮肤病，恶性肿瘤，清疮术，良性肿瘤或囊肿，皮肤的角质化、增生及其他皮肤病等。二氧化碳激光器在低频率散焦照射时可用于局部温热治疗。

4. 超激光

超激光治疗仪（图 5 - 2 - 2），即超激光点式直线偏振光疼痛治疗仪，采用世界最新光电技术，在 600～1600nm 的人体透射窗口范围内，其光波输出功率高达 2200mW，对人体组织的有效作用深度可达 5cm 以上。利用四种不同功用的探头，通过对人体神经节、神经干、神经根和痛患局部进行照射，可对人体炎症性、神经性和创伤性疾患进行有效的无创治疗。超激光由于副作用小，疗效高，在疼痛治疗及功能康复等方面日益受到重视，尤其是它可有效调节机体功能，因此有望在 21 世纪成为一种重要的治疗和预防疾病手段。

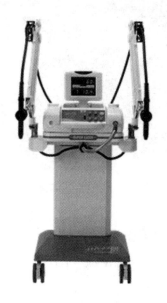

图 5-2-2 超激光治疗仪

（五）操作方法

1. 氦氖激光治疗机

患者暴露需照射部位，采取合适体位，治疗师根据病情和照射部位大小调整光斑和距离。照射时激光治疗室的医务人员和患者最好戴上防护镜，切不可对视激光束，以免损伤眼睛。

2. 半导体激光治疗仪

患者取半卧位或坐位，照射桡动脉、内关穴或鼻腔，探头紧贴皮肤，治疗总功率为 20mW（图 5-2-3）。

3. 超激光

共有四种不同功率、焦点和形状的透镜单元。SG 型的输出光功率为 1800mW，焦点直径 7mm，尖端细长可达较深部位，主要用于星状神经节照射（图 5-2-4）。B

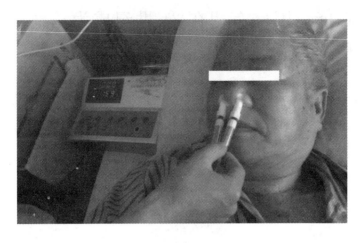

图 5-2-3　半导体激光治疗

型的输出光功率为 2200mW，焦点直径 10mm，透射性最强，利于深部照射。C 型的输出光功率为 2200mW，焦点直径 100mm，用于大面积治疗，如压疮等。D 型的输出光功率为 2200mW，焦点直径 55mm，输出焦点密度高，对肌肉、皮肤病患有良好疗效。可根据患者的病变面积及深度选择不同的透镜单元，同时避免照射眼睛及男性的睾丸等部位。

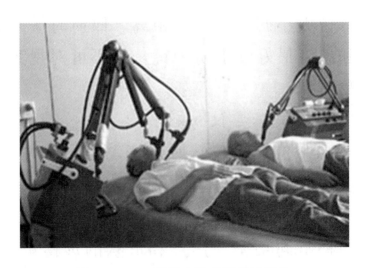

图 5-2-4　超激光治疗星状神经节

（六）激光治疗处方举例

1. 超激光治疗神经衰弱

采用 HL-550 超激光治疗仪（sL），选取 SG 探头照射双侧星状神经节。患者去枕仰卧，面向正前方，颏前抬，口微张以减低颈前肌张力，照射点为胸锁关节上 2.5cm 距正中线外侧 1.5cm 处，将胸锁乳突肌、颈总动脉、颈内静脉皆压向外侧，使探头距星状神经节最近，照射强度为 80%～90%。每次 10 分钟，每日一次，10 次为一疗程，照射结束后嘱患者静卧数分钟。如患者头晕头痛明显，则加照头维、百会、气海、太阳等穴位，用 C 型探头，输出功率 100%，连续照射，每次 10 分钟。

2. 氦氖激光治疗骨科术后创面

采用分子暖疗氦氖激光治疗机（LJIA0-HA），常规治疗时间为 20 分钟，间隔时间为 3～4 小时，每日 2 次。可减轻术后伤口疼痛、肿胀，促进创面愈合。

（七）与其他治疗方法的配合使用

激光治疗与按摩推拿治疗配合使用时，可先做按摩推拿，后做激光治疗，以促进血液循环并减轻炎症。

（许美珍）

第六章 振动疗法与冲击波疗法

第一节 振动疗法

振动疗法是通过电动深层肌肉振动仪（deep muscle stimulator）打击和振动深部肌肉组织，刺激本体感觉功能，从而达到促进血液循环、缓解疼痛、增加淋巴回流、松解瘢痕组织、减少乳酸堆积、激活肌肉功能等目的的一种治疗方法。

（一）振动疗法的生理及治疗作用

1. 生理作用

（1）可降低慢性肌源性疼痛，提高痛阈。

（2）振动刺激可有效治疗慢性疼痛综合征。

（3）可完全抑制中度疼痛，显著减轻重度疼痛。

2. 治疗作用

（1）可有效促进血液循环与淋巴回流，以及组织的修复与生长。

（2）可用于治疗全身或局部肌肉痉挛，从而达到松弛挛缩肌肉、恢复肌肉弹性的目的。

（3）可刺激较弱以及萎缩的肌肉，从而有效促进肌肉功能恢复，纠正肌肉失衡。

（4）可有效改善本体感觉障碍，提高神经肌肉系统工作效率，从而控制关节位置复原强化姿势，帮助恢复正确体姿，促进有效运动。

（5）大力量、大振幅、低频率（<15Hz）及长时间的振动皆可能危害健康，应当避免。

（二）适应证

骨骼肌肉系统慢性疼痛、肌筋膜疼痛、全身肌肉或局部肌肉痉挛、本体感觉障碍、姿势控制障碍、肌肉功能不良以及常见的冻结肩、偏头疼、坐骨神经痛、反复肌肉挫伤、软组织瘢痕、肌肉硬结、腕管综合征、肌腱炎等。

（三）禁忌证

（1）下列器官组织或周围不可使用振动治疗：眼睛、牙齿、义乳、癌细胞、生殖器官、电子植入物、假肢、螺丝钉或金属物。

（2）糖尿病患者只能在脚底和手部使用。

（3）深层肌肉振动仪不可放在任何可能骨折处使用。

（4）治疗时，如果出现持续性疼痛，应立即停止使用并向医生咨询。

（5）16岁以下人群由于生长连结面（骨骺）处血管丰富，因而不可使用。

（6）不可对孕妇使用。

（四）设备

（1）深层肌肉振动刺激仪（图6-1-1）。

（2）多功能体位床。

（3）大小毛巾若干。

（五）操作方法

患者不需脱去任何衣物，但需摘除腰带、钱包、首

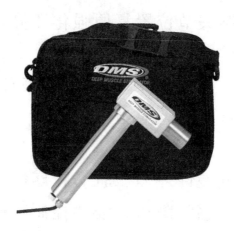

图6-1-1　深层肌肉振动刺激仪

饰、鞋子等附属品。治疗时需要垫一块柔软的折叠好的干毛巾，应避免在脊柱区域以及突出的骨性结构附近使用。

1. 颈肩部治疗区域

（1）颅底（横窦及枕骨下方肌肉）。

（2）颈部（双侧）。

（3）肩部（扳机点，斜方肌）。首先，患者右臂从胸前过，搭到左肩上方（在右侧肩胛内侧和菱形肌处使用）。然后，换个方向，在左侧使用。

（4）患者右手搭在头顶上，轻轻地将肘部向后拉，在腋窝后方及斜方肌下部使用。

（5）在硬结处再次使用（图6-1-2）。

2. 上肢治疗区域

（1）首先，患者伸展手臂，掌心向下，在三角肌后方使用，从肩部到肘部；然后转动手臂掌心向上，在肱二头肌、肩部前区使用，向下直到肘部。

（2）在前臂的内外侧使用，注意不可碰到肘关节。首先，稳住手臂，患者掌心向下，在前臂压痛点使用，向下直到手腕处。其次，转动手臂掌心向上，在前臂内侧使用，向下直到手腕处，避免碰到腕部骨头。最后，打开手掌，在手心面使用，向下直到手指（图6-1-3）。

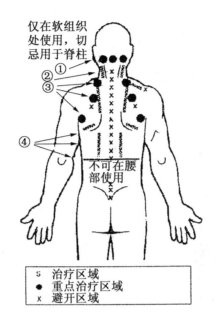

图6-1-2

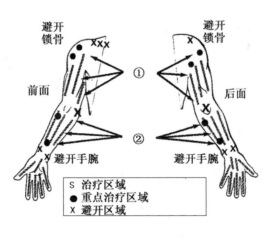

图6-1-3

3. 腹部及腿前部治疗区域

患者仰卧在平坦的床上，取放松舒适的体位。

（1）在腹部使用，按顺时针方向，从右到左，两侧都距离肚脐 2cm。

（2）在大腿根部向下到膝部使用，不可碰到股骨头或膝盖。

（3）在小腿处使用，避开胫骨和踝关节。

（4）从脚踝区域沿脚部向下到脚趾处使用，不可碰到损伤的脚趾（图 6-1-4）。

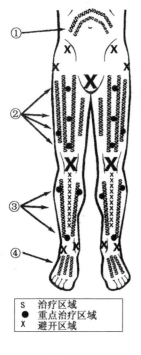

图 6-1-4

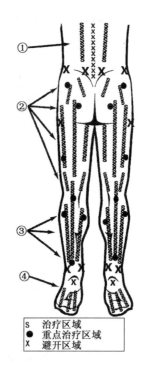

图 6-1-5

4. 后背下部及腿后部治疗区域

患者俯卧，取舒适放松体位，必要时垫薄枕。

（1）在斜方肌底部使用。

（2）在臀肌和梨状肌处使用，沿腘绳肌向下并止于膝部。

（3）沿小腿肚向下到跟腱使用，在足跟上方 4cm 处左右停止。

（4）在脚底处使用，直到脚趾，避开足跟（图 6 - 1 - 5）。

（六）治疗时间及疗程

每次治疗时间为 10～15 分钟，每周 2～3 次，2～3 周为一个疗程。

（七）注意事项

（1）向患者解释治疗过程中可能出现的反应，告知患者在治疗时不可随意移动。

（2）检查患者皮肤是否完整，对有瘙痒感的患者，可捏起皮肤进行振动治疗。

（3）嘱咐患者治疗前后补充水分。

（4）仪器需用医用酒精擦拭清洁，每 30 天旋开震动头，擦干净里面，并在旋钮内滴入 2～3 滴润滑油。

（八）与其他治疗方法的配合使用

（1）与按摩疗法配合使用：如用于腰腿痛、肩周炎、面神经麻痹、小儿腹泻、颈椎病、腰腿痛等疾病，通常先对病痛部位施行按摩治疗或手法治疗，然后做深层肌肉振动治疗，可促进血液循环，消炎止痛。

（2）与运动疗法配合使用：牵伸和关节松动术前给予深层肌肉振动治疗，可改善血液循环，增加组织延展性，松解瘢痕，减轻疼痛，尤其可降低肌张力，解除痉挛，为运动控制训练创造条件。

（3）与各类电疗法配合使用：与其他疗法的配合使用类似。

（林科宇　王楚怀）

第二节　冲击波疗法

（一）概述

体外冲击波（extracorporeal shock wave，ESW）是一种具有宽频范围（1～20 MHz）的单一脉冲波，无周期性，压力改变快，高压区振幅高达 120MPa，低压区张力为-10MPa，脉冲波宽小，上升速度快，可在三维空间传播，传播速度随压力的增加而加快。

冲击波传导时在不同声阻抗的材料界面间形成反射和折射，并在材料内部形成能量衰减，阻抗大的材料吸收能量多，反之则少。冲击波的最佳传递介质是水和明胶，皮肤、脂肪、肌肉等组织同水的声阻抗接近，因此在穿透时引起的创伤极小。

冲击波的产生方式包括液体内放电冲击波、电磁冲击波和压电冲击波等三种。液体内放电冲击波由通过水中高电压电容器放电产生等离子水气泡，水气泡膨胀产生脉冲声波，继而内爆产生冲击波。电磁冲击波由电流通过金属板封闭的线圈时产生强磁场，同时由在金属板之间产生的高电流作用于周围的液体介质产生冲击波。压电冲击波由将压电晶体安装在球体的内部，快速充电产生压电效应，使压电晶体收缩和膨胀，对周围液体产生压力脉冲形成。

冲击波是一种非侵入性物理治疗，目前已被用于治疗骨不连、跟骨痛、钙化性肌腱炎、股骨头无菌性坏死和其他骨病，目的在于刺激和加速肌腱、肌腱周围软组织和骨组织的愈合过程。近年来，冲击波还被用于治疗足底筋膜炎、肱骨外上髁炎、肱骨内上髁炎、钙化性肩关节周围炎、假关节和股骨头坏死等。

康复治疗领域利用冲击波治疗的疾病主要为骨科相关疾病，其中对慢性疼痛的治疗最为广泛（图6-2-1）。

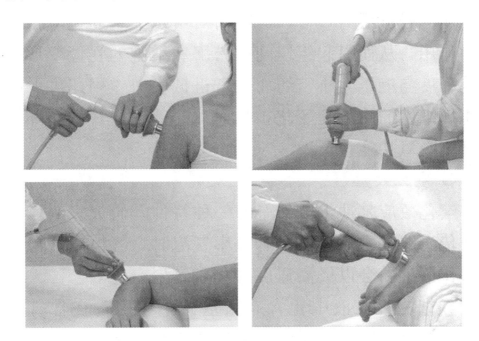

图6-2-1　体外冲击波治疗

（二）冲击波的生理及治疗作用

1. 成骨效应与代谢激活效应

适当能量强度的冲击波可集聚并激活成骨细胞，从而促进骨的生长及愈合。研究发现，一定强度的冲击波可造成局部成骨细胞坏死，而且治疗后约72小时，作用部位周围的成骨细胞被激活并集聚，诱发成骨和骨痂的形成，同时间接作用的空化效应也诱发成骨细胞的移行和新的骨组织的形成。

2. 促进骨诱导因子的形成

高能冲击波对细胞增殖、分化及新骨的形成都有诱导和调节作用。冲击波作用后，周围软组织中还可产生血管生成生长因子等。

3. 机械应力效应

冲击波进入机体后会因介质密度不同在界面处产生不同程度的机械应力效应，表现为对组织细胞的拉应张力和压力作用，从而引起组织间的松懈和细胞的强性变形，其影响程度与能量大小密切相关。机械应力作用还可引起病灶组织细胞的热处理变化，从而加速毛细血管微循环，增强细胞吸氧功能等。

4. 空化效应

空化效应是冲击波独有的一种特性。研究表明，在冲击波传送路径中的介质含有微小气泡时，气体在冲击波的应力作用下，会以极高速度膨化，产生空化效应。人体软组织、细胞、血液中皆含有大量微小气泡，在骨科治疗中，病灶范围内大量气泡的空化效应有利于疏通生理性关节及软组织粘连。

5. 压电效应

冲击波的应力引起的压电效应可改变骨折处的电位，活化细胞，促进骨痂生成。

6. 痛觉神经感受器的封闭作用

冲击波刺激可改变痛觉神经感受器对疼痛的接受频率及其周围化学介质的组成，因而可抑制神经末梢细胞，使后续向心冲动无法传递，从而缓解局部疼痛。

（三）适应证

1. 骨组织疾患

（1）骨折延迟愈合。

（2）骨折不连接。

（3）成人股骨头缺血性坏死。

2. 软组织慢性损伤性疾病

（1）肩部慢性损伤性疾病：肩峰下滑囊炎（三角肌下滑囊炎）、肱二头肌长头腱炎、钙化性岗上肌腱炎。

（2）肘部慢性损伤性疾病：肱骨内上髁炎、肱骨外上髁炎。

（3）髋部及膝部慢性损伤性疾病：弹响髋以及胫骨结节骨骺骨软骨炎（跳跃膝），但治疗时应避开胫骨近端骺板。

（4）跟痛症。

（四）禁忌证

1. 全身性因素

（1）严重心脏病、心律不齐及高血压。

（2）安装心脏起搏器患者。

（3）未治愈出血性疾病、凝血功能障碍患者。

（4）使用抗免疫药剂的患者。

（5）各类肿瘤患者。

（6）血栓形成患者。

（7）孕妇。

2. 局部因素

（1）局部感染及皮肤破溃。

（2）肌腱及筋膜急性损伤。

（3）关节液渗漏。

（4）萎缩及感染性骨不连。

（5）大段缺损性骨不连。

（五）冲击波治疗机

冲击波治疗机（图6-2-2）主要由冲击波源、耦合装置、控制台和定位系统组成，其中冲击波源和定位系统是冲击波治疗机的核心部分。

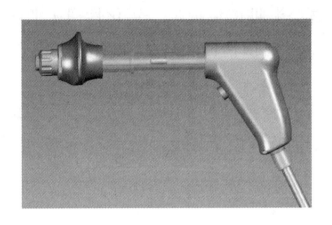

图6-2-2   冲击波治疗机

（六）操作方法

（1）明确诊断，做好评估，制订治疗处方。

（2）检查仪器，保证设备正常工作。

（3）告知患者治疗过程中不能随便移动体位，不能触碰周围物品，特别是金属物品。

（4）清洁皮肤，做好消毒工作。

（5）调校仪器，做好定位或标记。

（6）在治疗部位和仪器发射器接触处涂上耦合剂，保证接触良好。

（7）冲击波聚焦区域对准患者的疼痛区。

（8）选择冲击波能流密度、电压和治疗次数。

（9）开启仪器，开始治疗。

（10）结束治疗，清洁皮肤。

（七）冲击波治疗的定位

冲击波治疗中准确定位是提高疗效的重要因素之一。现阶段有以下四种定位方法，其中康复治疗中第一种常用，其他三种很少使用。一般认为治疗肩部钙化性肌腱炎应使用X线钙化点定位，以提高治愈率，但有学者比较研究了X线钙化点准确定位方法与体表冈上肌腱定位法治疗肩部钙化性肌腱炎的疗效，证实前者疗效明显优于后者。

1. 体表解剖标志结合痛点定位

以体表解剖标志作为定位依据，并以触痛点为冲击点，同时根据血管、神经的解剖走行，避开重要血管、神经（图6-2-3）。如肩峰下滑囊炎以肩峰为标志，在肩峰下滑囊的体表定位区内寻找触痛点为冲击波治疗点。该方法简单实用，但准确率欠佳。

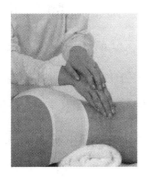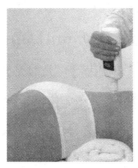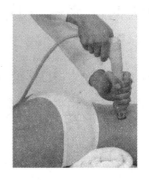

图6-2-3　体表解部标志结合痛点定位

2. X线定位

用于骨组织及钙化组织的定位。由于骨密度高，与周围软组织形成自然对比，因而X线检查可对骨组织进行有效定位，它包括C型臂单X线管电视透视旋转式定位系统及C型臂双X线管定位系统两种。

3. B超定位

B超能清晰地显示骨骼周围软组织如肌肉、肌腱、关节囊、韧带、滑囊、血管等处出现的病变。B超检查无创，无放射线损害，操作简便、迅速，价格低，是非常重要的检查手段。临床证明，B超定位可提高冲击波治疗肩峰下滑囊炎、肱二头肌长头肌腱炎、足底筋膜炎、髌前滑囊炎等病症的疗效。

4. 双定位系统

同时使用B超和X线定位，在精确定位的同时还可对治疗的全过程进行实时调控，又可以大幅度降低辐射量，被认为是目前最好的定位法。

（八）冲击波能量的选择

目前各种骨肌系统疾病的最佳治疗能量尚不确定，但一般认为能流密度应在 $0.08\sim0.28\mathrm{mJ/mm^2}$ 之间。冲击波能流密度分为三级：高于 $0.6\mathrm{mJ/mm^2}$ 为高能量，接近于 $0.28\mathrm{mJ/mm^2}$ 为中能量，低于 $0.08\ \mathrm{mJ/mm^2}$ 为低能量。

（1）肌筋膜炎及滑囊炎：能流密度为 $0.08\sim0.18\mathrm{mJ/mm^2}$，电压一般在 $6\sim12\mathrm{kV}$ 之间，不同疾患可灵活掌握治疗能量。

（2）骨折不连接、骨折延迟愈合及股骨头缺血性疾患：选择能流密度 $0.18\sim0.28\mathrm{mJ/mm^2}$，电压一般在 $12\sim26\mathrm{kV}$ 之间，另外也需参考冲击波治疗机厂家提供的治疗参数。

（九）冲击频次的选择

（1）软组织病损：每次治疗 $800\sim1500$ 冲击频次，间隔 $3\sim5$ 天，并根据病情灵活掌握。

（2）骨组织病损：包括两种方法，一种是足量 1 次，一般治疗 4000～6000 冲击频次；另一种适量多次，每次治疗 1000～2000 冲击频次，治疗 3 次以上，每次治疗间隔 3～5 天。欧美国家由于受到医疗保险的限制，多采取一次足量法，而国内为防止产生并发症，大多采取适量多次法，疗效同样令人满意。

（十）注意事项

（1）冲击波治疗时，应严格控制工作电压及每次冲击次数，同时根据患者骨不连及骨折延迟愈合部位，使能量相对集中在治疗部位，反射体应置于肢体解剖神经血管较少的一侧，以免刺激血管神经组织。

（2）对于骨硬化明显、局部内无固定物及重要解剖结构的病例，可做相对聚焦，冲击硬化骨组织使之裂解。

（3）冲击波对各种类型的骨不连及骨折延迟愈合均可进行治疗，但对局部有炎症反应，或有严重心脑血管疾病的患者应慎重。

（4）应尽量减少对胸部疾患的应用，如第一肋、锁骨、胸骨骨折等，以免损伤肺组织。

（5）高能量冲击波严禁用于大血管及神经部位，否则可能造成外周和深部组织毛细血管壁损害，以及肌肉出血和水肿，严重者 I 型肌纤维可能出现不可逆的退行性改变。患者如有任何类型的出、凝血障碍疾病如血友病等都应排除。

（6）治疗足底筋膜炎或外上髁炎时能量不可高于 20kV，应采用低能量治疗，否则部分患者可能会感到疼痛或不适，更容易发生深部骨痛。

（7）儿童在接受治疗时应注意保护骨骺，以免影响骨骼发育。

（8）治疗师在治疗过程中需不时与患者交流，以免剂量过大，造成损伤或出现其他意外。

（9）严格选择患者，准确定位，尽可能选择中低能量治疗，以减少损伤和并发症。

（10）治疗师应经过严格培训，做到专业、科学、熟练。

（张保锋）

第七章 热疗法与冷疗法

第一节 热疗法

将加热后的介质（水、蜡、泥、中药）直接作用于机体以治疗疾病的方法被称为热疗法，它通过传导、对流或辐射等方式将热作用于人体，产生温热效应。临床常用的治疗方法包括湿热外敷、光疗、石蜡疗法、水疗、泥疗、中药外敷等。

（一）热疗法的生理及治疗作用

1. 生理作用

热能通过各种介质传导作用于人体，引起一系列生物学效应，如影响新陈代谢，使血管扩张、血流加快，减轻疼痛，解除肌痉挛等，并可影响神经传导速度，配合牵拉还可提高组织的延展性。

2. 治疗作用

（1）减轻疼痛：通过刺激感受器，活化疼痛闸门机制，提高疼痛阈值，同时还可增加血流，带走致痛物质，从而减轻疼痛。

（2）降低痉挛：通过止痛或降低 γ—运动神经元活性、减少肌梭的冲动而减轻肌肉痉挛。

（3）促进愈合：热可以增加血流，从而输送大量白细胞及营养物质，也可使组织温度更接近身体中心温度，从而有利于加速组织愈合。

（二）适应证

疼痛、肌肉痉挛、张力性肌痛、局部血肿、滑囊炎、腱鞘炎、肌纤维组织炎、表浅的血栓静脉炎、胶原性血管疾病。

（三）禁忌证

急性炎症、创伤和出血、出血性疾病、感觉减退、对疼痛无反应或无法表达者、热调节较差（如某些神经系统疾病）、恶性肿瘤部位、水肿、局部缺血、皮肤萎缩、瘢痕组织。

（四）治疗方法及操作常规

1. 红外线疗法

红外线的主要生物学效应是热作用，因而常作为一种温热疗法在康复治疗中应用。

（1）治疗作用：红外线通常用于局部照射，通过热作用使血管扩张，改善局部血液循环，促进局部渗出液吸收和肿胀的消退。又可降低肌张力，缓解肌肉痉挛，减轻局部疼痛。

（2）适应证和禁忌证

1）适应证：亚急性及慢性软组织损伤、关节炎、浅表神经炎、神经痛、浅表组织慢性炎症。

2）禁忌证：有出血倾向者、高热患者、活动性肺结核、恶性肿瘤、心血管代偿功能代谢不全。

（3）操作方法：长波红外线灯（如 TDP、频谱仪）用于浅表的局部治疗，短波红外线灯（石英红外线灯、白炽灯）用于局部较深病灶治疗。以上两种红外线灯在康复治疗上都较常使用。每次照射时间为 20～30 分钟，一般每日 1 次，7～20 次为一疗程。

（4）与其他治疗方法的配合使用：与按摩推拿或电兴奋治疗配合使用时，后照红外线；与牵引治疗或针刺治疗配合使用时，同时照红外线；与直流电药物离子导入或经皮神经电刺激疗法配合使用时，后照红外线。

2. 热敷袋疗法

指利用硅胶加热后发出的热量及蒸气作用于治疗部位的治疗方法（图 7-1-1）。

（1）材质：用亚麻布等材料缝成各种形状的布袋，并将其纵向分隔成若干条块，类似子弹袋，以适合身体的不同部位。然后在布袋两角各缝一布条吊环，以备加热时悬挂。

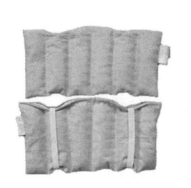 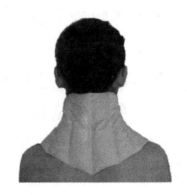

图 7-1-1　热敷袋疗法

（2）热敷袋的存放：热敷袋存放于不锈钢筒内，温度保持在 70℃～75℃之间。新热敷袋至少需置于热水箱内 24 小时以上，以达到标准的治疗温度、湿度。

（3）适应证和禁忌证

1）适应证：慢性炎症、瘢痕、粘连、肌肉痉挛及神经痛。

2）禁忌证：急性挫伤挫伤 24～48 小时内、治疗部位有感染和开放性伤口、恶性肿瘤、活动性肺结核、周围血循环障碍、皮肤病等，以及身体极度衰弱、有出血倾向等全身性疾病。另外，局部皮肤感觉障碍者慎用。

3）相对禁忌证：有水肿存在、患者感觉不正常（如对热及湿反应不良）、患者神志不清。

（4）注意事项

1）热敷袋的选择：有各种形状、大小，选用时依治疗部位的身体轮廓、大小而定。临床上最常使用标准型、下背用及颈项用热敷袋。

2）热敷袋自水箱拿出后，需先以毛巾包裹 6～8 层，再在热敷袋与皮肤之间垫上毛巾，其层数依毛巾厚薄而定，以吸去热敷袋上过多的水，防止直接接触患者皮肤而导致烫伤。

3）热敷袋应稳定覆盖治疗部位表面，但又不可固定得太紧，以免患者觉得太热时无法及时移开。

4）患者敷上热敷袋后，需常常询问情况，而且 5 分钟后应主动查看治疗部位皮肤颜色并询问患者对热的主观感觉。若皮肤潮红，则表示过热。另外，患者有微温感觉后，应间隔 9～10 分钟再察看一次。

（5）与其他治疗方法的配合使用

1）与按摩疗法配合使用，治疗腰腿痛、颈椎病时，可先做按摩，后作热疗；治疗小儿肌性斜颈可先作热疗，后做按摩。

2）与手功能训练配合使用时，手功能训练前进行湿热敷，可增加关节活动度及肌肉的柔韧性。

3. 湿热敷法

该疗法最简单，适于家庭及基层诊所等医疗单位作为常用的温热疗法使用。其方法是用毛巾等吸水性较强的织物在热水中浸透后挤去多余水分，直接敷于患部。为保持热敷温度，每3～5分钟可更换一次敷布，也可在敷布上加热水袋。治疗时间每次20～30分钟，可一天进行数次。

4. 药物熏蒸疗法

指利用蒸煮药时产生的蒸汽治疗疾病的方法，包括全身及局部的中药熏蒸疗法。可选择相应药物进行治疗：如舒筋活络药用于全身骨关节酸痛、腰背腿痛、关节炎、骨质增生等；壮腰健肾药用于肾虚腰痛、骨外科手术后康复、眩晕、四肢无力、夜尿频多症。

（蒋伶俐　赵江莉）

第二节　石蜡疗法

石蜡疗法是指用石蜡的温热、机械和其他各种因素综合作用于人体，引起局部或全身反应，从而达到治疗疾病目的的方法。石蜡透热作用可深达皮下组织0.2～1cm，且热容量大，导热性小，不易发生皮肤烫伤，同时石蜡散热慢，保温时间长，可达2～8小时。蜡疗后局部小血管扩张，可改善血液循环、代谢和缓解肌肉痉挛。随着局部涂敷石蜡温度的下降，其体积可逐渐缩小10%左右，因而对局部又有柔和的机械压迫作用，有利于防止组织内淋巴液和血液渗出，从而对有炎症或损伤的关节具有消炎、止痛和消肿作用。

（一）石蜡疗法的生理及治疗作用

1. 石蜡的理化特性

医用石蜡在常温下为白色半透明固体，无臭无味，化学性质稳定，熔点为50℃～60℃，精炼石蜡熔点为52℃～54℃。石蜡的比热较大，为0.5～0.78卡/克·度，同时导热性较差，导热系数为0.0006。石蜡熔解时吸收大量的热，冷却时却将热量缓慢地释放出来，每千克熔解石蜡凝成固体时，平均释放39卡热量。

2. 生理及治疗作用

（1）温热作用。石蜡的热容量大，导热系数低，保持时间长，可使蜡疗区局部皮肤毛细血管扩张，充血明显，同时还能增加局部甚至全身汗腺分泌，致使大量出汗。石蜡疗法还具有较强和持久的热透入作用，因而可加速血肿吸收和水肿消退，并可增强网状内皮系统的吞噬功能，提高新陈代谢，起到消炎作用。石蜡含有油脂，可滋润皮肤，使皮肤柔软而富有弹性，并可改善皮肤营养，加速上皮生长，促进骨的再生及骨痂形成，从而有利于皮肤创面溃疡和骨折的愈合。此外，蜡疗通过温热作用还有助于解痉、止痛。

（2）机械作用。石蜡具有良好的可塑性和黏滞性，在冷却过程中，体积逐渐缩小，治疗时又与皮肤紧密接触，因而可对组织产生压缩和轻微挤压，从而加速水肿吸收和热向深层组织传递。此外，蜡疗的机械压迫作用还可以提高胶原纤维组织的可延伸性，软化瘢痕和粘连的结缔组织，锻炼挛缩关节功能，增大关节活动范围，同时还可提高皮肤弹性和柔韧性，防止皮肤松弛和形成皱纹。

（3）促进创面愈合。石蜡中的化学成分能刺激上皮组织生长，有利于皮肤表浅的创面、溃疡愈合。

（4）机体对蜡疗的反应。将熔化的石蜡涂于患者皮肤时，会略有灼热感，继而出现舒适的温热感觉，可持续至蜡疗结束后数小时。机体的全身反应轻微，仅限于心率轻度加快、出汗、略感疲乏和虚弱。而敏感性皮肤、体弱或神经质的患者，或进行大面积蜡疗时，偶可引起一系列不良反应，如皮肤过敏或虚脱等。

（二）适应证

主要包括损伤及劳损、颈椎病、腰椎病、腱鞘炎、骨膜炎、关节活动障碍、关节纤维性强直、瘢痕挛缩、循环障碍、外伤或术后浸润粘连、关节炎、风湿病、肩周炎、网球肘、肌性斜颈、坐骨神经痛、慢性盆腔炎、脑血管障碍时的指端感觉异常及疼痛等。

（三）禁忌证

恶性肿瘤、活动性肺结核、有出血倾向的疾病、传染性皮肤病及婴儿。

（四）石蜡疗法的设备

1. 蜡疗室的设备

（1）治疗室：房间大小根据治疗床的多少而定。

（2）熔蜡室：应单设熔蜡室，以免石蜡气味刺激患者，室内要有通风设备，地板应是水泥，熔蜡炉旁应设隔热垫。

（3）熔蜡热源：有煤气，电热或蒸气等。

（4）熔蜡炉或熔蜡套锅一对（大、小锅各一个，图7-2-1）。

（5）搪瓷盘或木制蜡盘数个（依患者多少而定），以及浸蜡用的浴盆或瓷盆。

（6）保温柜一个。

（7）石蜡若干斤。

（8）油布数块，棉垫、毛巾或纱布垫若干（保温包裹用），毛毯数条。

（9）白色板刷或刷墙排笔 2～3 支。

（10）长柄外科钳两把（拧蜡纱布用），铝舀水勺一只。

（11）其他用具：水温计，铲污刀两把、剃毛刀一把，凡士林油若干。

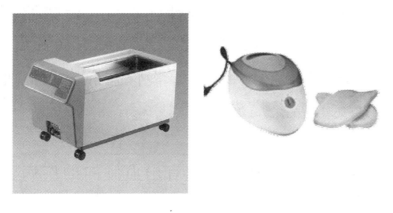

图 7-2-1　蜡疗设备

2. 石蜡的选择

蜡疗用的石蜡要求外观洁白、无杂质，熔点在 50℃～60℃（蜡浴时用的石蜡熔点可稍低），pH 值为中性，不含水溶性酸碱，含油量不大于 0.9%，黏稠性良好。

3. 石蜡的加热法

石蜡的加热温度不宜过高，熔点为 52℃～55℃的医用石蜡，可加温至 60℃～65℃。加温过高或超过 100℃均能使石蜡氧化变质，并影响石蜡的可塑性与黏滞性，还可能刺激皮肤产生皮炎。

加热石蜡不能用炉火直接加热，否则会使石蜡氧化变质，还可能使锅底层石蜡烧焦，发出气味。最好使用间接加热的方法，即用双层锅，较大的外层锅内放适量水，内层锅放蜡，借水温间接加热使蜡熔化。

（五）操作方法

石蜡治疗前应清洁治疗部位皮肤，去除汗液、污秽等，有毛发处应涂凡士林，毛发较多时可剃去，然后根据疾病的性质、程度、病变部位和治疗目的等，采用不同的治疗方法。每次治疗时间 20～30 分钟，一般每日 1 次，7～20 次为一疗程。

常用石蜡治疗的操作方法如下。

（1）蜡盘法：将已熔化的石蜡倒入准备好的盘中，厚度为 2～4cm，待冷却成饼状后，用刀轻轻把石蜡与盘子分开，然后将柔软的石蜡（45℃～55℃）从盘中迅速取出放在油布上，包好蜡放于治疗部位，再用棉垫毛毯包裹。该方法操作简便，蜡温恒定，适用于大面积治疗。

（2）蜡袋法：指使用塑料袋装蜡代替蜡饼的方法。用厚度 0.3～0.5mm 的透明聚乙烯薄膜塑料袋，装入占容积 1/3 的熔解石蜡，排除空气封口备用。治疗时将蜡袋放入热水中加热，使蜡吸热至 60℃熔解（一般水温不超过 80℃～99℃），取出后放于治疗部位即可。

（3）刷蜡法：当石蜡熔解至 60℃～65℃时，用平毛刷迅速将蜡涂于治疗部位，反复涂蜡使蜡层厚达 1～2cm 或刷蜡成 0.5cm 厚的蜡壳以后，再用蜡垫（拧干器拧干）敷上，盖上油布及棉垫保温。

（4）浸蜡法：又称蜡浴疗法，适用于手、足部位。容器中蜡液温度降到 55℃ 左右时，将手或足浸入蜡液，再迅速提起，首次浸入时可能有轻微灼痛感。待蜡膜形成后再反复浸入，直到蜡套厚度达 0.5cm，各次浸蜡高度都应低于首次水平，以防烫伤无保护层的皮肤。此后将手或足放入浴槽不再提出，待蜡液完全冷凝后，取出手或足，治疗结束。每次可进行 30～60 分钟。此方法保温时间较长。

（5）蜡垫法：是石蜡的综合治疗法。将浸有熔解蜡的纱布垫冷却到皮肤能耐受的温度后放在治疗部位上，然后再盖上浸有 60℃～65℃ 高温石蜡的纱布垫，最后再放上油布棉垫保温。

此外还有蜡绷带法、蜡喷洒法、特制石蜡治疗法等。

（六）注意事项

（1）向患者解释蜡疗过程中可能出现的反应，告知患者在蜡饼治疗时不可随意挤压蜡饼。

（2）检查患者皮肤是否有感觉障碍，对植皮术后患者及感觉神经功能障碍者，应适当降低石蜡温度。

（3）治疗前认真测量石蜡温度。

（4）皮肤破损处可垫 1～2 层消毒纱布。

（5）治疗中或治疗后出现不良反应或皮肤过敏者，应停止治疗。

（6）石蜡含有苯并芘等化合物，在加温过程中释放出的有毒气体经呼吸系统进入人体后会产生损害。因此，加温熔蜡时室内要有通风设备，最好将熔蜡箱放在抽气柜内进行，保持空气流速在 0.7m/s 以上。同时加热温度不宜过高，以防蜡的蒸气大量扩散。

（7）备好的蜡饼可置于保温箱中备用，以免变凉变硬。

（8）蜡疗室地面最好采用水磨石或类似材料，否则掉在地上的蜡屑不易清除，而水磨石地面可用铁铲或煤油加以清洁，去除污垢。

（七）与其他治疗方法的配合使用

（1）与按摩疗法配合使用时，通常先对病痛部位施行按摩治疗，然后再进行石蜡治疗，可促进血液循环，消炎止痛。

（2）与运动疗法配合使用时，在牵伸和关节松动术前进行石蜡治疗，可改善血液循环，提高组织延展性，松解瘢痕，减轻疼痛。

附 1. 石蜡的清洁和重复使用

反复使用的石蜡中会混入皮屑、污垢、尘埃等杂物，以至熔点、导热性和可塑性等物理性能下降，影响治疗作用，因此石蜡必须每周或每个月清洁一次。小的熔蜡锅可每天或隔天一次清除锅底污物。清洁石蜡的方法大致有以下几种。

（1）沉淀法：将石蜡加热熔化后，放置沉淀，然后将污物除去。

（2）水煎清洁法：加等量水与石蜡煮沸 30 分钟以上，使蜡中杂物溶于水中，然后沉淀于蜡底层，冷却后将污蜡除去。

（3）清洗过滤法：每次治疗的石蜡取下后立即用急流水冲洗掉汗液和皮屑杂物，每隔 2～5 天再用几层纱布或细孔筛过滤熔化石蜡。

使用过的石蜡脆性增加，会影响蜡疗的压缩作用，在1～3个月内应加入 15%～25% 新石蜡，一般最多重复使用 5～7次。另外，创面溃疡和体腔用的石蜡不可重复使用。

（林科宇）

第三节　中药薰蒸疗法

（一）概述

中药薰蒸疗法有着悠久的历史，也是中医外治法的重要组成部分，它用中药煮沸后产生的蒸汽薰蒸患者全身或局部，利用药性、水和蒸气等的刺激作用来达到防病治病的目的。在现代康复理疗学中，中药薰蒸疗法属于热疗法，即利用热介质作用于人体以达到治疗疾病目的的方法。中药薰蒸疗法设备简单、操作方便、适应证广泛，有较明确的临床疗效，适用于各级医疗机构，也可在家庭中使用。

（二）治疗作用

（1）对神经系统的影响：降低肌张力、镇痛。

（2）对血液循环的影响：改善组织营养、促进水肿吸收、改善心功能。

（3）对皮肤及软组织的影响：软化瘢痕、促进创面修复、松解挛缩关节。

（4）对组织代谢和炎症的影响：促进组织代谢、减轻炎症反应。

（三）适应证

（1）风湿类疾病：风湿、类风湿性关节炎、骨关节炎、强直性脊柱炎。

（2）骨伤类疾病：腰椎间盘病变、肩周炎、退行性骨关节病、各种急慢性软组织损伤。

（3）皮肤类疾病：银屑病、硬皮病、皮肤瘙痒症、脂溢性皮炎等。

（4）内科：失眠、神经官能症、血栓闭塞性脉管炎。

（5）脑血管意外后遗症造成的肢体功能障碍、肌张力增高。

（四）治疗设备

中药薰蒸疗法的治疗设备如图 7 - 3 - 1 所示。

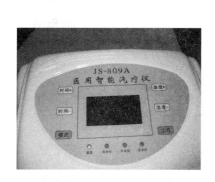
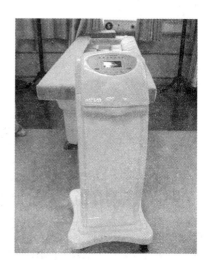

图 7 - 3 - 1　中药薰蒸疗法治疗设备

（五）操作方法

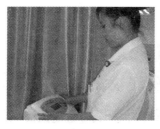
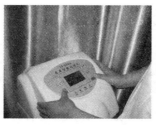
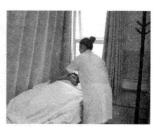

图 7 - 3 - 2　中药薰蒸疗法的操作方法

（1）治疗前了解患者病情，明确诊断，辨证施治。

（2）排除禁忌证如皮肤传染性疾病、感染溃疡局部、恶性肿瘤、严重心肺功能不全、高血压、湿疹等。

（3）治疗前做好患者的心理指导，争取更好的配合。

（4）将配好的中药装入药袋包好，放入药煲并固定，插上电源，打开开关，按程序设置各数值并加热后，让患者准备好舒适体位即可开始治疗（图7-3-2）。

（六）与按摩推拿治疗的配合使用

与推拿配合使用时，先进行中药薰蒸治疗，可使患者精神、肢体肌肉皆呈放松状态，从而有利于推拿并达到理想的治疗效果。

（赖莹莹）

第四节　冷疗法

冷疗法应用低于人体温度的物理因子（如冰、冷水）或制冷剂作用于局部患处，将热置换出来，从而达到降低温度，治疗疾病的目的。

（一）治疗作用

（1）镇痛解痉作用：低温可以抑制细胞的活动，使神经末梢的敏感性降低从而减痛。

（2）止血作用：可使毛细血管收缩，减轻局部充血。

（3）止痒作用：可用于治疗神经性皮炎、瘙痒症。

（4）消炎作用：低温可使细菌和病毒的代谢活力降低，消除坏死的组织和蛋白混合物，从而改善淋巴管、小血管循环，促使水肿和炎症吸收。多用于治疗溃疡、角膜炎等，与抗生素配合使用效果更好。

（5）降低体温：冷接触皮肤，可将体内的热传导散发，在全身用冷后，先是毛细血管收缩，继而皮肤血管扩张，从而增加散热，降低体温，可用于高烧、中暑、脑外伤和脑缺氧者。

（6）细胞破坏作用：利用冷冻对细胞的破坏作用，可治疗疣、肉芽肿、血管瘤和瘢痕增生等。

（7）免疫作用：肿瘤组织经超低温破坏后，失去活力，但抗原性依然保持，因而可促进机体的自我免疫，或引发相应的免疫反应。

（二）适应证

在现代康复治疗中，冷疗常用于软组织急性损伤，尤其是运动外伤、局部有肿痛者，如肌肉、韧带扭挫伤；其次是神经性皮炎、瘙痒症等皮肤疾患。家庭冷疗也用于鼻出血、耳软骨膜炎、高热等。

（三）禁忌证

局部血循环障碍者应慎用，禁用于慢性栓塞性动脉病及动脉硬化患者、对冷冻敏感或过敏者、肢体麻痹及患部皮肤知觉障碍者。

（四）治疗方法及操作常规

1. 冰敷包治疗

冰敷包类似热敷包，有不同形状，可在不同部位使用（图 7-4-1）。冰敷包内含有二氧化矽乳胶，可置于特殊的冰柜或家用冰箱造冰层致冷，温度为 1℃～5℃。经济型冰敷包最适合家居用，每次冰敷时间 15～20 分钟。

市面上有一种化学冰敷包，无需放在冰箱制冷，只要在使用前揉一揉即可变成低温冰包，但只能使用一次，通常多在健身中心、体操馆、运动场等作为运动外伤紧急治疗用。

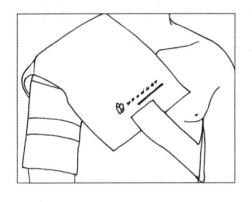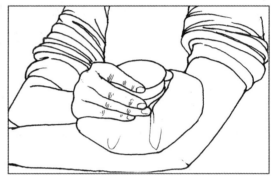

图 7 - 4 - 1　冰敷包治疗方法

2. 冰棒按摩

冰棒可自己动手做，一般在一个纸杯里加水或加水后放压舌板，再放进冰箱，结冰后即可使用。

冰棒按摩常用在一些小面积部位上，如肌肉、腹部、扳机点、肌腱等处，常在深压按摩前做，以减轻疼痛。

做冰棒按摩时，出现的冷感、烧痛、刺痛、麻痹等感觉与治疗部位的大小和按摩速度有关。治疗前可先向患者说明会出现的感觉变化，以减少忧虑。治疗时可来回或以画圈方式做冰棒按摩，最好避免画在骨突处，以减少不适。

治疗时间依部位而异，部位小则时间短，或以患者的感觉为准。皮肤的温度不可低于 15℃，否则容易造成伤害。

3. 冷浴

通常用于较末端部位，如手、脚等，水温 13℃～18℃，温度愈低，浸泡时间愈短。

4. 冷喷剂治疗

用冷喷剂喷洒在皮肤上，可减轻疼痛及局部肿胀。

5. 冰毛巾治疗

将毛巾置于冰箱里冰冻后，取出进行局部冰敷，因温度上升快，故需在数分钟内更换，应用时间及方法与冰敷袋相同。

（五）注意事项

（1）应用冰敷疗法时，应掌握治疗时间，观察局部情况，防止过冷引起组织冻伤，特别是对创伤部位的治疗时间不得超过 48 小时，否则容易引起冻伤并延长伤口愈合时间。

（2）冬季时非治疗部位应注意保温，以防感冒。在进行局部冷疗时偶尔会出现寒颤等全身反应，此时可在身体其他部位同时施行一些温热治疗，如热敷、红外线照射等。

（3）在进行冰敷疗法时，可在周围垫以毛巾保护，防止融化的冰水流到身体其他部位或浸湿衣服。

（4）个别患者可能出现面色苍白、头晕、恶心、脉缓等症状，可能是由冷冻造成组织破坏，释放出大量组织胺等活性物质，从而引起机体的特异过敏反应，或是由患者在治疗过程中神经过度兴奋所致。一般平卧 10～30 分钟即可自行恢复。

（5）局部副作用：可能产生疼痛，必要时给予止痛药物；产生肿胀，一般可自行消退，水肿严重时可出现大疱、血疱、渗液，必须注意预防继发感染，并严格按照无菌操作快速抽液，再涂以 1%～2% 龙胆紫；色素脱失，一般在 3 个月至半年后恢复正常；冷冻治疗一般不留瘢痕或只留有轻微瘢痕，较深的肿瘤组织冻后瘢痕明显，治疗后要注意预防继发性感染。

（六）与其他治疗方法的配合使用

（1）与按摩疗法配合使用时，先进行按摩疗法可使毛细血管收缩，减轻局部充血。

（2）配合外用止痛贴或乳剂膏、软膏等进行局部治疗时，先用冷疗可促进消炎止痛，结束后 30 分钟再用止痛贴或软膏。

（蒋伶俐　赵江莉）

第八章　手功能障碍的康复疗法与关节的保护

第一节　手功能障碍的康复疗法概述

（一）手功能概述

手是人体最复杂最精细的功能结构之一，它不仅协助完成人们日常生活、工作、娱乐所需，也是人们表达情感、交流思想的工具。手精细的解剖结构决定了手功能的复杂性，也是手活动是否有力、准确与协调的保障。

手有摸、抓、握、钩、夹、弹、托举、悬垂、压、捏等基本动作。在手的所有功能活动中，拇指发挥的作用最大，占整个手功能的50％以上，拇指有内收、外展、伸屈、对掌等动作。食指有单独的屈伸肌，与拇指配合能完成握、持、捏等动作。第3、4、5指和第4、5掌骨以及钩骨具有扩大手掌和协助拇指、食指的握持等功能。而手部活动的支柱则是第2、3掌骨与小多角骨、头状骨之间形成的坚强固定。

手能够在距离躯体较远的范围工作，但需要肩、上臂、肘、前臂和腕部的良好配合与协调，因此手功能的康复应该包括整个上肢功能的康复。同时手功能的康复还包括运动功能以及精确感觉的恢复，如用手去抓握一件物品时，手能够知道抓握的是什么，如何抓握和应用多大力量，即需要有"触觉感悟"，而且正常的感觉功能也可使手避免受到伤害。

（二）手部解剖生理

手部有 27 块骨头、17 个活动关节、19 块肌肉以及 24 根来自前臂的肌腱。这些结构在上肢神经，尤其是桡神经、正中神经、尺神经的支配下构成灵活的动力系统。

1. 手部活动的关节与骨结构

（1）桡尺近侧、远侧联合关节。腕部的桡骨、尺骨远端共同构成的远侧桡尺关节与近侧桡尺关节是联合关节。前臂可以沿以桡骨头中心至尺骨头中心的连线形成的旋转轴做旋转运动。运动时，桡骨头在原位自转，而桡骨下端连同三角纤维软骨板关节盘围绕尺骨头旋转，因此，实际上只是桡骨做旋转运动。当桡骨转至尺骨前方时称为旋前，转回到尺骨外侧时称为旋后，旋前、旋后运动的总幅度可达 180°。

（2）桡腕关节。近侧列腕骨由桡侧至尺侧依次为手舟骨、月骨、三角骨和豌豆骨，远侧列腕骨为大多角骨、小多角骨、头状骨、钩骨。8 块腕骨构成一个掌面凹陷的腕骨沟。各骨相邻的关节面，形成腕骨间关节，为微动关节。手舟骨、月骨和三角骨近端形成的椭圆形关节面与桡骨腕关节面及尺骨下端的三角纤维软骨板关节盘构成桡腕关节。桡腕关节为椭圆关节，具有两个相互垂直的运动轴，沿冠状轴可做屈、伸运动，沿矢状轴可做收、展运动，并可做环转运动。

（3）腕掌关节。手部有 5 块掌骨，由桡侧向尺侧依次为第1～5掌骨。近端为底，接腕骨，远端为头，接指骨，中间部为掌骨体。5个掌骨底与远侧列腕骨构成腕掌关节，第一腕掌关节由第一掌骨底的鞍状关节面与大多角骨的鞍状关节面构成，为鞍状关节，可做屈伸、收展、环转和对掌运动，其余各腕掌关节运动范围相对较小。对掌运动是拇指向掌心、拇指尖与其余四指的掌侧面指尖相接触的运动，它加深了手掌的凹陷，是人类进行握持和精细操作所必需的主要动作。

（4）掌指关节。指骨共14块，拇指2节，为近节指骨和远节指骨，其余各指为3节，为近节指骨、中节指骨和远节指骨。每节指骨的近端为底，中间为体，远端为滑车。掌骨头与近节指骨底构成掌指关节，为球窝关节，可做屈伸、收展、旋转和环转运动。各指相邻两节指骨的底和滑车构成指间关节，为滑车关节，只能做屈伸运动。

2. 手部活动的肌肉

手指活动的肌肉除来自前臂的长肌腱外，还有很多短小的手肌，全部集中于手的掌侧，分为外侧、中间和内侧三群。外侧群亦称大鱼际，包括拇短展肌、拇短屈肌、拇对掌肌和拇收肌，可分别使拇指做展、屈、对掌和内收动作。内侧群亦称小鱼际，包括小指展肌、小指短屈肌、小指对掌肌，可分别使小指做展、屈和对掌动作。中间群包括可屈掌指关节、伸指间关节的蚓状肌和骨间肌。骨间肌分为掌侧骨间肌和背侧骨间肌，掌侧骨间肌使第2、4、5指向中指靠拢，背侧骨间肌能使第2、4、5指外展，且能协同蚓状肌屈掌指关节，伸指间关节。

3. 手部活动的神经

手部的支配神经主要有桡神经、正中神经、尺神经等。

(三) 手功能评定

对手和上肢功能进行全面评估是制定手功能康复计划、完善治疗措施的基础，要贯穿于整个手功能恢复过程中，即在初诊、治疗中、治疗结束时和随访过程中都要对所观察的项目进行评估。

1. 一般检查

包括望诊、触诊、动诊、量诊四个部分，可对肢体结构和功能变化有个总的评价。

(1) 望诊：包括观察上肢和手部皮肤的状况、色泽、纹理、有无皮肤破损、有无瘢痕和有无红、肿、溃疡，以及手和手指是否有畸形、左右对比是否对称等。正常情况下，当手处于自然放松状态、不用任何力量时，手内肌和手外肌处于相对平衡的状态，即呈现手的休息位姿势。此时腕关节背伸 10°～15°，轻度尺偏，手掌指关节和指间关节处于半屈曲位，从食指到小指，越向尺侧屈曲越大，各指尖指向舟骨结节，拇指轻度外展，指腹接近或触及食指远节指间关节的桡侧。手的另外一个重要姿势是手的功能位，在这个位置上，手能够很快做出不同的动作。手的功能位是腕关节背伸 20°～30°，拇指处于对掌位，拇指掌指关节和指间关节微曲，其他手指略微分开，掌指关节和近节指间关节半屈曲，远节指间关节微屈曲。另外，手的保护位是指手在损伤或手术后，为了保护骨或韧带、肌腱的恢复，而将手固定在特定的体位姿势。

（2）触诊：可以了解皮肤的温度、弹性，软组织的质地、瘢痕、硬结，肌肉的柔韧度，疼痛的范围、部位、程度等。

（3）动诊：对手关节活动的检查，包括主动和被动活动。

（4）量诊：包括关节活动度、肢体周径、肢体长度、肢体容积的检查。

2. 功能评定

（1）关节活动度检查：包括腕关节、各掌指关节、近节指间关节、远节指间关节的主动和被动活动范围，拇指外展、对指功能，以及各手指主被动屈伸总活动度的检查，即肌腱功能的评定。

（2）肌力：包括握力、捏力测定及各指屈伸肌、手内肌的手法测试。

（3）感觉检查：包括手部各区域浅感觉（温度觉、触觉、痛觉），深感觉（运动觉、振动觉、位置觉）和复合感觉（两点辨别觉、形状觉、实体觉）等，评定是否存在感觉丧失或减退。

另外手功能的评估还涉及电生理检查、职业评估、活动评估以及使用工具等。

（四）临床常见的手部损伤

手部损伤的原因很多，大致如下。

（1）手外伤：烧伤、切割、砸伤、撕脱、枪伤、爆炸、绞轧、咬伤等。

（2）疾病后损伤：类风湿性关节炎、创伤性关节炎、退行性关节炎、周围神经损伤、中枢神经损伤和颅脑外伤等导致的手功能障碍。

（3）先天发育不良：先天性手或上肢骨骼发育不良、脑神经发育不良等导致的手功能障碍。

损伤部位包括皮肤、肌腱、韧带、神经、骨骼、复合性损伤和离断伤等。

（五）手部损伤并发症的处理

1. 水肿

手外伤后常有明显水肿，应及时消除，否则纤维蛋白沉积会导致组织粘连以及关节囊和韧带等纤维组织的挛缩，加重关节活动度障碍，常用的处理方法如下。

（1）抬高患肢：尽可能正确摆放肿胀肢体，使手高过肘部、肘部高过肩关节，肘和腕关节最好维持伸展体位。

（2）利用"肌肉泵"的作用，使前臂和手部肌肉进行有节律的动力性或静力性收缩和放松，促进静脉血、淋巴液回流，加速渗出液的吸收。

（3）可用红外线、蜡疗、微波、超短波、音频电等疗法，加强局部血液循环和增强血管壁通透性，加速渗出液的吸收。

（4）如伤区情况许可，可做向心性按摩、手套状气囊交替加压和减压或用弹性橡皮带反复进行自远端至近端的依次缠绕加压等治疗。

2. 瘢痕

损伤组织的瘢痕产生是一个渐进和长期的过程，瘢痕成熟需要 12～18 个月，大约 70％～80％的烧伤会产生增生性瘢痕，植皮者和大面积损伤性创面也易产生。

（1）压力治疗：指利用弹力绷带、压力手套等对瘢痕区实施的治疗，必须持续施加压力，压力强度为 3.3kPa。每天除了梳洗卫生，其余时间都应持续佩带压力手套，佩带时间为 12~18 个月，直至瘢痕成熟为止。期间每 3 个月要重新测量瘢痕局部压力，压力不够时要重新制作手套以保持指趾部位足够的压力，为功能康复做准备。

（2）物理因子治疗：超声波、音频电治疗、蜡疗、水疗等有助于减轻组织粘连。

3. 误用、废用和过度使用

误用、废用和过度使用皆容易产生关节疼痛和疲劳，误用和过度使用还容易导致关节的炎症和肿胀。患者应正确、平稳、渐进、协调地进行运动训练，并保证适宜的肌肉放松和关节休息。如果组织已经发生损伤，适宜的休息、物理因子治疗、关节保护、正确运动模式矫治和药物治疗等均可缓解症状。

（六）手部损伤的运动疗法

1. 手关节活动度受限的原因

关节活动度受限的原因包括手部损伤、手术、关节病变、神经病变以及肌肉反复过度使用引起的关节活动范围丧失等。另外，手肿胀会影响指、关节、肌肉的正常力学功能，甚至进一步发展到纤维化，而纤维化也可引起手持续肿胀和僵硬，最终出现永久性功能丧失。

（1）主要原因：手制动使关节囊和韧带挛缩、关节活动范围丧失。关节挛缩是关节活动范围受限的主要原因。

（2）常见原因：关节周围结构紧张或手内在肌、外在肌紧张也是限制关节活动的常见原因。挛缩的关节若在无外力作用下仅进行轻微主动助力活动，即类似于关节的延时制动，则会使肌力下降、肌力丧失或出现失神经支配，结果关节活动范围减小，关节进一步紧缩和挛缩。

2. 手关节活动度训练

关节活动度的训练方法包括被动运动、主动助力运动、主动运动、抗阻运动及挛缩关节的牵伸运动。外力作用使关节达到正常活动范围之前，患者应在可动范围内尽快完成主动助力运动，以便协调地产生肌收缩，增加运动弧。另外，牵伸和用力主动活动有利于活动粘连肌腱，尤其是受累关节附近的粘连。通常情况下，肌轻微和较长时间收缩是使粘连肌腱活动的唯一动力，因此，牵伸后在主动活动范围内用力运动可促进粘连肌腱的活动。

（1）主动运动：包括腕关节、掌指关节、各指间关节的主动屈伸活动；同时伸展腕关节、掌指关节、指间关节的活动；同时屈曲腕关节、掌指关节、指间关节的活动；在伸展腕关节、掌指关节的同时，屈曲指间关节的活动；在伸展腕关节、指间关节的同时，屈曲掌指关节的活动，以及握拳、仅伸掌指关节的活动。

（2）被动运动：指在外力作用下关节通过的运动弧，一般在治疗师或者患者健侧手的帮助下完成所需要的活动范围。在进行被动活动时，肌肉一定要完全放松，避免因为额外用力造成损伤。

（3）手CPM练习（图8-1-1）：即由器械帮助完成手部关节的连续被动运动，主要用于防治制动关节引起的关节挛缩、关节内损伤或炎症引起的关节粘连，促进关节软骨、韧带和肌腱的修复以及消肿等。适用于各种原因引起的手部急、慢性僵硬，各种骨折并发手部功能障碍，手、腕部关节及韧带损伤后手部功能障碍，手肌腱损伤修复术后及肌腱转移术后手功能障碍，手部神经损伤后手部肌肉萎缩、畸形的预防，类风湿性关节炎、骨关节炎病情稳定期手部功能训练，中枢神经损伤后手及上肢 ADL 训练。

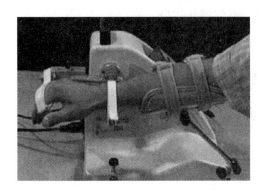

图 8-1-1　手 CPM 练习

（韩秀兰）

第二节　手功能障碍的康复治疗

一、手部骨折的康复

手部骨折的康复治疗原则与人体其他部位骨折相同，包括准确复位、有效固定及合理的功能锻炼。一般分为两个阶段，即骨折整复后的固定期和骨折临床愈合期（即早期和后期）。骨折固定时间因损伤部位和程度而异，但长时间固定和持续性水肿是关节僵硬的最主要原因，所以固定期的康复重点是控制水肿，促进骨折顺利愈合，因此需经常检查石膏夹板是否固定合适，以预防并发症，并抬高患肢，以减少水肿。对于稳定性骨折，一旦肿胀和疼痛减轻（一般伤后5~7天），即可开始主动活动；不稳定性骨折及复合性骨折脱位者，应固定3周以后再开始主动运动练习。而愈合期康复的重点是消除残存的肿胀，软化松解纤维瘢痕组织，增加关节的ROM，恢复正常的肌力和耐力，以及恢复手功能协调性和灵活性。

（一）掌骨骨折

1. 拇指掌骨基底骨折

（1）固定期：除拇指外其余手指进行被动、主动运动。开始时以被动为主，用健手辅助伤手进行指间关节的屈伸运动。当局部疼痛消失后，则以主动活动为主。每日活动3次，每次活动时间以局部轻度疲劳感为度。

（2）骨折愈合后：进行拇指外展、内收、对掌及屈伸活动练习。开始时以被动为主，用健手握住拇指进行，运动幅度不宜过大，以骨折部位不痛为度，每日3次，每次30分钟。1周后逐渐以主动活动为主，运动幅度逐渐加大。做关节主、被动运动前，先进行热疗效果更好。

2. 其他掌骨骨折

骨折移位明显时给予复位，石膏托固定4周。粉碎性骨折手术后必须逐步开始手指主动活动。

（1）固定期：在受伤后3~6周内进行制动固定。骨折整复后，用石膏或夹板固定3~6周，维持腕关节20°~150°伸直位，掌指关节（MP）70°屈曲，指间关节（IP）一般不固定（如没有指骨旋转问题）。在固定期，以拇指和健指的被动运动为主，1周后可主动运动，术后3~5天进行伤指的远侧指间关节（DIP）和近侧指间关节（PIP）的被动运动。禁止掌指关节的主动和被动运动，防止骨折端剪力影响骨折愈合。可进行腕关节和肘、肩关节的主动运动。

（2）6周后去除夹板，伤指掌指关节开始运动，先进行被动运动以松动关节，后改为主动运动。当掌指关节活动范围明显改善时，可开始主动抗阻运动训练。伤后8周，逐步进行肌力、耐力训练。

（二）指骨骨折

手指中有伸肌和屈肌，所以受伤部位易受肌肉牵动而导致畸形，初期骨折部位的固定是预防畸形的关键。

（1）固定期：近节指骨骨折时，骨折整复后掌指关节屈曲45°，近侧指间关节屈曲90°，用背侧石膏条固定4～8周；中节指骨骨折时，骨折整复后向掌侧成角者应屈曲位固定，向背侧成角者应伸直位固定，时间皆为4～6周；末节指骨骨折时，整复后用石膏或夹板将近侧指间关节屈曲90°，远端指间关节过伸位固定6周。在固定期，术后第2天开始健指和腕及前臂的主动活动，以不牵连伤指为度。待伤指疼痛、肿胀开始消退，可做伤指被动的屈伸活动。活动范围根据骨折部位和症状而定，若中节、远节指骨骨折，掌指关节活动范围可大些；若近节指骨骨折，掌指关节活动会影响骨折愈合，所以不宜活动掌指关节。

（2）外固定去除后：重点是指间关节屈伸练习。若骨折愈合好，先进行被动附属运动，然后逐渐以被动生理活动为主，主动活动为辅；若骨折愈合不牢固，活动时应用健手固定保护好骨折部位，然后进行指间关节的被动活动。等指间关节的挛缩粘连松动后，以主动运动为主，助动为辅，直至各个关节活动度恢复到最大范围。远节指间骨折时，指端常合并过敏，需进行脱敏治疗，可用不同质地物质摩擦、敲打或按摩指尖。

二、手部肌腱损伤的康复

（一）手屈肌腱修复术后

屈指肌腱修复术后康复的目的是促进肌腱内在机制愈合，目前在控制下的早期活动仍是最佳的康复方案。

（1）手术后前 3 周，制动期。在手术后 2～3 天，拆去敷料及石膏，然后用手支架将手及手腕保持于适当位置：手腕关节屈曲 30°，掌指关节屈曲 70°，受伤手指及橡皮条牵引至屈曲位，大约近端关节屈曲 80°、远端关节屈曲 40°。手支架必须全天穿戴，橡皮条的牵引力要适当，以保证患者的手指在对抗橡皮条拉力的同时有足够伸直力以对抗矫形器的阻力。

戴上矫形器后，可开始早期活动，以手指被动屈曲及主动伸直至被矫形器所阻为止。患者应注意不能主动收缩屈肌腱，需由橡皮筋将手指带回屈曲位，每小时约 10 次。指间关节被动活动应在治疗师指导下进行，以避免关节因肿胀而变得僵硬。

（2）手术后 4～6 周，主动活动期。手支架的设计可改为手腕伸直矫形器，以便手指自由活动，更可配合压力衣控制瘢痕增生，预防由瘢痕增生所导致的关节挛缩。

（3）手术后 7～12 周，手握力练习及功能训练。可开始渐进式抗阻训练及被动活动，如关节出现僵硬和挛缩，可配合手指伸直矫形器纠正变形。

手屈肌腱康复程序如下（表8-2-1）。

表8-2-1　手屈肌腱康复程序

手术后天数	支具类型	佩带时间	活动方法
1	石膏固定		
3	Kleinert支具或屈指肌腱修复后动力型支具（手背式支具） 腕关节屈曲40° 掌指关节屈曲70° 近端及远端指间关节伸直	全天	在支架内 手指间关节主动伸直及被动屈曲（＜90°） 在治疗师指导下，进行指间关节被动活动
22	腕伸直支具（0°）	全天	自由、主动的手指伸屈活动 可配合压力衣控制瘢痕增生、预防因瘢痕增生导致的关节挛缩
36	腕伸直支具	晚上	白天手指、手腕可行自由主动活动
43	除去所有支具		温和阻力运动及肌力训练
57	可配合手指伸直支具纠正因瘢痕增生导致的关节挛缩	晚上	渐进式阻力训练及被动牵伸活动

（二）手伸肌腱修复术后

1. 整体康复方案

（1）术后处理。伸肌腱修复术后使用掌侧夹板固定腕关节于30°～40°伸直位，同时使用橡皮筋牵拉伸直所有指间关节，另外用掌侧夹板防止MCP关节屈曲。嘱咐患者在夹板范围内主动屈曲手指，依靠弹力牵引被动伸指。

（2）术后1～3周，在夹板控制范围内练习主动屈指、被动伸指，同时禁止被动屈指、主动伸指。

（3）3周后，去除掌侧阻挡夹板，嘱咐患者继续进行主动屈指及依靠弹力牵引的被动伸指练习。

（4）6周后，去除夹板，开始主动伸指练习，包括各条肌腱滑动练习。

（5）术后 7 周，开始抗阻练习。

伸肌腱修复术后并发症包括严重背侧肿胀、伸直受限、外在肌紧缩等。处理方法为控制水肿，同时使用瘢痕松动技术进行单个肌腱伸直练习，晚上则可使用伸直夹板固定，或利用屈曲动力型夹板牵引，或进行按摩、超声波及音频治疗等。

2. 杵状指（Ⅰ～Ⅱ区）

（1）术后 2～6 周，制动期。受伤后应尽快固定近端关节于屈曲位约 40°，末端关节过伸 10°（如末节指骨底有撕裂，末端关节则保持在伸直位置），全日穿戴。

（2）术后 3～6 周，全日穿戴短锤状指矫形器，近端关节可恢复活动，但末端关节须继续固定于 10°过伸位置。

（3）术后 7～12 周，开始渐进式阻力运动及肌力练习。日间可除去矫形器，而晚间继续穿戴矫形器直至第 12 周，期间可进行自由无阻力活动。同时由第 8 周开始肌力练习。

3. Ⅴ区以上损伤

（1）前 3 周，制动式被动活动期。手术后 2～3 天，手及手腕保持在适当的位置。第 1 周，受伤手指被动式牵拉至伸直位，于掌指关节 0°～30°屈曲范围内主动屈曲，手腕关节固定于 40°背伸，指间关节伸直，全日穿戴。而牵拉的手指套应扣于近节指骨位，掌指关节屈曲范围于第 2 周从 30°增至 60°，第 3 周至 90°。早期活动在换上支具后即开始，手指主动屈曲到受阻位置后，然后放松让橡皮筋牵拉回伸直位置。

（2）第 4 周，开始进行伸肌腱活动，先屈 MP 关节，然后依次伸 MP 关节、内收外展手指、屈腕伸指。在此期间，手腕继续固定于支具内背伸 40°位置。第 6～7 周，同时进行屈腕屈指练习。第 7～8 周，可以去除支具。

（3）第 8～10 周，从较小阻力开始渐进阻力练习。第 12 周，开始较大阻力练习。

4.Ⅲ、Ⅵ区损伤（纽扣畸形）

（1）支具固定 4 周，维持 PIP 关节伸直位，DIP 关节不固定。嘱咐患者主动屈伸 DIP 关节，以防止其挛缩。4 周后去除支具，如有伸直受限，则支具延长使用 4 周。

（2）练习方法。术后第 1～8 周，主动和被动活动 MCP 关节和 DIP 关节，逐渐增大 DIP 关节的被动屈曲，以牵伸斜束韧带。第 8 周后，开始轻柔主动及被动屈曲 PIP 关节（可使用并指手套，利用邻指的屈曲辅助伤指屈伸）。第10～12 周，重点恢复屈曲 PIP 关节的屈伸练习。

手伸肌腱康复程序如下（表 8-2-2）。

表 8-2-2　手伸肌腱康复程序

断裂部位	手术后时间	支具类型	佩带时间	治疗活动
手指 Ⅰ、Ⅱ区	第 1 天	长槌状指支具 手指近端关节屈曲 40° 手指远端关节 10°过伸（如远端指骨被撕裂，则保持在 0°伸直位）	全天	其他非固定关节自由活动
	第 2 周	短槌状指支具 远端关节 10°过伸 近端关节主动伸曲	全天	近端关节及其他关节主动屈曲
	第 7 周	短槌状指支具	晚上	白天除去支具进行全范围、无阻力活动
	第 8 周	短槌状指指具（佩带至 72 天）	晚上	开始渐进性肌力练习

断裂部位	手术后时间	支具类型	佩带时间	治疗活动
手指Ⅲ区	第1天	手休息支具 手指近端及远端关节固定于伸直位置 掌指关节40°屈曲 手腕40°伸直（如有神经受伤，则腕关节0°伸直位）	全天	其他关节自由活动
	第2周	被动式近端指间关节伸直支具 手指远端关节自由活动 手指近端关节活动幅度为0°～30°屈曲 腕关节40°伸直	全天	近端指间关节主动屈曲和被动伸直 远端指间关节自由活动
	第4周	被动式近端指间关节伸直支具 手指远端关节自由活动 手指近端关节活动幅度为0°～90°屈曲 腕关节40°伸直 手指伸直静态支具	白天 晚上	近端指间关节主动屈曲和被动伸直 远端指间关节自由活动
	第6周	手指伸直静态支具	晚上	白天去除支具，进行全范围自由无阻力活动
	第7周	去除支具		开始渐进式肌力练习
手指Ⅵ区	第1天	手指伸肌腱修复后动力性支具 腕关节40°伸直 掌指关节40°屈曲 手指近端关节活动幅度（由一可改动的掌板控制） 第1周0°～40°屈曲 第2周0°～60°屈曲 第3周0°～90°屈曲	全天	手指在支具内主动屈曲，被动伸直，每小时10～15次
	第4周	腕关节伸直支具（40°伸），如有神经损伤则在0°位	全天	手指主动伸直和屈曲
	第5周	腕关节伸直支具	晚上	白天去除支具做温和的手指屈曲活动
	第7周	腕关节伸直支具	晚上	手指和腕关节做主动屈伸活动
	第8周			去除所有支具，开始渐进式肌力练习

续　表

断裂部位	手术后时间	支具类型	佩带时间	治疗活动
手指V区以上	第1天	制动支具 手指远端关节和近端关节固定于伸直位 掌指关节固定于40°屈曲 腕关节40°伸	全天	肩、肘活动
	第2周	制动支具 掌指关节固定于40°屈曲 腕关节40°伸 手指不固定	全天	手指自由屈伸
	第4周	腕伸支具 腕关节40°伸 掌指关节不固定	全天	手指、掌指关节可动范围自由屈伸
	第5周	腕伸支具	晚上	白天去除支具进行微小阻力手指屈曲活动
	第7周	腕伸支具	晚上	手指和腕主动屈伸
	第8周			开始渐进式肌力训练

三、神经损伤的康复

(一) 正中神经损伤

(1) 修复术后，腕关节屈曲位固定3周，随后逐渐伸展腕关节至正常位（大约4~6周）。拇指呈对掌位，手指及掌指关节呈屈曲位，以利于抓握。12周后，使用动力性矫形器主动伸展食指和中指IP关节。拇指虎口挛缩可通过静态矫形器对抗矫正。

(2) 主动活动训练：拇指的稳定性作用丧失后，拇指的掌侧外展功能亦丧失，因而力性抓握受到影响，虎口抓握功能也受限，不能抓握大型物品，如瓶子、碗等。因此在早期治疗阶段应考虑包含整个上肢参与的活动，其后随着功能的恢复，大口径物体的多点抓握和两点抓握成为治疗重点。

（3）感觉再训练是周围神经损伤患者整体康复程序的一个重要组成部分，也可用视觉代偿来保护感觉丧失区。

（4）使用日常生活辅助器具，例如对指夹板可预防第一指蹼挛缩，并提供对指抓握功能。

（5）预计神经恢复无望者，可考虑功能重建。永久性大鱼际肌瘫痪麻痹、拇指不能对掌时，拇对掌肌肌腱转移能够恢复拇指的功能。

（二）尺神经损伤

（1）损伤后的"爪形手"佩戴 MP 关节阻挡支具 4 周，预防环、小指 MP 关节过伸和 IP 关节屈曲的爪形指畸形。4 周后，逐步实施功能训练。

（2）尺神经损伤可以导致拇指内收肌失去尺神经支配，手稳定性、力量和协调性丧失，患者不能抓握较大的物品，不能完成侧捏动作，如手持钥匙等活动受限。因此功能训练应包括圆柱状抓握，拇指侧捏和对掌，IP 关节伸展，手指内收、外展等动作。

（3）用视觉代偿、保护手尺侧缘皮肤感觉丧失区，并实施感觉再教育。

（4）对神经恢复无望者，可考虑重建内在肌功能手术。

（三）桡神经损伤

（1）使用腕关节固定支具 3～4 周，维持腕关节、掌指关节伸直，拇指外展位，同时可预防伸肌过牵，协助手的抓握、放松功能。可使用动力性腕关节伸展矫形器矫正腕关节畸形。4 周后，逐步实施功能训练。

（2）通过活动训练肌肉，例如做抓握和松弛动作，在进行抓握时保持腕关节稳定，腕关节和手指同时伸展，以增强手的肌力和改善手的协调性等。

（3）用视觉代偿保护手桡侧缘皮肤感觉丧失区，并实施感觉再教育。

（4）必要时可施行伸腕、伸拇、伸指功能重建手术。

四、断指再植后的康复

肢体离断是包括骨骼、肌肉、神经、血管和皮肤等组织的极严重创伤，再植成活后常遗留严重的关节挛缩，肌肉瘫痪、萎缩、短缩，肌肉和肌腱粘连，感觉丧失等问题，严重时肢体成活但无功能。断指再植后的康复治疗包括骨折、神经损伤及肌肉肌腱损伤后的康复，以运动疗法和作业治疗为主，辅以必要的支具。

（一）固定、支具应用和作业活动

（1）术后 3 周内，固定植指 DIP、PIP 关节 $20°\sim30°$ 屈曲位，并允许未受伤的指、腕、肘、肩关节主动活动，同时严密观察植指血供情况并保护植指。

（2）术后 3～6 周，在治疗师帮助下被动轻微活动植指，促进植指关节活动及增大肌腱滑动幅度，以减少粘连。训练中，动作要轻柔，以免拉伤修复的组织。除治疗外，仍需固定植指。

（3）术后 6～12 周，可进行适量的治疗活动来恢复伤指活动，增加肌腱滑动。治疗师设计作业活动练习手指的伸、屈和钩指、握拳等动作，逐步增加分级抗阻性治疗活动。

（4）术后 13 周，可进行手部功能强化训练，设计手部灵活性、器具操作及工作能力训练。

（二）感觉重塑

再植手术 3～6 周，开始脱敏训练和感觉再教育。必要时，教会患者伤指感觉丧失后的代偿技术，用视觉来代偿皮肤感觉的丧失。

五、类风湿性关节炎的手功能康复

类风湿性关节炎是一种慢性非化脓性疾病，表现为对称性、多关节的炎性病变，还因关节组织破坏、骨质侵蚀而致骨关节变形，且全身衰弱致残率较高。

（一）类风湿性关节炎的症状和体征

1. 关节表现

（1）晨僵：持续时间和关节炎症程度成正比，被视作本病活动指标之一。

（2）关节痛与压痛：关节痛与压痛往往是最早的症状，最常出现的部位为腕关节、掌指关节和近端指间关节，多呈对称性、持续性。但时轻时重，病情活动时常有夜间痛。

（3）关节肿胀：受累的关节均可发生肿胀，多因关节腔内积液或关节周围软组织炎症引起，病程长者可由滑膜肥厚所致。

（4）关节畸形：如手指尺侧偏斜、屈曲、鹅颈样畸形等，多见于较晚期患者。

（5）关节功能障碍分级：Ⅰ级，能照常进行日常生活和各项工作；Ⅱ级，可进行一般的日常生活和某种职业工作，但参与其他项目活动受限；Ⅲ级，可进行一般的日常生活，但参与某种职业工作或其他项目活动受限；Ⅳ级，日常生活的自理和参与工作的能力均受限。

2. 关节外表现

（1）类风湿结节：多见于前臂伸面、肘鹰嘴突附近、枕、跟腱等处。

（2）类风湿性血管炎：可出现在任何系统，在眼则造成巩膜炎。

（3）肺：肺内类风湿结节，胸膜炎可为单侧或双侧性的少量胸水。

（4）心包炎：多数无症状。

（5）血液系统：可有小细胞低色素性贫血。

（6）干燥综合征：见于部分患者，但口干、眼干症状多不明显。

（7）神经系统：颈椎受累可引起脊髓受压症状。

类风湿性关节炎是全身消耗性疾病，器官、脏器功能低下，患者对训练耐受性差，并因为疼痛而缺乏康复积极性。

（二）类风湿性关节炎的手功能训练

1. 运动治疗

（1）屈指运动：拇指依次与食指、中指、无名指及小指的指尖对指成"O"形，然后伸直5指呈扇形散开。然后再从远端至近端指间关节、掌指关节做同样运动。可逐个手指，也可几个手指同时屈曲，如有困难，可由另一手协助。

（2）伸指运动：与屈指运动顺序相反。

（3）压指运动：一手掌心向下平放于桌面，另一手掌交叉垂直压于手背，轻轻向下加压，使各手指关节伸直。

（4）对指运动：拇指尖和食指尖对指。

（5）滑指运动：掌心向下置于桌面上，使各指尽量滑向拇指侧，有困难时可由另一手协助。然后同样运动另一只手。注意保持手、腕、前臂在同一直线上。

2. 作业治疗

（1）厨房设施和布局：炊具、洗涤池、冰箱等集中于工作区。各种电器插座的高度、常用物件放置等应方便使用、易于取拿。刀叉匙等宜延长或增粗把手，以便于抓握。门窗把手采用杠杆式，容器宜用透明玻璃，以便于窥见内容。

（2）日常生活设施：电灯宜用拉线开关，窗帘拉线下端系以大环便于手拉。电器开关采用按压式，使用可调整高度的桌凳，椅扶手应便于抓握且与肘部同高。各种材料均须防火。

（3）生活自理：备有长柄取物器、长鞋拔、松紧鞋、长柄头梳、牙刷、剪刀、纽扣钩、拉链等。衣服质地轻松、保暖、美观耐用、防皱、易洗、衬里光滑易穿脱。采用松紧式裤带。

（三）心理治疗及健康教育

（1）消除患者紧张、恐惧心理：告诉患者除个别特殊情况，如所谓"急进型"病例以及诊断失误、治疗不及时或不合理外，大多数病例预后良好，患者可保持正常生活和从事正常的工作。

（2）告知患者保持乐观情绪，并了解压抑、紧张、疼痛是一个恶性循环。

（3）强调长期作战的心理：使患者认识到本病是一种慢性进展性疾病，必须坚持长期治疗。

（4）使患者学会处理疼痛以及药物副作用。

（5）告知患者即使在治疗中，病情也可能出现反复，应与医生密切配合，探讨原因和处理办法。

（四）自助具和支具的使用

1. 自助具

自助具是代偿或补充肢体功能的一种工具，类风湿性关节炎患者只有经过日常生活活动训练后仍不能恢复时才可使用。自助具需结合患者肢体功能障碍情况进行设计和制造，如关节活动范围受限、不能将食物送到口中时可用长柄勺、长柄筷子等。

2. 支具

类风湿关节炎患者使用支具的目的是使关节局部安静和固定，预防和矫正变形，限制异常运动或过度运动，减少或避免负重等。在实际应用中，随着患者关节病变的变化，支具也要随之改变，即根据疼痛、肿胀、皮肤脆性、变形程度选用适当的矫形器。常用的矫形器有长对掌矫形器、手背伸矫形器、短对掌矫形器、防天鹅颈矫形器和防手尺偏矫形器等。

（五）类风湿性关节炎的关节保护

（1）尽量用大关节代替小关节用力（图8-2-1）。

（2）用多指均匀用力代替单指用力（图8-2-2）。

（3）防止手掌尺偏（图8-2-3）。

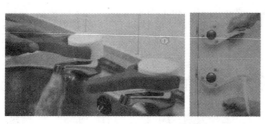

图 8-2-1　用大关节用力

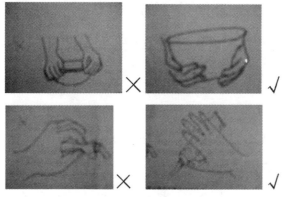

图 8-2-2　多指均匀用力

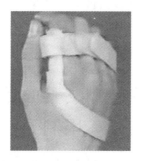

图 8-2-3　防止手掌尺偏

（4）使用粗柄的笔、勺子、梳子等（图 8-2-4）。

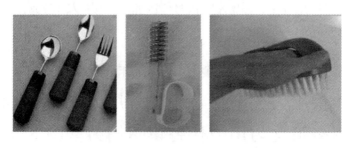

图 8-2-4　使用粗柄的勺子、梳子

（5）避免扭转用力（图8-2-5）。

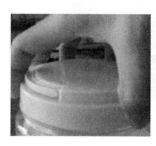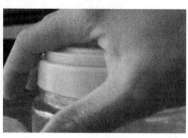

图8-2-5　避免扭转用力

六、手支具的使用

手支具使用是手整体康复的一部分，一般采用低温热塑板、金属或轻的铸造材料、帆布或弹性材料等制成。主要用于保持不稳定的肢体于功能位，提供牵引力以防止挛缩，预防或矫正肢体畸形以及补偿失去的肌力，帮助无力的肢体运动等，从而达到降低残疾程度，增进功能的目的。手支具按功能分为静力性和动力性两类。静力性支具没有可动的组成部分，主要用于固定肢体于功能位，限制肢体异常运动，因此常用于治疗手部骨折脱位、关节炎和手术后暂时性制动等。动力性支具具有外部关节以及动力来源，如以橡皮带、电动器或弹簧等提供动力，可以帮助对位，提供阻力、助力和刺激活动，并且允许肢体有一定程度的活动。

临床常用的手支具及其适应证如下。

（1）手休息位支具（图8-2-6）：维持腕和手的功能位或休息位。

（2）抗痉挛支具（图8-2-7）：维持痉挛手于最佳姿势，预防畸形。

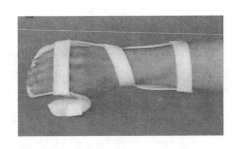

图 8-2-6   手休息位支具

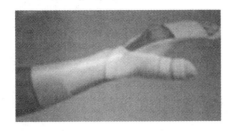

图 8-2-7   抗痉挛支具

（3）手舟骨固定支具（图 8-2-8）：固定舟骨骨折，允许腕、拇指腕掌关节和掌指关节活动。

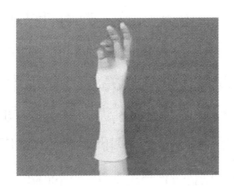

图 8-2-8   手舟骨固定支具

（4）Kleinert 支具（图 8-2-9）：适用于腕以远的屈肌腱断裂修复术后固定。支具维持腕关节 30°屈曲，掌指关节 70°屈曲，在支具控制范围内可主动伸指间关节，并利用橡皮筋拉力被动屈曲指间关节。

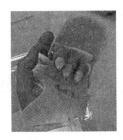

图 8 - 2 - 9　Kleinert 支具

（5）动力性伸腕伸指支具（图 8 - 2 - 10）：被动伸腕伸指，可用于桡神经损伤后，预防肌力不平衡所产生的垂腕垂指畸形。

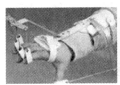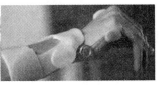

图 8 - 2 - 10　动力性伸腕伸指支具

（6）动力性正中神经和尺神经麻痹支具（图 8 - 2 - 11）：预防因正中神经和尺神经麻痹所产生的畸形。夹板维持拇指对指位、指间关节自然伸直位，防止掌指关节过伸。

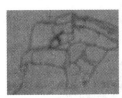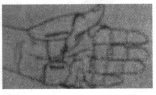

图 8 - 2 - 11　动力性正中神经和尺神经麻痹支具

（7）掌骨固定支具（图 8 - 2 - 12）：用于掌骨骨折的固定，可缓解疼痛。

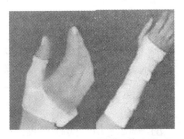

图 8 - 2 - 12　掌骨固定支具

（8）桡骨茎突狭窄性腱鞘炎固定支具（图 8-2-13）：适用于桡骨茎突狭窄性腱鞘炎急性期。支具维持拇指外展对指位，腕关节中立位，防止对拇外展长肌和拇伸短肌腱鞘的应力加重。

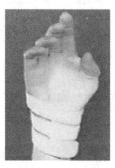

图 8-2-13　桡骨茎突狭窄性腱鞘炎固定支具

（9）动力性伸肌腱支具（图 8-2-14）：适用于Ⅱ、Ⅲ、Ⅳ、Ⅴ、Ⅵ、Ⅶ区的伸拇长肌腱和伸指肌腱修复术后的固定。支具维持伸腕 40°位，可逐渐主动屈曲指间关节，在保护下被动伸指间关节。

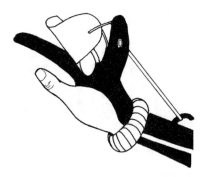

图 8-2-14　动力性伸肌腱支具

（10）指蹼支具（图 8-2-15）：维持和扩展指蹼。

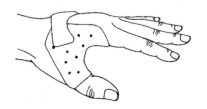

图 8-2-15　指蹼支具

（11）近节指间关节伸直支具（图 8 - 2 - 16）：预防纽扣畸形发生和屈曲挛缩加重，矫正手指屈曲畸形。

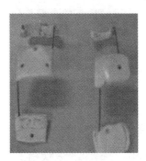

图 8 - 2 - 16　近节指间关节伸直支具

（12）鹅颈畸形治疗支具（图 8 - 2 - 17）：预防指间关节屈曲时 PIP 关节过伸，治疗鹅颈畸形。

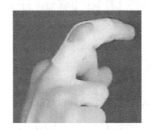

图 8 - 2 - 17　鹅颈畸形治疗支具

（13）并指手套：保持手指对位，指间关节能主动活动。

（14）指间关节固定支具（图 8 - 2 - 18）：用于不稳定指间关节的外固定，固定指骨骨折，预防骨折移位。

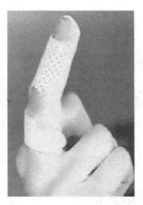

图 8 - 2 - 18　指间关节固定支具

（15）锤状指支具（图 8-2-19）：预防 DIP 伸指肌腱损伤产生的屈曲畸形，固定 DIP 关节过伸位。

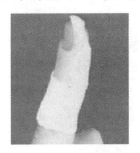

图 8-2-19   锤状指支具

（韩秀兰）

第三节   手功能障碍的作业治疗

（一）治疗泥锻炼

具有增强手指肌力、耐力和改善手指灵巧性、协调性的作用，可根据患者手损伤后早期、中期、后期康复功能评定结果和功能目标，调节黏土的量和软硬程度。

（1）粗大对指锻炼（图 8-3-1）：将治疗泥捏成一锥体形，粘在平面上，将手指、拇指插入治疗泥中，使手指在锥体上靠近；将治疗泥做成扁盘粘在一平面上，将手指和拇指插入圆盘中并向圆盘中心靠拢。

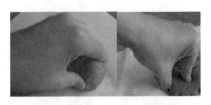

图 8-3-1   粗大对指锻炼

（2）粗大手指屈曲锻炼（图 8-3-2）：将治疗泥放在手掌上，屈曲手指成握拳状，使劲捏治疗泥。

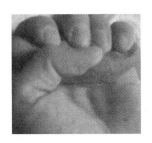

图 8-3-2　粗大手指屈曲锻炼

（3）单独手指屈曲锻炼（图 8-3-3）：将治疗泥放在任一手指掌侧，用力屈曲手指。

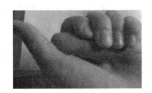

图 8-3-3　单独手指屈曲锻炼

（4）单独分指对指锻炼（图 8-3-4）：将治疗泥球放在拇指和食指之间，捏球直到手指相碰，其他手指重复该项运动。

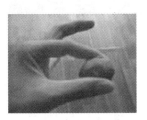

图 8-3-4　单独分指对指锻炼

（5）指外展锻炼（图 8-3-5）：将治疗泥环套在近端和远端指间关节之间，将手指伸展分开泥环。

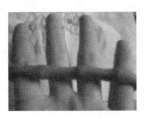

图 8-3-5　指外展锻炼

（6）粗大手指伸展（图8-3-6）：将手指和拇指放在对指位，将泥环套在掌指关节和近端指间关节之间，向外伸展手指；将治疗泥扁盘按在桌上，用手指将治疗泥按薄，即伸展手指；保持手指伸展位，将治疗泥揉成一卷条。

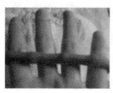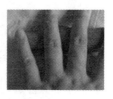

图8-3-6　粗大手指伸展

（7）手指内收锻炼（图8-3-7）：将治疗泥放于两手指之间，两手指靠拢。

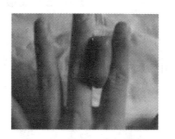

图8-3-7　手指内收锻炼

（8）拇指屈伸锻炼（图8-3-8）：将治疗泥做成一圆柱状，放在一平面上，手呈中间位，将拇指向圆柱体深深按压，然后拿出。

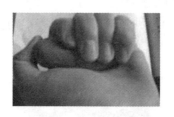

图8-3-8　拇指屈伸锻炼

（9）腕背伸锻炼：将前臂和肘放在桌子上，腕在桌边缘外放松，同时握住治疗泥，用另一只手抓住治疗泥的另一端，用腕部向上拉治疗泥。

（二）弹力治疗带锻炼

在手部治疗中，弹力带主要用于肌力、耐力、协调性和关节活动度的训练。根据弹力强度和治疗用途，弹力带可分为轻度、中度和重度等数种强度，训练方法如下。

（1）指伸和指外展锻炼（图 8-3-9）。

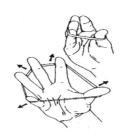

图 8-3-9 **指伸和指外展锻炼**

（2）拇外展和拇伸锻炼（图 8-3-10）。

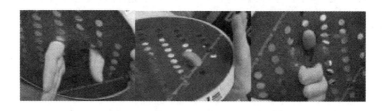

图 8-3-10 **拇外展和拇伸锻炼**

（3）指伸屈掌指关节锻炼（图 8-3-11）。

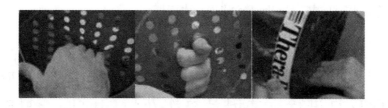

图 8-3-11 **指伸屈掌指关节锻炼**

（4）对指锻炼（图 8 - 3 - 12）。

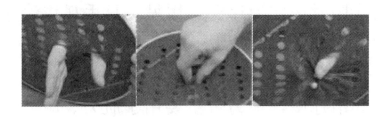

图 8 - 3 - 12　对指锻炼

（三）娱乐性治疗

袖珍玩具和游戏机在手作业治疗中是非常有用的练习器具。它们具有趣味性、针对性强等优点，特别适合青少年手损伤患者的康复治疗。对改善手的灵巧性、手眼协调性、感觉训练、脱敏治疗和掌指关节、指间关节的主动屈曲也有明显的治疗效果。

1. 利用斜板支架训练腕关节屈伸运动

（1）将跳棋置于桌面，毗邻斜板高的一端，前臂置于斜板上，腕关节位于顶端的外方，患者尽力屈腕，捡起跳棋，然后放入另一盒中，以训练屈腕。

（2）将跳棋置于斜板的最高端，前臂置于斜板上，同时肘部支撑于桌面，患者尽力伸腕捡到跳棋，然后放入另一盒中，以此训练伸腕。另外，肢体抬高也有助于消肿。

（3）患者前臂旋后，将跳棋放入邻近盒中，以此训练前臂旋前伸腕的动作。

2. 掌指关节屈曲和对指练习

用于改善掌屈，或进行感觉训练或脱敏治疗。患手从盒子孔中捡起某小件物品（如玻璃球），然后又放回盒子中。如此反复进行，并记录每次花费的时间，目的是改善腕关节、掌指关节屈曲和手指的灵巧度。

3. 手的灵巧、协调性练习

用镊子或衣夹进行对指、夹捏练习。调节衣夹的弹簧强度，可进行轻度、中度或重度的肌力、耐力练习。

4. 插孔板游戏

可单人进行，也可双人或多人进行。记录每人完成动作花费的时间，以时间短者为胜。练习的目的是消除肿胀，主动活动肘关节、肩关节。为了防止身体侧弯的代偿动作，应让患者坐下，稳定骨盆。

（1）训练方法：插孔板平放或斜置于桌面，或悬挂于墙面。木销钉口径可制成宽度为 2.5～5cm，长度为 7.5～15cm。吩咐患者按要求将木销钉插入孔中。

（2）强化训练：增加木销钉的长度、重量（用铅皮包裹），用布带蒙住患者眼睛以增加感觉刺激，或将插孔板放置于各个方向，以此练习肩关节内旋、外旋活动。

5. 串珠子游戏

目的是增强手的灵巧性和眼手协调能力。嘱咐患者将大小各异的木珠子或玻璃球，按要求串在圆柱上，并记录每次完成的时间。强化训练时可增大圆柱间的距离或加高圆柱的高度。

6. 套环器锻炼

铁丝制成大小各异的环圈，环圈上挂有垫圈。让患者手握把柄，设法让垫圈从铁丝的一端移动至另一端，目的是进行腕关节屈伸、旋转练习。

7. 手灵巧度锻炼

用测定手、指协调的 9 孔插板进行。在板旁测试手的一侧放一浅皿，将 9 根插棒放置其中，让患者用测试手将木棒一根根地插入洞中，插完 9 根后再一根根地拔出放回浅皿中，计算共花费的时间，测定时先利手后患手。

8. 改善心理状态的作业治疗

心理治疗可通过作业活动减轻伤残者和手外伤患者的抑郁、悲观、恐惧、愤怒、依赖等心理平衡失调和行为异常，帮助他们树立康复信心，提高康复效果，从而重返工作岗位，重返社会。

（1）转移注意力的作业训练：书法、绘画、编织、插花、木工等。

（2）镇静情绪的作业训练：园艺、音乐欣赏、书法、绘画等。

（3）增强自信心的作业训练：绘画、编织、木工、泥塑等。

9. 再就业前的职业训练和评定

再就业前的职业技能指导和训练可帮助患者选择合适的工种，增加就业机会，如木工、黏土、编织、刺绣、缝纫等。

（四）手感觉功能障碍的康复训练

感觉障碍是周围神经损伤患者的常见症状，包括感觉过敏和感知觉缺失等。

1. 脱敏治疗

对于感觉过敏者，主要施行脱敏治疗，如让患者使用敏感区和在敏感区逐渐增加刺激等。

（1）质感技术：用粗糙和光滑的材料在过敏区交替摩擦，按照轻重交替的原则各摩擦 1～2 分钟，每天数次。

（2）坚果摩擦法：采用大小不同的坚果，用手反复抓握、摩擦和拍打。

（3）温度刺激法：将手交替放入冷热流体中，进行反复刺激。

2. 感觉再教育

感知觉缺失的患者需要进行感觉再教育。

（1）嘱患者闭眼，治疗师用有尖角的物品触压患手，嘱患者用心感知，然后睁眼核对，多次反复进行，或用盛有冰水或热水的试管进行温度觉训练。感觉有进步时，逐步减轻触压力度和减少温度差异。

（2）嘱患者观看并触摸不同质地的物体表面，如玻璃、木板、粗布等，然后嘱其闭眼触摸辨认。感觉有进步时，缩小物体表面的差异，如区分两种不同光洁度的木板，不同质感的纺织品等。

（3）嘱患者观看并触摸不同形状的物品，如硬币、橡皮、纽扣等，然后闭眼触摸辨认。

（韩秀兰）

第四节　关节保护

关节保护是通过指导正确的姿势和方式，使关节炎患者能安全有效地完成日常生活活动，而不至加重关节的负担和劳损，甚至助长畸形的发生。此外还可节省体力、能量，从而避免身体过劳。

（一）关节保护的原则

（1）无痛操作：充分尊重疼痛信号，以活动不引起关节明显疼痛为度。活动后关节有不适感是正常现象，但如疼痛持续 1～2 小时，则应改变活动的方式和分量。

（2）劳逸结合：休息与活动（工作）合理安排。必要的休息有助于身体战胜炎症、提高耐力、改善肌肉的工作能力。患者每晚应睡 10～12 小时，白天还要争取睡 1～2 小时，在活动（工作）过程中，也要及时小歇片刻，以免过劳。

（3）保养关节：如肌肉萎缩无力、关节运动受限，则应进行增强肌力和增大关节运动范围的练习，保养好关节。

（4）节省力量：改变姿势和改变方式常可节省力量，减少关节所受应力。此外，可做可不做的活动就不要做。

（5）避免畸形：不正确的体位和姿势会助长畸形的发展，加重关节的负担，因此，休息和工作时要注意保持正确的姿势。

（6）以强助弱：一些已出现病变的小关节不能负起重任，应由邻近的大关节或较有力的关节代劳。

（7）力学指导：根据解剖学的功能部位和力学规律使用关节，采取正确的用力方式和负重体位进行活动，以避免或减少关节损害（避免不适当的应力和紧张落在关节上）。

（8）常换姿势：进行持久性的活动时（如写字、读书、看电视），不宜长时间保持一个姿势，以至造成关节劳累。应不时转换姿势或操作方式，使其他关节参与活动，从而使工作已久的关节得到休息。

（9）有痛即止：活动要留有余地，允许在出现关节疼痛时即刻停止。因此，不宜参加一些需连续操作的活动或进行机械操作。否则在突发剧痛时仍继续操作，则会使关节受到损害。

（10）以物代劳：使用各种辅助工具协助完成日常生活活动，以弥补关节功能的缺陷，减轻关节的负担。这类辅助工具包括粗柄的铅笔、小刀，长柄的梳子、穿袜器以及其他工具。

（二）关节保护方法

1. 手腕、手指关节的保护

适用于手腕及手指关节有炎症或变性病变的患者。

（1）用手拿起碗、碟或其他重物时，尽量用双手而不用单手，用掌面或手腕托持，而不要只用手指拿着（图8-4-1、8-4-2、8-4-3、8-4-4）。

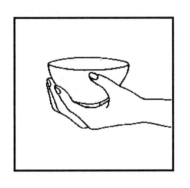

图 8-4-1　**正确的拿法**

（用掌和腕力）

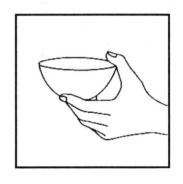

图 8-4-2　**错误的拿法**

（用指力）

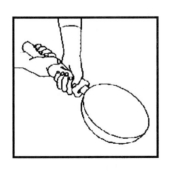

图 8-4-3　**正确的拿法**

（双手拿、手腕正中位）

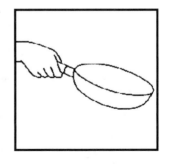

图 8-4-4　**错误的拿法**

（单手拿、手腕向尺侧偏歪）

（2）用手握持瓶、壶的把手时，前臂和手应成一线，不要让手关节向尺侧偏屈，以免加重手指关节的负担（图8-4-5、8-4-6、8-4-7、8-4-8）。

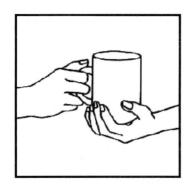

图 8-4-5　正确的拿法
（双手拿、手腕正中位）

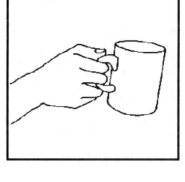

图 8-4-6　错误的拿法
（单手拿、手腕向尺侧偏歪）

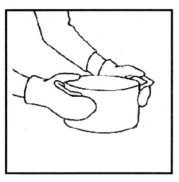

图 8-4-7　正确的拿法
（用掌和腕力）

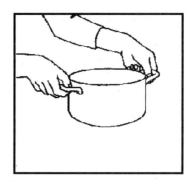

图 8-4-8　错误的拿法
（用指力）

（3）开瓶盖时，不可用指力，要用腕力。以手掌贴住瓶盖，拇指协助把持，轮流用力时，也可以用右手开瓶（图 8-4-9、8-4-10）。

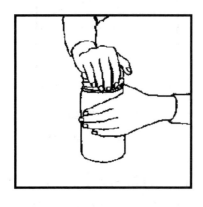

图 8-4-9　正确的开瓶盖法
（用腕力）

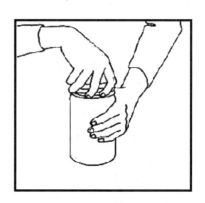

图 8-4-10　错误的开瓶盖法
（用指力）

（4）用布抹台抹窗时，手宜保持在正中位移动，不要向尺侧偏歪（图8-4-11、8-4-12）。

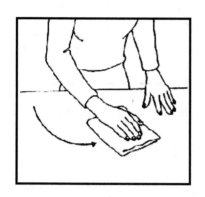
图8-4-11　正确的抹法
（手保持正中位移动）

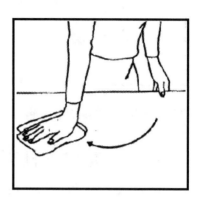
图8-4-12　错误的抹法
（手向尺侧偏歪）

（5）挽持购物袋等重物时，不要用手指挽住受力，应放在前臂上，以减轻手指负担（图8-4-13、8-4-14）。

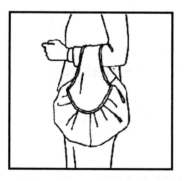
图8-4-13　正确的姿势
（前臂负重）

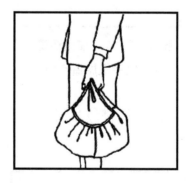
图8-4-14　错误的姿势
（手指负重）

（6）持书阅读费力时，可利用阅读架搁置书本（图8-4-15、8-4-16）。

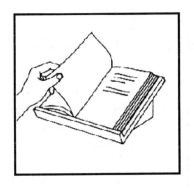

图 8-4-15　以阅读架代手省力

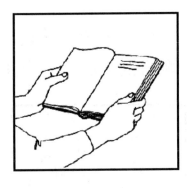

图 8-4-16　持书阅读费力

（7）拿普通细笔杆写字，指间关节常在屈曲位用力，增加了负担，应改用粗杆笔（图 8-4-17、8-4-18）。

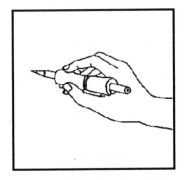

图 8-4-17　使用粗笔杆

（减轻手指屈曲负担）

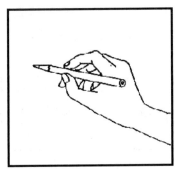

图 8-4-18　使用普通笔杆

（加重手指屈曲负担）

（8）手休息时，宜置于伸直和正中位，不要偏歪。（图 8-4-19、8-4-20）。

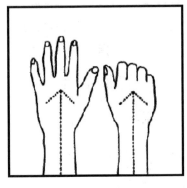

图 8-4-19　手伸直

（正中位）

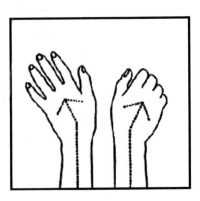

图 8-4-20　手偏歪

（小指一侧负担重）

（9）剪物时，使用可减轻手指关节负担的剪刀（图8-4-21、8-4-22）。

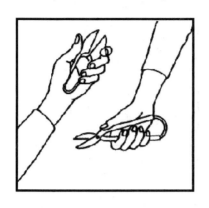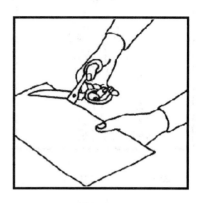

图8-4-21 使用方便剪

（省力）

图8-4-22 使用普通剪

（加重手指间关节负担）

2. 髋、膝和脊柱关节的保护

适用于有腰腿痛、脊椎、髋、膝关节有炎症或变性病变的患者。

（1）穿袜时，使用穿袜器，以便在髋膝不必强屈的姿势下也可穿上袜子（图8-4-23、8-4-24）。

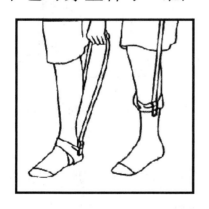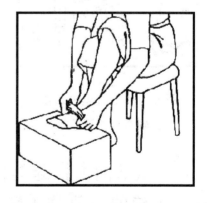

图8-4-23 穿袜器代劳

（不必弯身屈髋）

图8-4-24 屈髋屈膝穿袜

（加重关节负担）

（2）扫地时，使用长柄扫帚及垃圾铲，不需弯屈身体，以保护腰椎关节（图 8-4-25、8-4-26）。

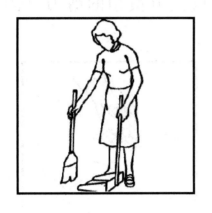

图 8-4-25　用长柄铲

（不需弯腰）

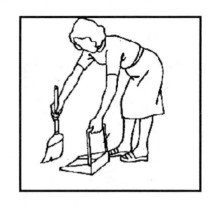

图 8-4-26　弯腰扫地

（加重关节负担）

（3）能坐着做的工作，就不要站着做，更不要弯着腰做，以节省能量，并减轻脊柱的负担（图 8-4-27、8-4-28）。

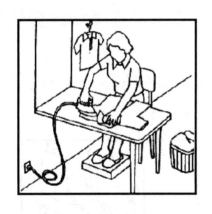

图 8-4-27　坐位工作

（减轻脊柱关节负担）

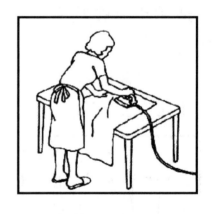

图 8-4-28　立位弯腰工作

（易致腰背劳损）

（4）从地面上拾起物件或提起重物时，不要直腿弯腰去拾，正确的姿势是先蹲下（腰背保持正直），用一手或双手拾物提物，然后用腿力蹬起，支持身体立起来。

（卓大宏　张　洲）

第九章　松弛疗法

第一节　松弛疗法概述

（一）应激反应的概念

现代社会中生活竞争压力增大，当压力超出正常的能力和适应范围时，人们就会感到紧张和不适，出现焦虑、沮丧、胸闷、肌肉紧张、无法集中精神等身心功能障碍。心理学上将各种生活事件，如紧张的工作节奏、复杂的人际关系、经济压力、疾病、亲人病故、婚姻危机、儿女教育问题等称为应激源，将由其引起的机体非特异性反应称为应激或应激反应。应激反应不但包括紧张、焦虑、恐惧等心理反应，还包括一系列生理反应，如交感神经-肾上腺能反应，表现为血压升高、心率增快、呼吸加速、肌张力增高等；以及下丘脑-垂体-肾上腺皮质系统活动增加引起的炎症过程和过敏反应受到抑制、血糖升高等表现。在应激状态时，个体处于积极的准备状态，如出现觉醒、警戒、情绪反应和活动增加等现象。应激反应在一定程度上对人体是有利的，特别是在人类进化史上，可帮助逃避野兽和敌人的攻击。在现代生活中适当的应激也能提高工作效率，但长期处在应激状态或应激过度，则会出现一系列的负面反应，如失眠、消化不良，甚至出现消化道溃疡、高血压等躯体疾病和过度焦虑、情绪激动等心理性障碍，甚至引起认知和自我评价障碍。

（二）松弛疗法的概念

松弛疗法（relaxation therapy）又称放松疗法，是指通过自我调整训练，学习有意识地控制自身的心理和生理活动，以降低交感神经兴奋及缓解其所引起的一系列不适反应，从而达到消除心理紧张、调整躯体功能的目的。应激反应包括情绪反应和躯体反应两种，两者相互影响。

躯体反应包括内分泌和肌张力等方面的反应，内分泌系统的反应不受意识控制，但骨骼肌属于随意肌，可由意识所操纵。有意识地放松随意肌，同时调节呼吸，即可间接地放松情绪，增强副交感神经的兴奋性，促进合成代谢及有关激素的分泌，从而调节内分泌及植物神经系统，达到增进心身健康和防病治病的目的。

放松疗法包括渐进性肌肉放松训练，想象放松，静默或冥想，如印度的瑜伽和我国的放松功、吐纳和日本的坐禅等，还可以借助生物反馈辅助放松。

（三）松弛疗法的适应证与作用

松弛疗法可减轻和消除精神压力，缓解焦虑、恐惧和紧张等情绪，防治各种神经症，尤其是恐怖症、强迫症和焦虑症。临床研究表明，松弛疗法还具有良好的镇静催眠和缓解紧张性头痛的作用，对上消化道溃疡、高血压也具有一定的防治作用。对于考试综合征、学校适应不良综合征和恐学症等也有一定的疗效。在培养自控能力、纠治心理缺陷等方面，放松疗法能使心理稳定、增强自控力和心理防卫能力，有助于纠治各种社交障碍或性格、情感缺陷等。

第二节　渐进性肌肉放松训练

渐进性肌肉放松训练通过依次紧张和放松每一组肌肉，用心体会其区别，掌握如何主动放松肌肉，并配合深而慢的呼吸，从而达到舒缓精神压力、减轻焦虑等目的。施治环境要求安静整洁、光线柔和、周围无噪音。治疗前，治疗师应告知患者治疗目的、作用及大概治疗过程。在治疗中，治疗师说话声音要低沉、轻柔、温和，富有暗示性。可以配合轻柔的音乐和一些大自然的声音，如海涛声或鸟鸣声等。患者舒适地靠坐在沙发或椅子上，也可躺卧在床上，轻轻地闭上眼睛。第一次进行放松训练时，治疗师可进行示范。

具体施治方法如下。

治疗师用轻柔、缓慢、温和的声音说道：

（1）"现在我来教你如何使自己放松。为了让你体验紧张与放松的感觉，请你用力弯曲你的肘关节，同时体验肌肉紧张的感受（停大约 10 秒）。然后，请你放松，一点都不要用力，尽量放松，体验紧张、放松之间的差异（停 5 秒）。下面请你按照我的提示依次使身上的肌肉紧张和放松。从双脚开始，然后双腿、躯干、上肢，最后是头部。

（2）"深深吸进一口气，保持一会儿（停大约 5 秒）。好，请慢慢把气呼出来，越慢越好（停 10 秒）。现在我们再来做一次，请你深深吸进一口气，保持一会儿（停大约 5 秒）。好，请慢慢把气呼出来，慢慢呼出来（停 10 秒）。

（3）"现在，开始练习放松双脚。好，紧张你的双脚，用脚趾抓紧地面，用力抓紧（对于卧位练习者，指导语改为：向脚心弯曲你的脚趾头，用力抓紧），用力，保持一会儿（停大约 5 秒）。好，放松，彻底放松你的双脚（停10 秒）。现在我们再做一次。

（4）"现在，学习放松小腿部位的肌肉。请你将脚尖用力上翘，绷紧小腿上的肌肉，保持一会儿，体会小腿前外侧肌肉紧绷的感觉（停大约 5 秒）。好，放松，彻底放松你的小腿外侧肌肉，你感觉到小腿很松弛，仔细体会放松的感觉（停一停）。现在我们再做一次。

（5）"现在，练习放松大腿的肌肉。脚跟向前向下压紧地面，绷紧大腿肌肉（对于卧位练习者，指导语改为：用力伸直双腿，使脚跟稍微抬离床面，大腿后面不要离开床面），保持一会儿。用心体会大腿肌肉紧绷的感觉，你觉得大腿有点发胀（停大约 5 秒）。好，放松，彻底放松（停 10 秒）。我们再做一次。

（6）"现在，请抬起你的双腿，向上抬起双腿，这时你的肚皮和腰部绷得很紧，很紧，保持一会儿（停 5 秒）。好，放松，你觉得腰和肚皮都很放松（停 10 秒）。我们再做一次。

（7）"现在，紧张臀部肌肉，会阴用力上提，保持一会儿（大约 5 秒）。好，放松，彻底放松（停一停）。我们再做一次。

（8）"现在，握紧拳头，用力握紧，注意你前臂和手上紧绷的感受，有点发胀发麻（大约 10 秒）。好，现在请放松，彻底放松你的双手，体验放松后的感觉，你可能感到愉快、轻松，或者温暖，这些都是放松的感觉，请你注意（停一停）。我们现在再做一次。"

（9）"现在用力弯曲肘关节，绷紧双臂肌肉，保持一会儿，感受双臂肌肉的紧张（停大约10秒）。好，放松双臂，让它们自然地放在体侧，彻底放松你的双臂，体会放松后的感受（停一停）。现在我们再做一次。

（10）"现在，向上提起你的双肩，尽量使双肩接近你的耳垂。用力上提双肩，保持一会儿（停大约10秒）。好，放松，彻底放松（停一停）。我们再做一次。

（11）"现在，向内收紧你的双肩，用力收，保持一会儿（停大约5秒）。好，放松，彻底放松（停一停）。我们再做一次。

（12）"请你往后扩展你的双肩，用力向后扩展，用力扩展，保持一会儿（大约10秒）。好，放松，彻底放松（停一停）。我们再做一次。

（13）"现在我们放松头部肌肉。请皱紧额头的肌肉，皱紧，皱紧，保持一会儿（停大约10秒）。好，放松，彻底放松（停一停）。现在，转动你的眼球，从上至左、至下、至右，加快速度。好，现在朝反方向旋转你的眼球，加快速度。好，停下来，放松，彻底放松（停一停）。使劲闭上眼睛，保持（停大约10秒）。好，放松眼皮。现在，咬紧你的牙齿，用力咬紧，保持一会儿（大约10秒）。好，放松，彻底放松（停一停）。现在，用舌头顶住上腭，用劲上顶，保持一会儿（大约10秒）。好，放松，彻底放松（停一停）。现在，抿唇，用力，保持一会儿（大约10秒）。好，放松，彻底放松（停一停）。我们再做一次。"

治疗结束时，治疗师用暗示的口吻轻柔而缓慢地对患者说道："你现在觉得全身都很放松，感受你身上的肌肉，从下至上都处于放松的状态（停大约 15 秒）。请注意放松时温暖、愉快、轻松的感觉，并将这种感觉尽可能地保持 1～2 分钟。然后，我数数，数至五时，你睁开眼睛，你会感到平静安详，精神焕发（停 1～2 分钟）。好，我开始数，'一'感到平静，'二'感到非常平静安详，'三'感到精神焕发，'四'感到特别精神焕发，'五'，好，请睁开眼睛。"

如果没有专业的咨询师，自己也可以在录音带的指导下训练，每日睡觉前和醒来后进行。睡觉前练习完毕时可对自己说："我现在觉得很放松，全身的肌肉都很放松，我的眼皮很沉重，我就要睡着了……"如果是早晨，可对自己说："我全身松弛，处于轻松状态，这种感觉很好，阳光明媚，我新的一天开始了。"

第三节　放松功及其他松弛疗法

（一）放松功

放松功是我国传统气功中的一种静气功，可采用坐、卧或站的姿势进行。首先，轻闭双眼，然后有意识地依次意识到从头顶到脚趾的每个身体部位，同时，在心中默念"松"字，暗示自己做到松而不疲的状态，以达到排除杂念、注意力集中和精神放松的境界。

放松功适用于一般慢性病，比较简单易行。

（1）姿势：取仰卧式（图9-3-1），头端正，肩背部亦用巾褥垫住，两臂舒展放在身旁，两腿自然伸直，两眼轻闭，口自然闭合，上下排牙齿轻轻接触，舌尖自然抵住上腭。

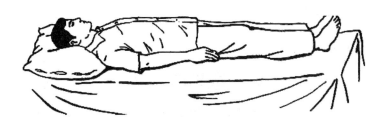

图9-3-1

（2）呼吸：自然呼吸，鼻吸鼻呼，基本上按平日呼吸的节律和深度，只要求呼吸调整得细（呼吸出入听不到声音）、匀（快慢、深浅都很均匀）、稳（不局促、不结滞）。

（3）入静方法：用默念字句法，吸气时默想"静"字，呼气时默想"松"字。默念"松"字时，有意识地放松身体某一部分，每次呼吸放松一个部位，依次放松头、臂、手、胸、腹、背、腰、臀、腿，最后放松足部。全身肌肉放松后，再默想血管、神经、内脏等放松。

（4）放松功歌诀

仰卧在床上　体态要舒松　呼吸需自然　默想静与松
吸时想静字　呼气却想松　松字心中念　肌肉同时松
先松头颈臂　再松腹与胸　随后松腰背　腿足最后松
复查三遍后　全身都放松　五脏与六腑　亦觉弛与松
呼吸匀细定　意守小腹中　此时心入静　似睡非睡中
历时片刻后　起来再活动　此法勤勤练　日久可见功

（5）练功次数和时间：均依病情、体力而定，一般在家休养或在医院住院，每天可练功 3～4 次，每次 30 分钟。在家半休或一边工作一边养病时，每天可练功 1～2 次，每次 30 分钟。疗程没有一定标准，一般需较长期练习（2～3 个月以上）才能见效。

（二）其他松弛疗法

1. 瑜伽冥想

瑜伽一词源于梵文，意思是天人合一，或者和谐，它指通过练习使大脑和身体机能皆处于和谐统一的状态。冥想的冥就是泯灭，想就是人的思维、思虑，冥想就是把要想的念头、思虑去掉的意思。冥想和放松是有区别的，放松不需要大脑保持警觉或注意力集中，而冥想则通过把注意力集中在当前的时刻，如一个特定的物体、图像、词语或情绪上，训练大脑进入一种更高的意识和警觉状态，是一种清醒而又警觉，平静而又专注的状态。瑜伽冥想的姿势大多是打坐式，常见的形式有瑜伽语音冥想和烛光冥想等。

（1）瑜伽语音冥想：又称曼特拉冥想，梵语"曼特拉"的意思是把心灵从世俗的思想、忧虑、欲念、精神负担等引开去的一组特殊语音。瑜伽语音冥想练习可以是心与口同时反复诵念，或只是默念，也可以和着音乐有节奏地念。最常用语音"噢-姆-（OM）"是瑜伽语音体系中最有效、最简单的一种，能够把人们的心灵引向宁静、平和。练习时采用任意一种冥想坐姿，闭合双眼，高度注意自己的呼吸，每次呼气时用深沉而绵长的声音诵念"噢姆"语音，进入状态后，可以每次吸气时在心里默念"噢姆"，呼气时出声诵念"噢姆"。另一个常用的瑜伽语音为

"噢-姆-哈-瑞-噢-姆（OM HARI OM）"。

（2）烛光冥想：取一支蜡烛，置于距离一臂远的正面，高度与目光水平线一致，凝视黑色烛心1～3分钟，然后闭上双眼，试着在眉心继续凝视烛心，反复3～5次。能消除眼部的疲劳，纯净双目，增强视力，使大脑得到平静。

2. 呼吸松弛训练法

呼吸松弛训练法与放松功较为相似，它采用稳定、缓慢的深吸气和深呼气方法，以达到松弛目的。吸气时双手慢慢握拳，微屈手腕，最大吸气后稍屏息，再缓慢呼气，两手放松。训练时注意力高度集中，排除一切杂念，思想专一，全身肌肉放松。平时每天练习1～2次，开始时可采用坐位或卧位，成功后则随时可练。

3. 想象松弛训练法

当患者遇到不良情境，产生紧张、恐惧和焦虑情绪时，可主动想象最能使自己感到轻松愉快的生活情境，以转换或对抗不良心理状态。例如想象自己躺在和煦的阳光下，在海边聆听大海的波涛声，或想象自己躺在草地上看着天上的白云轻轻飘动。

4. 自我暗示松弛训练法

指利用指导性短语进行自我暗示、命令，以消除紧张恐惧心理，增强意志力量，保持镇定平衡的心理状态。例如采用"我一定行"、"没什么大不了的"、"我今天精神很好"、"我是有能力解决这个问题的"等具有鼓舞斗志的暗示语。

其他放松的方法包括散步、谈心、阅读、种花、养鱼、听音乐、书法、绘画、太极拳等，都可以达到放松精神的目的。

大量研究表明，松弛训练可调整大脑皮层和内脏器官功能，特别是调整植物神经系统的功能，但自我控制能力较差的患者很难通过自我训练达到完全的松弛状态。这时可与生物反馈配合使用，以改善传统松弛疗法的局限和不足，同时还可大大加快训练进程。

（陈少贞）

第十章　认知康复疗法

第一节　认知障碍的康复训练

（一）概述

认知是认识和知晓事物过程的总称，包括感知、识别、记忆、概念形成、思维、推理及表象过程等，是大脑为解决问题而摄取、贮存、重整和处理信息的基本功能。

认知障碍是认识过程的一方面或多方面的损害，主要包括失认症、失用症、注意力障碍、记忆力障碍、处理问题障碍等，它会导致认识过程的效率低下或功能受损。

认知康复是一个治疗性过程，旨在加强或改善个人处理问题的能力，以及应用获取的信息加强日常生活中的功能活动，从而减轻、改善认知功能障碍。

引起认知障碍的常见疾病包括脑血管意外、颅脑损伤、帕金森病、阿尔茨海默病、病毒性脑炎、多发性硬化、各种脑肿瘤、缺血缺氧性脑病、精神残障、大脑发育迟缓、脑瘫、自闭症等，这些疾病的患者都可不同程度地表现出认知障碍。

（二）认知障碍的表现

1. 知觉障碍

是指在感觉传导系统完整的情况下出现的大脑皮质联

合区特定区域对感觉刺激的解释和整合障碍，包括失认症和失用症两大类。

失认症是指因大脑损伤不能通过相应的感官感受和认识以往熟悉的事物，包括单侧忽略，视觉失认（颜色、形状、物品、容貌等），听觉失认，触觉失认等。

失用症是指在运动、感觉、反射均无障碍的情况下，不能完成以前熟悉的动作或出现动作笨拙、运动次序紊乱或不能按照指令完成动作的现象。

2. 注意力障碍

注意是指个体的精神活动集中地指向一定对象的过程。认知障碍患者常表现为集中精力困难，对简单的刺激如响声等有反应，但对复杂的事物则难以集中注意力，如不能很好地抓住对话中的信息等，或表现为注意力集中持续的时间缩短，易受外界干扰等。轻度障碍的患者则表现为注意力很难从一个对象转移到另一个对象上，或很难同时注意到两件事，比如正常人可以在看书的情况下兼顾着烧开水或别的事情，但认知障碍患者可能只顾着看书却忘了在烧的开水。

3. 记忆障碍

记忆障碍指患者处于一种不能记住或回忆信息或技能的状态，是认知障碍患者最常见的表现，主要包括瞬时记忆障碍（如不能重复刚听到的电话号码）、短时记忆障碍（如不能回忆今天的早餐吃了什么）和长时记忆障碍（如不能回忆前几年的事）。老年痴呆患者最初可表现为近事记忆障碍，如难于学习新的知识，忘记刚刚做过的事情，忘记日常用品摆放的位置，经常找不到钥匙、手机、钱包等日常用品，渐渐发展到长时记忆障碍，如忘记自己的经历，甚至忘记自己的家庭成员和自己的姓名。脑外伤患者常存在逆行性遗忘，表现为受伤前一段经历记忆的空白，在伤后的一段时间内也普遍存在顺行性遗忘的现象，表现为不能学习新课题。脑瘫或大脑发育迟缓等患者也不同程度存在记忆障碍，主要表现为对复杂信息的记忆困难。

4. 推理判断障碍

推理判断属于高水平的思维，出现障碍时表现为分析和综合信息困难，抽象推理能力下降，判断能力差，解决问题的能力下降和预见性降低。

5. 执行功能困难和思维障碍

执行功能包括计划能力、确立目标、理解动作的结果和修改个人行为与环境相协调等。脑受损后，患者存在思维混乱及动作执行困难，难以选择并执行与活动有关的目标，不能组织解决问题的办法。例如，患者可将需加热的食物放入微波炉中，但不能自行调节所需的温度及时间。

（三）认知障碍的面对面康复训练

面对面康复训练是指治疗师与患者面对面地进行认知功能的训练，常用方法如下。

1. 失认症训练

（1）单侧忽略训练

1）不断提醒患者集中注意其忽略的一侧，例如站在忽略侧与患者谈话和训练，以及触摸、拍打、挤压、擦刷、或用冰等刺激忽略侧，在忽略侧放色彩鲜艳的物品提醒其注意，将患者所需物品放在忽略侧，鼓励用患手越过中线去拿。

2）让患者进行跨越中心的作业活动，例如用木钉板训练时，把木钉放在身体的一侧，而把木钉板放在身体的另一侧。或者把单轨道肩关节训练器放在床上，患者躺卧其中，双手互握，健手捏持穿在训练器铁丝轨道上的塑料片，将其一片一片地从一方沿着轨道滑行到另一方，此过程伴随着患者不停地从健侧到忽略侧翻身的过程。

3）视线注意法。在忽略侧对侧眼镜框的边缘上粘上一张与镜框平面垂直的小纸片，遮挡患者非忽略侧的视线，迫使其将视觉注意转向忽略侧。或配上三棱镜，通过折射迫使患者注意忽略侧对侧空间。

（2）视觉失认训练

1）颜色失认：使用各种颜色卡片，训练患者命名和辨别颜色、进行颜色分类或给水果等轮廓涂上颜色等，需反复训练。

2）面容失认：先用亲人的照片让患者反复看，然后把亲人的照片混放在几张不熟悉的人的照片中，让患者辨认出亲人的照片。

3）结构失认：让患者按治疗师的要求用火柴拼出不同图案、搭积木、练习七巧拼板等，从简单的开始，并先做示范，让患者模仿，后给出平面图，要求患者自行拼出（图 10-1-1、10-1-2）。

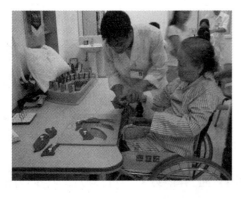
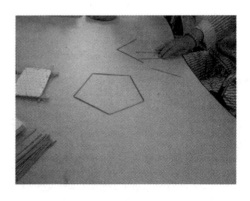

图 10-1-1　患者在进行木块拼图训练　　图 10-1-2　患者模仿用竹签拼几何图形

2. 失用症训练

（1）结构性失用：结构性失用是在结构性失认的基础上产生的运用困难，训练方法类似于结构性失认，可在其基础上训练患者排列、堆放家庭常用物品等，治疗师先示范，再让患者模仿练习。开始时可给予较多的暗示、提醒，有进步后再逐步减少，并增加难度。

（2）运动失用：训练患者完成戴帽动作时，可将戴帽动作分解、示范，然后提示患者一步一步完成。

（3）穿衣失用：可以把穿衣动作分解开来，如把旧衣服的袖子剪下，专门练习穿袖子，或把衣服放在桌子上专门练习扣扣子和解扣子，然后过渡到练习给布娃娃穿衣服。在训练过程中，可暗示、提醒和指导患者，或手把手地教患者穿衣，渐渐地减少帮助。

（4）意念性失用：此类患者通常表现为活动顺序紊乱或错误使用工具，如烧水时要先把水放在烧水锅里再加热，患者却把顺序颠倒了。可在厨房墙上和卫生间的镜子上贴上图片，把烧水、刷牙和洗脸等动作顺序用图片的形式表现出来，给患者视觉提示。或用言语指令来帮助患者，在上一个动作将要结束时，提醒下一个动作，启发患者有意识地活动。

3. 记忆力训练

可对患者进行直接训练，内容如下。

（1）图像记忆和视觉再生。如出示 3～10 张图片让患者看 10 秒钟，然后要求说出图片名称。接着逐渐加大难度，要求患者对图片的细节加以描述，例如图片上苹果是什么颜色，照片上的小女孩穿什么衣服等。也可改为扑克牌等，要求患者不但能说出名称还要说出顺序。或出示一些几何图卡让患者看 10 秒，然后要求默画出来。

（2）姓名和面容记忆。给出一些照片和名字的卡片，配对好，让患者看 30～60 秒，然后打乱顺序，要求按原来的配对方式将其配对，从而帮助患者利用视觉想像来辅助记忆姓名和面容。

（3）言语性记忆训练包括单词记忆和语句、篇章记忆。如给出一些词语要求患者记住，可提示患者利用编故事的方法把要记住的词语融入故事或句子中进行记忆。或给患者讲述一个小故事或读一段小短文，要求复述。当然也可以要求患者读一段报纸的新闻后复述给别人听。

（4）动作记忆。可以做一连串动作后，要求患者模仿。

也可以使用一些外部辅助法，如利用记事本、时间安排表、购物清单、定时器、闹钟、标志性张贴等进行提示。

除此之外还必须养成良好的生活习惯，如起床后做出当天的工作计划，对去过的场所进行路线记忆，特别留意在哪里拐弯、有什么标志性建筑物或别的标志等，一天结束时回忆当天所发生的事情。在家居环境方面，应尽量简洁化，减少房间的杂物，常用的物品摆放在固定的位置，以避免经常找不到东西。在门上张贴醒目的标记帮助患者找到自己的房间，或在卫生间门口贴上鲜艳颜色的标记帮助患者及时找到厕所，特别是在以老年性痴呆为主的护理院，这种简单的措施可以减少很多麻烦。

4. 注意力训练

（1）猜测游戏：取两个杯子和一个弹球，让患者注意看着，将一杯反扣在弹球上，让患者指出球在哪个杯里，反复数次。如正确，改用两个以上的杯子和一个弹球。

（2）删除作业：在白纸上写汉字、拼音、字母或图形等，让患者用笔删去指定的内容。

（3）找差异：从非常接近的两幅画中找出不同之处。

（4）时间感训练：患者按指令开启秒表并于 10 秒内自动按下停止，以后延长至 1 分钟。当每 10 秒钟误差不超过 1.5 秒时，改为一边与患者讲话，一边让其进行上述训练。

（5）听音叩击键盘：治疗师说出字母，要求患者用手指在键盘上敲打出来。

（6）复述数字或倒背数字：说出一串数字，要求患者复述或倒背。

（7）按指令做动作：按要求动指定的手指等，快速完成。

5. 解决问题能力训练

（1）指出报纸中的消息：如报纸名称、大标题、日期等。

（2）排列数字：给患者一些数字卡，让其由小到大按顺序排好。也可以给出一些数列，其中缺少部分数字，要求患者填空。

（3）图形推理：给出一些按一定规律排列的图形，让患者找规律，然后要求按规律在空格中填上正确的图形，可提供几个图形供选择。

（4）物品和图片分类。

（5）做预算：让患者假设安排一个家庭在房租、水、电、食品等方面的每月开支账目，或去超市购物，或装修房子该如何安排费用等。

（四）认知障碍的其他康复训练

1. 电脑辅助认知康复训练

随着电脑和信息技术的发展，认知功能的评估和训练也逐渐实现电脑化。电脑辅助认知功能训练是以传统认知训练内容为基础开发出的一系列针对性游戏及模拟练习，以提高患者的知觉能力、注意力、辨别能力、空间知觉能力、计算能力、判断力、抽象思维能力、问题解决能力等认知功能。例如网络上的益智游戏"拼图游戏"、"拼字游戏"、"颜色识别游戏"、"形状识别游戏"、"迷宫"、"打地鼠"、"连连看"等皆可免费获得，但有时在难度或认知上不太适合患者使用，可以在其基础上做适当的修改再加以利用。也有一些专业的电脑辅助认知软件，如香港的"长者复康电脑认知训练软件"，一共有四套，包括"记忆宝"、"考考眼光"、"游戏世界"、"生活小百科"（图 10-1-3、10-1-4、10-1-5、10-1-6）等，通过一些有趣的电脑游戏分别对记忆力、视知觉能力、注意力和手眼协调能力及日常生活能力进行训练。台湾张瑞昆等开发的"OT Soft"认知训练系统则比较倾向于儿童认知训练方面，训练形式主要采用儿童所喜爱的卡通形象和甜蜜的儿童配音，在内容上利用小游戏将复杂的数字、排序、空间概念、归纳、类化等技巧分解成很多小步骤，循序渐进地进行，使儿童逐步拥有完整的认知过程。该系统在设计方面有良好的弹性，治疗师可以根据患者的表现或爱好对程序进行修改，使训练更具针对性和个体化。另外，它还有先进的网络连接系统，可让两位患者组合训练或互相竞赛，以提高社交和互动能力。

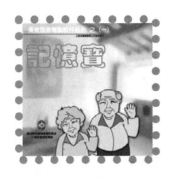

图 10-1-3 记忆力训练

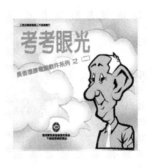

图 10-1-4 视听训练

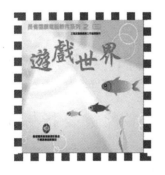

图 10-1-5 注意力训练

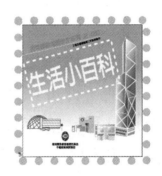

图 10-1-6 日常生活能力训练

2. 远程认知康复训练

远程通讯及电子技术的发展为远程医疗提供了坚实的基础，现在，不同医院、不同地区甚至多个国家的医生可借助实时的视频和语音系统及远程通讯技术进行病例讨论、多科会诊等，有些专家甚至可以借助该技术对另外一个国家的某个医院的一台手术进行实时监测和指导。远程技术在康复医学中的应用也越来越广泛，特别是在认知康复方面更可为行程较远或行动不便的患者提供方便的康复支持，及时加强医生、治疗师及患者之间的沟通，从而提高治疗效果。

（五）虚拟现实技术在认知康复中的作用

虚拟现实（visual reality，VR）技术是近年来电脑多媒体技术发展的最新科技，它利用电脑硬件、软件技术模拟真实环境，配合电脑快速计算、绘画和动画处理能力，通过适当的操作界面，让使用者在实时、交互的操作环境中达到学习、训练和模拟测试的目的。如在认知康复训练中，利用计算机制作出一些模拟环境（如飞机驾驶舱，树林中摘水果等），通过多种传感设备及3D眼镜使使用者投入到该环境中，实现认知障碍患者与该环境直接进行自然交互活动。

虚拟现实环境使治疗师能够利用计算机形成三维图像为患者提供一种可控制刺激的环境，从而丰富认知障碍的康复治疗过程。治疗师还可对患者的多种重要指标进行测量、监控和记录，进而适时地调整治疗方案。对患者来说，这也是一种新颖有趣的治疗方法。整个治疗可以设计在患者熟悉的安全环境中进行，还可充分调动患者的积极性。

目前国际上常用的虚拟现实认知系统有美国的"鹦鹉软件"，它是一套针对中风与脑损伤患者的语言及认知训练系统，涉及言语及注意力、记忆、定向等认知功能。软件始创于1981年，至今已经开发出150多种训练项目，现在在北美等的医院及康复中心广泛使用。

加拿大研发的大脑训练软件（Brain Train）是一种认知训练和测试软件，旨在帮助提升记忆力、注意力、听力技巧、自控能力、反应速度等。医生、教育者以及家庭都可以使用它来帮助脑损伤患者以及多动症、学习障碍、听力障碍、心理情绪障碍等患者进行认知训练和认知功能测试。

虚拟现实认知系统的研究和应用目前还处于初级阶段，尚存在一些不足，主要体现在缺乏相关治疗和评估标准、系统的交互性现实还不完善、虚拟现实系统外围设备较昂贵等，故还不能广泛使用。但可以预见，在不久的将来，虚拟现实治疗法会作为一种新兴的康复治疗手段出现在我们的生活中。

（陈少贞　张　涛）

第二节　老年失智的康复训练

（一）概述

随着年龄的增长，正如其他身体功能一样，人类的认知能力也会出现不同程度的衰退。与年轻人相比，老年人在注意力和记忆力等方面的表现会相对逊色，这是一个正常的发展过程。但是，如果这个过程发展太快或程度太明显，那就要警惕是否有病理性的认知障碍——失智症了。

失智也称为痴呆，是指一个原来智力正常的人在神志清醒的情况下逐渐出现记忆、理解、判断、计算、定向、自我控制等能力的进行性障碍，并常伴有精神和行为异常等，从而影响其生活和社交能力。它不是一种疾病，而是一种症候群，可以由许多疾病引起。

老年人群（老年期）发生的痴呆主要包括阿尔茨海默型老年性痴呆（Alzheimer′s disease，AD，占总发病率50%以上）和非 Alzheimer 型老年性痴呆。非 Alzheimer 型老年性痴呆中以多发性腔隙性脑梗死引起的血管性痴呆（vascular dementia，VD）占多数，另外还有帕金森病痴呆等。

老年性痴呆的患病率随年龄的增长而上升，65 岁以上人群中老年性痴呆患者占总人口的 4%～5% ，75 岁以上约占 10%，80 岁以上占 17%～20%。

（二）临床表现

在临床上两大痴呆症有许多相同的表现。

（1）记忆缺损：主要为近事记忆障碍，忘记刚刚讲过的话或做过的事，忘记重要的约会和物品通常摆放的位置等，学习新东西有困难，不记得时间和地点，对人物失忆或错认，外出时常迷路。

（2）智力缺损：思维分析、判断能力、视空间辨别能力、计算能力等也有所降低。严重者在语言理解和表达方面也出现问题，表现为言语量减少、词不达意等，书写和阅读也表现出一定困难。

（3）情绪及性格改变：患者出现多疑、抑郁、淡漠、自我封闭，或暴躁、激越、喜怒无常、恐惧、焦虑等情绪问题，有的还出现幻听、幻觉，甚至出现贪食或拒食、伤人毁物等异常行为。

（4）生活自理能力及社会功能缺损：患者退缩，不愿与别人交流，不参加家庭及社区活动，生活自理能力很差。

AD性痴呆和血管性痴呆患者的临床标准也有不同之处，AD性痴呆的病程是一个由轻到重逐渐演变的过程，病程短则1～2年，长则10年或更长时间，晚期AD患者基本的语言功能和生活自理能力完全丧失；而血管性痴呆患者的表现相对稳定，没有明显的进行性发展。

（三）发病原因

阿尔茨海默型老年性痴呆的发病机制目前仍不明确，但近年来的研究发现，在这些痴呆患者中，许多人存在着以下社会心理现象或问题：无业、不阅读书写、低认知功能、无园艺劳作、心理健康感差、失婚、不良生活事件、不与配偶同住、不参加集体活动、低教育和不旅游观光等。其中，无业是最高危险因素，不良生活习惯如长期营养过剩、嗜酒、睡眠障碍、心胸狭窄、性格内向等，也是主要的危险因素。脑血管病则是血管性痴呆的主要原因。

（四）治疗

1. 药物治疗

老年性痴呆患者常有精神异常、睡眠障碍、抑郁、焦虑等，可对症治疗。对于认知障碍，可使用改善脑循环及神经营养的药物和脑细胞代谢剂来改善患者的反应性、兴奋性和记忆力。

中医治疗则以补肾、活血化痰为主，兼以养心、调气、通窍、和中等。目前研究发现黄芪注射液，六味地黄丸，丹参、黄芪、地黄、人参、枸杞、何首乌、黄精、红花、川芎、石菖蒲等中药能有效改善老年痴呆患者的症状。以活血化瘀通络为主进行针刺和穴位注射等传统方法治疗老年性痴呆也有一定效果，主穴为四神聪、百会、神门、足三里，配穴为双侧神庭、内关、合谷、三阴交、太溪。

2. 康复治疗

非药物的康复治疗和干预，可改善老年性痴呆患者的认知功能，推迟入住养老机构时间，或减轻照料者的心理负担，提高患者与照料者的生活质量。

老年痴呆症以智能衰退为主要表现，同时也影响到心理、社交能力和日常生活活动能力。因此，对老年痴呆患者也应进行全面的综合性康复治疗，重点进行日常生活自理方面的训练，同时充分发挥残余功能，并把日常生活活动适当简化或提供适当便捷的辅助器具以提高完成日常活动的能力；并重视患者的休闲娱乐活动，促进参加适当的社交活动，提高生存质量。对痴呆患者家属，要指导其照顾患者的技术和知识，同时给予心理上的鼓励和支持。

对老年性痴呆患者的具体康复措施如下。

（1）记忆训练。血管性痴呆患者或早期阿尔茨海默型老年性痴呆患者，认知障碍程度相对较轻，可针对性地进行认知训练，包括记忆训练、简单的计算训练、推理判断训练、空间知觉训练、定向力训练等。具体的实施方法包括呈现数张图片或扑克牌数十秒后要求患者回忆，呈现几何图形数十秒后要求默画出来，以及拼图游戏、折纸、火柴棍拼图、打扑克、模拟买东西、听故事后复述等，有条件的可以鼓励常上市场买菜。也可在家人的陪同下外出，要求患者尽量记住走过的路，观察拐弯处的标志性建筑物，回程时要求患者自己认路。鼓励患者读书、看报、听广播、看电视，接受来自外界的各种刺激；同时鼓励患者适当参加社交活动，每天短时间地参加打扑克和麻将等游戏。

（2）辅助手段和环境支持。病情较重的患者，进行认知训练有一定困难，效果也不理想。这时，可利用代偿和环境改造的方法为患者提供安全防护和生活方便，如家中的摆设尽量简单，过道上尽量不要摆放东西以防跌倒，把家中厕所的门油漆成鲜艳的颜色有助于患者辨认，在不造成混乱的情况下尽量利用丰富的色彩提供视觉刺激。设定手机提醒功能提醒患者吃药或其他活动，煮饭和烧汤的设备最好都有自动保护装置，尽量避免让老人独居，出门最好要有人陪护，并让老人随身携带记有包括住址和家人电话等信息的卡片，以防走失。

（3）缅怀治疗。缅怀指唤起过去的一种行为或过程。由于老年痴呆症患者近期记忆衰退，而远期记忆相对保留，因此，可让患者以所拥有的记忆作为媒介，让其在没有压力的情况下抒发自己的感情和见解，分享过去美好时光进行缅怀治疗，以帮助患者重新肯定自己，重树信心，减低抑郁和改善生活质量。缅怀可有不同形式，包括个人回想、小组分享、展览、戏剧等，旧家具、旧照片、老歌、古老的服饰等都是可用的道具。

（4）音乐治疗。研究发现节奏轻快明朗的音乐也可改善老年性痴呆患者的情绪、增强感情上的反应、改善社会交往甚至提高思维灵敏性。音乐治疗的形式包括听音乐、唱歌、敲击乐器、音乐体操等。

（5）工艺治疗。绘画、手工艺品制作、盆景栽培等皆有助于满足患者情绪、社交方面的需求，也能促进肌肉的协调，提高身体耐力，改善认知能力等。

（6）参加适当的体育运动。有助于促进睡眠和保持良好的情绪。

（7）良好的生活习惯。保持有规律的生活和充足的睡眠，不可吃刺激性食物，戒烟酒，多吃蔬菜，尽量避免精神刺激。

（8）指导家属照顾技巧。老年性痴呆患者在很大程度上依赖家属，给家属造成不小的负担。家属要以积极乐观的情绪去影响和鼓励患者，理解和宽容他们，耐心听取诉说，主动交流，交流时尽量采用简明的语言，并适当地重复信息，还可利用手势以便理解。当患者想不出要说的字时要给予帮助，督促和指导患者洗脸、刷牙、嗽口、洗澡，要训练和刺激记忆。尽量让患者自己多做些，以减少对家人的依赖。当患者有幻觉或妄想行为时应避免与其争辩，注意安抚他们的情绪。

（陈少贞）

第十一章　音乐治疗

第一节　音乐治疗概述

（一）基本概念

音乐治疗是康复治疗的一种，属于文娱治疗或艺术治疗、心理治疗范畴。它通过让患者倾听欣赏或歌唱演奏一些经过选择的、具有治疗作用的音乐来达到到治疗疾病或心灵创伤的目的。此外，音乐治疗也具有保健和预防某些疾病的作用。

音乐护理是指在整体护理或全人护理中，利用一些经过选择的、对患者身心健康有良好作用的音乐，以背景音乐，或指导患者个别选听的方式，为患者营造一个更有利于在精神、心理、身体、社会等方面康复的护理环境。

音乐护理属于广义的音乐治疗，但比较简单、普通，而专业的音乐治疗专业性、针对性强，需要使用特殊技能，应当由经过音乐治疗训练的治疗师或教师来进行。

（二）发展概况

1. 音乐是人类健康的朋友

自古以来，音乐就是人类身心健康的益友。忧郁时，音乐可使人宽心解忧；紧张焦躁时，音乐可使人放松镇静；烦闷不安时，音乐可使人解闷消愁。我国古代名医朱震亨就说过，音乐是一种药物（"乐者，药也"）。另一位医师吴尚先说得更深刻，他认为对一些因忧愁哀怨而引起的疾病，音乐的治疗效果更胜过药物（"七情之病，看花解闷，听曲消愁，有胜于服药者矣"）。

宋朝著名文学家欧阳修曾心情抑郁，通过学习弹琴，欣赏琴音，他的抑郁症状得到缓解，而且体会到听舒缓和谐的旋律可以怡养性情，听急骤凄然或悲愁的琴音可以使人在感情上产生共鸣，从而泄忧愤或哀叹之情（《古文观止》）。

在国外，古希腊的哲人柏拉图也认识到不同的旋律、乐器和节奏对人们的精神和情绪有不同的影响，他甚至还为失眠和头痛患者提供音乐处方。据记载，古罗马名医盖伦曾对被毒蛇或蝎子咬伤而出现精神症状的患者使用音乐治疗。

2. 音乐治疗从经验走向科学

随着医学进步和音乐艺术的发展，从 20 世纪开始，特别是在第二次世界大战后，音乐治疗也逐渐从经验走向科学，以至形成一门音乐与医学相互渗透和交叉的新学科，音乐治疗学。一种新的治疗机构——音乐治疗组或音乐治疗室也在医院和康复中心相继建立，在学校也创办起来一个新的专业——音乐治疗专业。现在在全世界有数以千计的音乐治疗师活跃在康复治疗一线。

3. 音乐治疗的发展背景

（1）第二次世界大战后，音乐走向社会这一潮流迅速发展，工业和商业用背景音乐的广泛应用启发推动了作为治疗用的医院背景音乐的出现，也推动了专门的音乐听赏性治疗的发展。

（2）音乐心理学的发展。对音乐的心理效应进行的系统研究阐明了音乐对人体情绪行为的影响，为创立音乐治疗理论打下了基础。

（3）医学新模式的确立。过去人们认为疾病的发生和发展都是由细菌、病毒、寄生虫（生物病原体）侵入人体所致，这种模式被称为"生物医学模式"，因此疾病的防治只着眼于控制这些细菌、病毒、寄生虫等的扩散和传染。第二次世界大战后，医学家们认识到不仅生物病原体能使人生病，而且人的精神、心理行为和社会因素也对疾病的发生、发展和控制有着重大影响。由此医学界确立了新的医学模式，即"生物－心理精神－社会医学模式"。从此，人们在重视控制生物学病因的同时，也开始重视应用各种手段（包括音乐在内）以调整心理、精神和社会因素，从而达到防治疾病的目的。

（4）音像技术的进展。半个世纪以来，密纹唱片、唱机、录音带、CD以及其他现代化音响设备（包括便携式等）的相继出现，为音乐治疗的推广创造了有利的技术和设备条件。

（5）康复医学、家庭医疗、自我保健等的提倡，使人们开始重视身心功能的康复，特别是应用简单而有效的方法在家庭和社区环境达到保健和康复的目的，而音乐治疗成为其不可忽视的手段之一。

总之，现代人类文化生活和医疗保健对音乐的需求，以及对音乐防治保健作用的开发研究，促进了音乐治疗的发展和成熟，使之成为一种引人注目的康复手段。

（三）音乐治疗的生理作用

音乐通过乐器或人的声带振动产生的波动进行传递，其复杂、和谐的声波形成一种特殊的能量和信息，由人体的听觉器官接收后变为生物电脉冲，沿着神经通道进入大脑；另一方面，声波的振动也可刺激皮肤和皮下组织的感受器，然后经过神经反射弧的通道引起体内器官产生相应的反应。音乐对人体的生理和心理效应大致包括以下五个方面。

1. 情感效应

音乐信息刺激大脑边缘系统，引起感情上的共鸣（亦即感情上的认同），产生情绪反应。欢愉的音乐信息，一般能引起愉快、欢悦的情绪和宽松、舒畅的心情；哀怨伤感的音乐信息则引起悲愁、伤感的心情；镇静性的乐曲可使人情绪稳定，精神安宁。

2. 镇痛效应

音乐信息的刺激可促进身体内啡肽的分泌，从而产生镇痛作用。而听音乐时人的注意力集中到对乐曲的欣赏上，也转移了对疼痛和疾病的注意，从而使疼痛的感觉减弱。

3. 联想效应

人们在倾听过去唱过或听过且比较喜欢的乐曲时，会联想起当时的一系列情景和体验（包括内心的感情体验），如童年的友谊，家庭的温馨或个人早年的成绩、幸福，或美丽的风景，和平的环境，温暖的气氛等等，这种愉快的联想能产生安慰、欢愉的心情，从而引起良性的生理反应。当然乐曲也可在听者脑中引起伤感性质的联想，帮助患者宣泄愁郁、忧愤的情绪。

4. 心身效应

音乐可通过调节心理和情绪状态，改变交感神经系统或迷走神经系统的紧张度，从而改善心血管、呼吸、胃肠等系统的功能。例如，心境的松弛和情绪的稳定可使血压下降、心率减慢、呼吸平顺、胃肠紧张性收缩减轻。音乐治疗对许多心身性疾病（如高血压、支气管哮喘、消化性溃疡等）也有效。

5. 振动效应

音乐声波的机械振动会引起体内器官节律性活动的改变，使之加强、减弱或趋向同步，或使不规律的活动变得有规律。倾听频率适度、节奏性强的乐曲有助于调整心跳、呼吸和胃肠运动。

以上效应主要是倾听乐曲引起的生理心理效应，而患者参与歌唱或演奏的音乐治疗，还兼有作业治疗、文娱治疗、心理治疗等多方面的效果。

（四）音乐的治疗作用

1. 增进精神卫生和心理健康

聆听（听赏）经过适当选择的乐曲可缓解人们的精神紧张，引起松弛反应，从而消除或减轻各种相关症状如情绪易激动、头痛失眠、食欲减退甚至心跳加快、血压升高等。对于有焦虑、恐惧症状的人，音乐治疗可以缓解心情紧张不安，具有镇静宁神作用。对于有抑郁症的人，音乐治疗可提高兴奋性，改善情绪。

2. 缓解高血压

倾听松弛性音乐能使身心松弛而降低血压，减轻或消除心跳过快、心烦胸闷、头胀头痛、焦虑等症状，反映精神紧张程度的肌电水平也有所下降。

3. 具有止痛作用

可作为背景音乐或专门选择收听，例如患者在做手术（特别是做拔牙手术）时倾听，可减轻手术痛苦；妇女在分娩时倾听，也可减轻阵痛，使产程顺利进行；偏头痛患者也能减轻疼痛。

4. 增进食欲和促进消化

作为背景音乐的"餐桌音乐"或"佐餐音乐"很常用，受到人们的欢迎，它可增进食欲，帮助消化，增加用餐的情趣。

5. 促进残疾人康复

对一些有智力缺陷的儿童，音乐治疗可提高注意力、模仿力、语言能力和对外界的兴趣；对有运动能力障碍，尤其是步行障碍的残疾人士，音乐治疗可改善手足的协调能力和步态，而且还能促进残疾人士的相互沟通，尤其是与外界的沟通，以及提高认知能力和社交能力。

音乐治疗的用途分类如下（以听赏治疗为例，表11-1-1）。

表 11-1-1　音乐治疗的用途分类

治疗作用	适应证
镇静	失眠、精神紧张、高血压病、烦躁兴奋、慢性疲劳
舒心	烦闷不乐、精神不振、情绪不佳、疲乏倦怠、神经衰弱综合征
止痛	外科手术时、外科手术后、牙科手术时（如拔牙）、妇女分娩阵痛、偏头痛、腰痛、其他痛症
解郁	抑郁症、焦虑症、恐惧症、更年期综合征
健胃	食欲不振、胃纳欠佳、消化不良、喜庆佐餐
健脑	老年智力衰退、弱智儿童、精神发育迟滞、儿童学习困难
治残疾	运动功能障碍、言语障碍、步态不正、社会生活能力缺陷、其他残疾
胎教	使孕妇保持平静心境，良好情绪，保证胎儿健康发育；同时培养胎儿听力，促进右脑发育
练功	练习松静式医学气功（以音乐诱导入静、集中注意力和松弛身心）
其他治疗用途	催醒植物人、控制癫痫发作、改善帕金森综合征、癌症患者护理、减轻哮喘发作

近 20 年来，音乐治疗又有很大发展，适应证范围也在扩大。音乐治疗的护理对象以及实施场所如下（表 11-1-2）。

表 11-1-2　音乐治疗的护理对象及实施场所

患者类别	实施音乐治疗的场所
手术患者	手术室、牙科诊室、医院病房
产妇	产房
高血压、冠心病	医院、门诊、社区、家庭
神经内科（如中风后遗症）	医院、门诊、社区、家庭及康复中心
精神科	精神病院、精神卫生中心、社区工疗站、家庭

患者类别	实施音乐治疗的场所
发育障碍儿（听力语言障碍、脑瘫、孤独症、弱智等）	残疾儿童康复中心、门诊、学校、社区、家庭
老年病患者	老人护养机构、医院、社区、家庭、
精神紧张、失眠	社区、家庭
戒毒	戒毒中心、社区、家庭
临终患者	医院、临终护理机构

第二节　听赏性音乐治疗

（一）音乐治疗方式

1. 参与性音乐治疗

又称表达性音乐治疗，即引导患者参与唱歌（个人唱或集体唱）、弹奏乐器或创作歌曲等，既可宣泄情绪，又有社会康复意义。

2. 听赏性音乐治疗

最常用，也称为接受性音乐治疗，方式如下。

（1）病房背景音乐（中央音响系统控制）。

（2）音乐治疗室或文化活动室听赏音乐（专场），供病房住院患者及门诊患者治疗用。

（3）个人用耳机在病床或病室内听赏。

（4）在社区和家庭环境下听赏。

（5）配合气功治疗作为诱导入静的手段，以达到松弛治疗和加强免疫功能的目的。

（二）听赏性治疗乐曲分类

听赏性治疗乐曲的作用及效果与乐曲的节奏、旋律、和声、音色、风格等因素直接相关。听赏性治疗乐曲大致分为三大类。

1. 镇静性乐曲

旋律优美抒情、简洁流畅、清淡典雅，节奏平稳、柔慢、宽广，速度徐缓，音色柔和舒展或略带深沉，风格幽静、安祥，如勃拉姆斯的《摇篮曲》，德彪西的《月光》、圣·桑的《天鹅》、海顿的《小夜曲》，我国民族乐曲《渔舟唱晚》等。可用于镇静松弛，治疗失眠、高血压、精神紧张等，并能缓解疼痛。

2. 解郁性乐曲

又称消虑性乐曲，旋律优美多彩、欢快活泼、起伏明显，节奏明快清晰，速度中等，音色清新明亮，风格明朗秀丽，如贝多芬的《G 大调小步舞曲》、莫扎特的《浪漫曲》、勃拉姆斯的《匈牙利舞曲第 5 号》、民族乐曲《二泉映月》等。可用于治疗焦虑、抑郁、情绪不佳。

3. 兴奋性乐曲

旋律刚劲活泼，节奏明快坚定，多为进行曲式，多种乐器配奏，速度稍快，音色饱满有力，或庄严雄伟，或尖锐清脆，力度较大，抑扬顿挫，情绪热烈、高昂，如贝多芬的《命运交响曲》、比才的《卡门》序曲、苏配的《轻骑兵》序曲、莫扎特的《土耳其进行曲》、民族音乐《得胜令》等。可用于健脑益智、提神去闷，治疗智力衰退、智力低下、慢性疲劳综合征等。

（三）听赏性音乐治疗的注意事项

（1）根据病情、健康状况或调整身心功能的需要，选择适当系列的治疗性乐曲进行听赏。若有自己特别偏好或会引起自己对一些愉悦往事回忆的曲子，可侧重选择听赏，治疗效果更佳。

（2）第一次听曲前，应仔细阅读音乐处方中有关所听乐曲的特点、性能和治疗作用的介绍，以后如有必要，可多次反复阅读。

（3）听赏治疗性乐曲宜在安静、无噪音干扰的环境下进行，如条件许可，可在布置典雅简朴、气温 20℃～28℃的厅房内进行。

（4）一般宜在静坐或静卧姿势下直接收听或戴耳机听赏。如仅为调节身心、放松休息，也可作为背景音乐听赏，如开胃佐餐系列乐曲可作为伴餐音乐听赏。

（5）听赏治疗性乐曲音量一般宜较低，尤其是听镇静、松弛、降压、解郁等方面的乐曲，音量宜控制在 20～30 分贝，最大不超过 40 分贝。

（6）每次听赏时间一般为 30～60 分钟。治疗期间每天听曲次数 2～3 次，巩固期间每天至少 1 次。症状明显者，听曲时间应延长（1～2 小时），听曲次数也应相应增多（3～4 次）。

（7）在听赏过程中，如心情不佳或觉得某一乐曲的旋律节奏难以接受，可暂停听赏，在医务或音乐专业人员指导下更换治疗性乐曲。

（8）如有必要（如增加听赏曲目范围），可将性质大致相同的系列乐曲交替听赏，例如失眠患者既可听赏催眠系列乐曲，也可听赏松静降压系列乐曲；高血压病患者，既可听赏松静降压乐曲，也可听赏催眠助睡系列乐曲。此外，提神去闷系列、宽心解郁系列和开胃佐餐系列，可以互作辅助听赏乐曲交换使用。

附 1. 听赏性治疗乐曲曲目

（一）松弛性乐曲曲目

1. 民族乐曲

（1）二泉映月

（2）渔舟唱晚

（3）鹧鸪飞

（4）水龙吟

（5）梁山伯与祝英台（小提琴协奏曲）第一部分

2. 西洋古典乐曲

（1）德彪西：明月之光（月光）

（2）圣·桑：天鹅

（3）格里格：晨景

（4）布鲁赫：g 小调第一小提琴协奏曲

（5）巴赫：d 小调双小提琴协奏曲第二乐章

（6）柴可夫斯基：船歌

（7）肖邦：降 E 大调夜曲

（8）福莱：西西里舞曲

（9）约翰·斯特劳斯：维也纳森林故事圆舞曲

（10）贝多芬：田园交响曲第二乐章

（11）格拉祖诺夫：西班牙小夜曲

此外，镇静性乐曲也有松弛降压的作用。

（二）解郁、消虑性乐曲曲目

1. 民族乐曲

（1）昭君怨

（2）春江花月夜（管弦乐）

2. 西洋古典乐曲

（1）柴可夫斯基：如歌的行板

（2）格里格：a 小调钢琴协奏曲第二乐章

（3）门德尔松：春之歌

（4）肖邦：e 小调第 1 号钢琴协奏曲

（5）约翰·斯特劳斯：拉德茨基进行曲

（6）格什温：蓝色狂想曲

（7）贝多芬：C 大调小步舞曲

（8）拉威尔：菠莱罗舞曲

（三）镇静性乐曲曲目

1. 民族乐曲

（1）渔舟唱晚

（2）梁祝协奏曲（小提琴）

（3）良宵（二胡、钢琴）

2. 西洋古典乐曲

（1）莫扎特：摇篮曲

（2）菲比赫：黄昏

（3）勃拉姆斯：摇篮曲

（4）柴可夫斯基：秋之歌（大提琴、钢琴）

（5）海顿：小夜曲（F 大调四重奏第二乐章）

（6）舒曼：梦幻曲

（7）舒伯特：摇篮曲

（四）兴奋性乐曲曲目

包括健脑益智、提神去闷音乐。

1. 民族乐曲

（1）得胜令

（2）夜深沉

（3）步步高

（4）彩云追月

（5）娱乐升平

2. 西洋古典乐曲

（1）贝多芬：命运交响曲第一、四乐章

（2）肖邦：波兰舞曲"军队"

（3）比才：《卡门》序曲

（4）格罗菲：大峡谷交响曲第三乐章

（5）苏配：《轻骑兵》序曲

（6）格林卡：幻想圆舞曲

（7）罗西尼：《威廉·退尔》序曲

（8）贝多芬：皇帝协奏曲（$^\flat$E 大调第五钢琴协奏曲）

（9）莫扎特：土耳其进行曲

（10）伊凡诺维奇：多瑙河之波

（11）约翰·斯特劳斯：春之声圆舞曲

（五）开胃佐餐乐曲曲目

1. 民族乐曲

（1）赛龙夺锦

（2）花好月圆

（3）平湖秋月

2. 西洋古典乐曲

（1）贝多芬：春天奏鸣曲第二乐章

（2）巴赫：G 弦上的歌

（3）博凯里尼：小步舞曲

（4）柴可夫斯基：$^\flat$B 小调第一钢琴协奏曲

（5）柴可夫斯基：四只小天鹅

（6）伏·威廉斯：绿袖的幻想

（7）穆索尔斯基：《图画展览会》之漫步

（8）马斯卡尼：《乡间骑士》间奏曲

注：由中山医科大学研究开发的音乐治疗专集——《名曲良医》（卓大宏、黄耀熊选编及撰写音乐处方，太平洋影音公司出版，2006）包括 6 集 CD，分别为催眠助睡音乐、松静降压音乐、宽心解郁音乐、开胃佐餐音乐、提神去闷音乐、健脑益智音乐等。

（卓大宏）

第十二章　语言治疗

第一节　语言障碍概述

语言组成的四大要素是发声，构音，语言（词汇、语法、逻辑组织）和流畅度。

语言障碍的类型可按以上四个方面划分。

（1）声音异常：与喉炎、声带增厚、声带麻痹等疾病有关，其表现又分为音质异常（嘶嗄声、鼻音过重等），音量异常（过大、过小），音调异常（过高、过低、突变）等。

（2）构音异常：常见于讷吃、构音器官功能及结构异常。

（3）语言异常：失语症。

（4）流畅度异常：如口吃。

造成语言障碍的原因可按先天性或后天获得性，或者按器质性、功能性等进行分类。

临床检查可对语言障碍的性质、类型、原因等做出诊断，并对严重程度及恢复的可能性进行评估，从而决定是否需要进行语言治疗。

第二节　语言治疗的简易处方

在日常康复工作中，常见的语言障碍包括中风（脑卒中）患者的失语症、小儿脑性瘫痪的构音异常，以及与听力障碍有关的儿童语言功能发育障碍等。在语言治疗方面，除了传统的由治疗师对患者进行有针对性的面对面治疗训练外，近年来还出现了电脑辅助语言训练的方法，可在社区、基层和家庭等进行一些基本的语言训练和治疗。下面介绍对失语症、构音障碍、语言发育迟缓等患者常用的语言治疗方法。

（一）非语言交流技术训练

1. 用声音、表情、手势、身体姿势表意

（1）训练患者用其能发的单音表达意思，如发一个"啊"表示是，发"啊、啊"表示不。

（2）训练用表情进行交流，如用眨眼的次数表达不同的意思。

（3）训练手势交流，或用手指指点周围环境中的物品增加视觉输入，例如张开手掌表示要，握拳表示不要。

（4）训练用身体姿势交流，如点头表示要、是，摇头表示不要、不是。

2. 用交流册进行交流

制定一本小册子，上面有患者家属及护理人员照片，表明要求、地点、活动的照片也可收集在内。患者可指着交流册表示自己的需要，同时训练其他人指着交流册提出问题，以便传达具体信息。

注意，治疗师应深入了解患者最敏感的非语言交流方式，并要求家庭人员参加训练。

（二）口语表达训练

1. 发音器官训练

（1）舌的运动：前伸后缩，左右舐唇，弹舌"嘀嗒"作响，反复6次，休息。

（2）闭嘴充气鼓腮动作：用拇指、食指挤压鼓气的双颊，轮流充气，挤压，反复6次。

（3）张口发"啊"音动作，然后闭嘴，6次。

（4）撅嘴发"乌"音动作6次，吹口哨动作（尽量做）6次。

（5）反复叩齿，下齿咬上唇，上齿咬下唇，共6次。

（6）深吸气后做吹气球、乒乓球等动作。

以上练习都要求照着镜子做。

2. 发音训练

（1）治疗师把手放在患者喉部，嘱其用力发"啊"音，10次。

（2）能发音后，鼓励其随意发音，并用秒表调整音的长短，增大音量，同时模仿发辅音、元音。

（3）当患者能随意发音时，指导哼出熟悉曲调，如《东方红》，《万水千山总是情》，或用"啦"音哼曲，再唱出词来。

3. 自动语序训练

（1）嘱患者从1数到5，开始时治疗师与患者一起数，逐日增加数字，大约每天增加5个数字，然后治疗师退出，让患者单独数。

（2）按顺序说春、夏、秋、冬，数星期一到星期天。

4．复述训练

（1）单字复述：如复述日常用品名称，可把笔、书、纸、表、伞制成图片，让患者跟着治疗师一边说一边看图。

（2）词组复述：如复述"写字、看书、吃饭、洗澡、锁门"。

（3）短句复述：如复述"天热了、我要吃饭、街上很热闹"。

（4）长句子和小故事复述。

5．词、语词完成作业训练

（1）词完成：给予一张图片，如书包，治疗师说出前部分，让患者说出后部分，反复刺激时，治疗师说"这是……"让患者回答。

（2）语词完成：呈现图片，如汽车，治疗师问"这是汽车还是火车?"如果患者回答"火车"，治疗师改问"是火车还是汽车?"刺激患者回答正确词。

6．词组、语句完成作业训练

（1）词组完成：出示两个实物或图片，治疗师说词组前半部，患者完成后半部，如"桌子和……"，患者回答"椅子"。

（2）语句完成：出示一张图片，治疗师说出句子前半部分，让患者完成后面部分。

7．自我选择表意训练

患者自己选择数张图片，然后告诉治疗师，他看的是什么，可以用任何方式表达他想传递的信息，包括手势、画图等。

8. 看图说话

（1）指导患者对有景像人物的画加以说明，治疗师在旁边可给予暗示。既可用生活中常见的景像图，也可用治疗本中的"在我家里"，"警察抓小偷"，每次选择两幅情景图，下次训练时复习。

（2）康复程度较好的患者给予连环画，让描述故事情节。

以上为描述性训练。

9. 朗读训练

（1）读患者及家人的姓名、家庭地址、卡片上的字。

（2）常用词组朗读，例如"去上班、回家做饭、看电视"。

（3）读报纸或杂志题目。

（4）读简报、杂志或亲人的信，一些简单娱乐书。

10. 会话训练

（1）询问日常生活中的简单问题，让患者回答。

（2）模仿幻灯片、录像中人们的对话，如模仿买东西时顾客与售货员的情景对话，在会话中可给患者一些句子完成练习，如伞是用来干什么用的、天热要吹什么。

（3）患者可通过电话交谈训练会话能力。

（三）听觉理解训练

1. 听力刺激定向力训练

把在实际生活中录下来的声音放给患者听，如汽车声、小孩哭闹声、动物叫声、飞机声、钟声。治疗师通过手势或口语暗示患者参加治疗。

2．词辨别训练

每次出示 3～5 张卡片或常用物品，治疗师说出一个物品名称，患者指出相应物品，可用衣服、杯子、笔、书、牙刷、鞋等物品或卡片。

3．听觉记忆程度训练

治疗师按顺序读出 3 张卡片的物品名称后，呈现给患者，让患者按顺序排列，可逐渐增加卡片的数目。

4．语句理解训练

每次出示 3 个常用物品（实物或图片），治疗师说出其中一个物品功能或所属范畴，患者听后指出。

5．短文理解训练

读一条简短新闻或小故事，根据故事内容进行提问。

6．看电视、听收音机

看电视或听收音机的节目，然后与治疗师讨论内容。

（四）阅读训练

1．词图匹配训练

可先用日常用品进行词图匹配训练，如自行车、毛巾、手表。

2．短句子阅读训练

3．短文阅读训练

可阅读报纸新闻，然后说出内容。

（五）书写训练

1．抄写训练

（1）抄写患者及家人姓名、常用物品名称。

（2）抄写常用词组和短句，如"写字、吃饭、看病、天要下雨、这是一张白纸"。

2. 觅词书写训练

给患者常见物品卡片，让写出物品名字。

3. 描述书写训练

给患者一张简单景像画，让患者看着写出其中发生了什么事。

4. 写日记训练

引导患者把一天的感受以简单的句子写下来，训练书写表达力。

（六）计算能力训练

1. 简单数字回忆训练

可通过辨认硬币和零钱进行。

2. 简单加、减、乘、除法训练

可用算术卡进行治疗。

（七）处方举例

名称：词辨别

适应证：听觉理解障碍。

分量：每周 3 次，每次重复 15～20 遍。

内容：治疗者出示 3～5 张卡片或常用物品，说出其中一个物品名称，让患者指出相应卡片或物品。

使用材料：可用杯子、笔、书、衣服等。

注意事项：根据患者反应调整治疗时间和分量。

（郭　兰）

第十三章　中西医结合康复治疗

第一节　中西医结合康复治疗概述

中医养生学和治疗学原本就使用着一些简朴的物理因子疗法、运动疗法、文娱疗法和松弛疗法。20世纪80年代初，中国开始引进西方现代康复医学，从此中国传统康复疗法开始借鉴、结合西方现代康复医学，逐渐形成中西医结合的康复治疗体系，前景令人鼓舞。

（一）中医康复治疗的特点

中医康复治疗包括中医物理治疗和作业治疗，它建立在中医学理论和中医文化的基础上，具有整体康复与辨证康复、养生康复与临床康复、形体康复与情志康复、自然康复与药物康复等相结合的特点。

（二）现代西方康复治疗的特点

（1）重视功能的评估和分析，有一套科学的评估方法。

（2）运动治疗以精确的解剖学、运动学和病理生理学知识为依据。

（3）作业治疗以恢复个人日常独立生活（生活自理）、社会生活为目标，使作业治疗与职业康复、心理康复、社会康复密切结合。

（4）重视康复治疗与康复工程相结合。

（三）中西医结合康复治疗的发展

近 20 多年来，中国一直在探索实现中西医结合康复治疗的途径，目前已采取一定措施为其发展创造条件。

（1）在培养康复医师和康复治疗师的教学计划和课程中，规定须同时学习和掌握西方现代康复治疗技术，以及中国传统康复治疗技术（开设中医基本理论、养生学、针灸学、推拿学、中国传统运动疗法等课程）。

（2）在康复医疗机构的专业工作标准规范中，规定须同时提供现代物理治疗、作业治疗、言语治疗等服务，以及中国传统运动疗法和针灸、推拿按摩等治疗服务（如医院的中医科、针灸科有针灸、推拿按摩治疗，也可以转介治疗）。

（3）规模较大、单独设置的康复医院（康复中心）应设有中医科（含针灸专业），配备中医师、针灸师、推拿按摩师，甚至配备中国传统运动疗法教师，以充分提供优质的中医传统康复治疗服务。对一般康复机构的物理治疗师和作业治疗师则要求一专多能，既能胜任现代的物理治疗和作业治疗，也能根据需要为患者进行推拿按摩治疗，指导患者进行太极拳、八段锦、保健按摩等锻炼。

（4）开展有关中西医结合康复治疗课题的科学研究，使中西医结合康复治疗能按"循证康复"的原则，科学地、有依据地进行。近年来，针刺治疗脑卒中偏瘫、推拿手法治疗颈椎疾患、腰椎间盘病变等课题的研究，皆确认或揭示了其疗效和作用机制，为推广中医传统康复疗法提供了依据。但总的来说，中西医结合康复疗法的研究任重道远，还需在基础和临床上作更深入的研究。

第二节 中西医结合的物理治疗

（一）主动性物理疗法

1. 导引

导引是中国传统的一种综合运动疗法，一般在坐位进行，融肢体运动、呼吸体操、松弛治疗、自我保健按摩于一体，对老年病、慢性病患者的身心保健和康复有良好效果，尤其对有心身性疾病（如高血压）者，其保健效果更显著，流行的"十二段锦"练习即为其代表。

2. 太极拳

康复治疗上多用杨式简化太极拳，其拳式舒展，动作柔和，具有身心同练、保健康复的作用。在身体活动功能方面，太极拳能改善身体姿势和运动的平衡性、关节灵活性、肌肉柔韧性；在精神保养和修炼上，能缓解精神压力（应激），改善注意力，保持情绪平稳，减轻或避免过分激动。因此有利于防治风湿病、颈、肩、腰腿痛，心血管及脑血管疾患，增进老年人精神卫生和预防跌倒。

3. 八段锦

这是一套在立位下进行的体操，共 8 节，动作刚劲有力，含蓄在内，对增强肌力、培养良好姿势有较好效果，常用于骨关节损伤后期康复，也适用于少年儿童骨骼肌肉发育较差、姿势异常者。

4. 练功十八法

性质与八段锦相似，用于锻炼头颈、腰背脊柱、上下肢关节和肌肉，是一套有效的骨科保健体操和医疗体操。

（二）被动性物理疗法

1. 热疗法

中医热疗法广泛采用有止痛消炎的中药以热疗形式进行外治，有消肿、止痛、消炎等作用，常用于骨关节肌肉损伤、炎症、退行性疾患等的康复治疗，常用的有中药药液热敷或热洗法，中药药物蒸汽薰蒸法，中药药袋热疗法。

2. 中西医结合电疗法

（1）直流电中药离子导入法：即利用现代物理因子直流电把中药溶液在局部以离子导入的方式进行治疗，如利用直流电威灵仙、钩藤离子导入等治疗颈椎骨质增生、颈性眩晕。

（2）电针治疗。

3. 中西医结合光疗法

如激光"针"疗法等。

（三）推拿疗法

亦即中医按摩治疗或中医手法治疗，它与西医按摩疗法的比较如表 13-2-1 所示。

推拿疗法被广泛应用于康复治疗中，可改善肌张力，肌肉、肌腱的延展性和弹性，增大关节活动范围，促进局部血液循环，减轻肿胀和疼痛，并可通过经络作用促进神经肌肉运动功能的恢复，改善精神状态和某些内脏功能。

表 13-2-1　中医推拿疗法与西医按摩疗法比较

项目	中医推拿疗法	西医按摩疗法
治疗原则	辨证施治	无辨证施治
治疗部位	主要按经络理论选择推拿穴位	局部肌肉、关节
治疗手法	有多样而独特的手法	手法相对较简单
治疗适应证	适用于骨科、神经科、内科、儿科	多用于肌肉、关节损伤等疾患

（四）针灸疗法

针灸疗法指用针、艾灸等作用于穴位组织上，引起神经的生理学、化学反应，从而起到镇痛和调整神经肌肉或内脏功能的作用。

在针灸疗法领域的中西医结合，已经发展了许多新的有效的物理治疗方法，即所谓"穴位理疗法"（physical therapy on acupoints，PTA）。它以现代物理因子（电、光、声、热、磁）作用于经络穴位，同时引发穴位本身的特异性反应和该物理因子固有的生物学效应，常用的穴位理疗法见表 13-2-2。

临床证明，用激光束对穴位进行照射，能引起类似针灸和电透热治疗的效果，对软组织损伤、炎症、支气管哮喘、眼玻璃体混浊等有较好疗效。用磁粒敷贴在穴位上，利用磁能对穴位的作用引起治疗效应，对高血压、软组织损伤等有一定疗效。电针疗法、穴位脉冲电流疗法、穴位共鸣火花疗法、穴位感应电疗法等的适应证与普通针刺疗法基本相同，但刺激的剂量更易于调节，且对局部组织的损伤较小。此外，穴位紫外线照射治疗支气管哮喘和慢性气管炎，穴位超声疗法治疗软组织损伤等，也是行之有效的新疗法。

表 13-2-2　**常用的穴位理疗法**

名称	特点
穴位电疗法（电针疗法、穴位脉冲电疗法、穴位感应电疗法、穴位共鸣火花疗法）	以电能作用于穴位
激光"针"疗法	以激光代替针刺
超声"针"疗法	以超声波代替针刺
紫外线"针"疗法	以紫外线代替针刺
磁"针"疗法	以磁能代替针刺

第三节　中西医结合的作业治疗

（一）文化艺术作业疗法

中国传统的作业疗法注重利用文化艺术作业调适和训练心理、精神状态。

1. 书法疗法

中国书法是一种独特的艺术，通过书法作业（表 13-3-1），可培养正姿凝神、心定气和的心理素质，改善认知功能（文字、书面语言），还可训练手的细致功能等。欣赏书法也属书法疗法。

表 13-3-1　**练习不同书法字体的心理治疗作用**

字　体	作　用
楷　书	使人心绪平稳、镇静，治烦躁浮夸之气
隶　书	使人心情沉实稳定，治情绪过于兴奋激动
行书、草书	使人心情活泼兴奋，治抑郁沉闷

2. 绘画疗法

常与书法疗法一起练习，作用大致相同，欣赏画家作品也是一种作业治疗（观画疗法）。

3. 诵读疗法

属读书疗法的一种，但中国传统的读书疗法强调用朗诵法读书，所读文章、诗词或小说的内容能使患者读后明理、解惑、抒情、怡悦，并可改善言语能力。

（二）文娱疗法

1. 音乐疗法

中国传统音乐疗法注重以弹琴赏曲寄托情志，抒发感思，解闷消愁，属心理作业疗法。弹琴又可以锻炼手指及腕关节，有利于恢复手指关节运动范围（ROM）和手的精细活动能力。

2. 风筝疗法

放风筝可望远而明目，寄情高远而心旷神怡，也可随风送意而疏泄郁闷，主要属心理作业疗法。

3. 弄球疗法

一手握两小球（直径 4～5cm，用玉石球或精制空心钢球）或核桃在手掌中来回反复搓弄，以五指拨动旋转，对手腕及手指有舒筋活络作用，还可益气活血、健脑安神。

（三）园艺疗法

1. 盆景疗法

从制作盆景到欣赏盆景，既可锻炼两手的精细活动能力，又能引起患者对自然景物的兴趣，有利于改善情绪。

2. 赏花疗法

各种鲜花的美姿、艳丽的颜色、天然的芳香都是心理治疗因素，"看花可以解闷"的说法不无道理。

（四）中西医结合作业治疗

在对同一位患者的作业治疗中，可同时采用现代作业疗法和中国传统的作业疗法，即采取中西医结合作业治疗的方式。例如，对脑卒中恢复期患者，既使用现代的日常生活活动（ADL）练习，也采用中国传统的弄球治疗，以锻炼手功能。对颅脑损伤患者，既可进行认知康复训练，也可结合进行中国传统的朗读进行治疗。对有抑郁、焦虑等精神和心理障碍的患者，既可进行西方的工艺疗法，也可结合进行中国传统的园艺疗法或书画疗法。

（卓大宏）

下篇 辅助器具在康复
治疗中的应用 ▶

第十四章 辅助器具应用概论

第一节 辅助器具与辅助技术服务概述

（一）辅助器具与辅助技术服务概念

众所周知，各类残疾人都有其自身的障碍特点，如下肢残疾人无法行走或走不远、视力残疾人看不见或看不清、听力残疾人听不见或听不清等。利用辅助器具（以下简称辅具）是克服这些障碍的有效解决方案之一，它们可代偿或补偿各种活动功能，促进残疾人重返社会。

1. 辅助器具的定义

2011 年国际标准 ISO 9999《残疾人辅助产品分类和术语》将辅助产品（辅助器具）定义为"由残疾人使用或用于残疾人的任何产品（包括器具、设备、工具和软件），可以是特别定制的或通用产品，以防护、支持、训练、测量或代替身体机能结构或活动，或预防损伤、活动受限或改善参与限制"，如假肢、矫形器、坐姿椅等是特别定制的，而轮椅、拐杖等则是通用产品。

2. 辅助技术服务的定义

美国在 1998 年的辅助技术法案中将辅助技术服务定义为"为残疾人获得或使用辅助器具，以改善活动或参与的任何服务"。多年来人们对辅助技术服务的了解和重视尚不够，以至辅助器具的获得及使用都比较困难。辅助技术服务包括对残疾人的直接服务和对为残疾人提供服务的人的服务两方面。

3. 辅助技术服务内容

（1）残疾人的需求评估，包括在习惯环境中的功能评估。

（2）提供辅助器具的购买、租赁或其他服务。

（3）选用、设计、装配、定制、适配、应用、维护、修理或更换辅助器具的服务。

（4）协调治疗、干预或与教育、康复计划相结合的服务。

（5）为残疾人或家属、监护人、支持者或其他相关人士提供培训或技术支持。

（6）为专业人士（包括提供教育和康复服务的个人）、雇主或有工作关系的个人以及其他实质上参与了残疾人主要生活的人，提供培训或技术支持。

辅助器具不再是一个买来就用的简单商品，它需要综合考虑个体需求、能力及愿望，使辅助器具、个体及环境融为一体，也就是必须提供全面的辅助技术服务。

（二）辅助器具的主要作用

2010 年世界卫生组织（WHO）在正式发布的社区康复指南（健康部分）中指出："对许多残疾人来说，获得辅助器具是必要的，而且是任何发展战略中的重要组成部分。没有辅助器具，残疾人绝不可能受到教育或从事工作，以至贫困将继续循环下去。"由此可见，国际上对辅助器具已形成共识，即辅助器具不仅是提高残疾人生活质量的工具，而且很多时候是唯一能帮助他们活动、参与，甚至脱贫的重要手段。

对残疾人来说，既有由于身体结构或机能损伤造成的各种活动或参与困难，也有由环境障碍造成的困难，而辅助器具的重要作用就是充分发挥残疾人的潜能以补偿或代偿其功能障碍，从而克服困难，亦即用辅助器具构建无障碍环境，其方法包括用辅助器具克服自身损伤造成的活动困难和用辅助器具克服环境障碍造成的参与困难两种。辅助器具的主要作用如下。

1. 补偿原有机能的减弱或丧失

残疾人原有的机能减弱或丧失后，如果尚有潜能，则可通过辅助器具的补偿来增强已减弱或丧失的原有功能，从而克服活动困难。例如，有残存听力者（听力潜能）可通过佩戴助听器放大声音来补偿减弱的听力；有残存视力者（主要是三、四级低视力者，但也有个别一、二级盲人）可通过助视器，特别是电子助视器放大图像来补偿减弱的视力；而有残存言语能力者（言语潜能）则可通过扩音器或人工喉来补偿减弱的言语能力。肢体残疾人（都有残存肢体活动潜能）中，上肢截肢者可通过安装功能性上肢假肢恢复自理功能；下肢截肢者可通过安装下肢假肢恢复行走功能。小儿麻痹患者行走困难，通过使用 KAFO 矫形器、补高鞋和拐杖等增强下肢支撑能力、躯体的稳定性，则可增强站立和行走功能。偏瘫和脑瘫患者行走困难，可通过下肢矫形器的补偿基本恢复原有的行走功能。部分截瘫患者在下肢矫形器、助行器或拐杖的帮助下能恢复行走功能。

2. 代偿原有机能的丧失

当残疾人原有机能基本丧失、又无法通过补偿方式增强时，就只能通过辅助器具发挥其他机能的潜能来代偿失去的机能，从而克服活动困难。例如，盲人可以使用发挥触觉和听觉潜能的辅助器具来代偿失去的视觉功能，如使用盲杖、超声导盲装置、盲文读物、语音血压计等；聋人可以使用发挥视觉和触觉潜能的辅助器具来代偿失去的听觉功能，如使用电视字幕和振动闹钟等；下肢功能障碍者可以使用轮椅来代偿失去的行走功能；言语障碍者可以使用沟通板来代偿失去的言语功能；常年卧床的四肢瘫痪残疾人，可通过眼控鼠标或舌控鼠标来代偿手操作电脑。

3. 支撑和保护作用

残疾人由于某些功能障碍而导致身体功能的不平衡或负重力量不够，可以通过使用辅助器具起到支撑、保护及稳定的作用。例如脑瘫儿童坐姿不稳，则可以通过坐姿椅提供脊柱的支撑使其坐姿端正。颈部损伤者可通过颈部矫形器支撑及限制颈部运动，防止进一步损伤，从而起到保护及支撑的作用。

4. 预防和矫正畸形作用

残疾人，特别是残疾儿童，当肌力不平衡时，可通过辅助器具预防和矫正畸形。例如，脊柱侧弯者可通过胸腰椎矫形器矫正脊柱侧弯；膝过伸的儿童也可以通过下肢矫形器使膝关节保持在正常的下肢力线，防止下肢畸形进一步加重。

5. 改造环境适应损伤

当残疾人通过使用个人辅助器具获得功能补偿或代偿

后仍不能全面参与活动时，则必须通过减少或消除环境障碍来为出行或全面参与提供便利，即通过提供公共使用的辅助器具来创建无障碍环境，如增设盲人过马路需要的蜂鸣器、改建肢残人需要的坡道等。

第二节　辅助器具的特点

（一）辅助器具的分类

1. **按使用人群分**

辅助器具包括个人用辅助器具和公共用辅助器具，而个人用辅助器具可按残疾人的障碍类型分为六类。

（1）视觉障碍者用，如助视器和导盲辅助产品。

（2）听觉障碍者用，如助听器和其他助听的辅助产品。

（3）言语障碍者用，如语训器、沟通板。

（4）肢体障碍者用，如假肢、矫形器、轮椅。

（5）智力障碍者用，如智力开发的物品和教材。

（6）精神障碍者用，如手工作业或感觉统合用辅助产品。

以上分类方法的优点是使用方便，缺点是某些辅助产品如配药盒则是视障者和智障者都需要的，因而也有局限性。

2. **按使用环境分**

不同的辅助产品用于不同的环境，世界卫生组织在《国际功能、残疾和健康分类》（ICF）中将辅助产品、技术及建筑物的使用环境分为九类。

（1）个人日常生活中用的辅助产品和技术。

（2）个人室内或室外移动或运输用的辅助产品和技术。

（3）交流用的辅助产品和技术。

（4）教育用的辅助产品和技术。

（5）就业用的辅助产品和技术。

（6）文化、娱乐和体育用的辅助产品和技术。

（7）宗教和精神活动实践用的辅助产品和技术。

（8）公共建筑物的设计、建设及改造的产品和技术。

（9）私人建筑物的设计、建设及改造的产品和技术。

该分类方法的优点是目的性强，对康复医生写辅助产品建议很实用，但也有局限性，如电脑是教育和就业环境都需要的，因而不利于治疗师和康复工程人员的实际操作。

3. 按使用功能分

2011 年国际标准 ISO 9999《残疾人辅助产品分类和术语》将 794 种类的辅助产品分为 12 个主类、130 个次类和 781 个支类，其主类名称如下。

（1）个人医疗辅助产品。

（2）技能训练辅助产品。

（3）矫形器和假肢。

（4）个人护理和防护辅助产品。

（5）个人移动辅助产品。

（6）家务辅助产品。

（7）住宅和其他场所的家具及其适配件。

（8）沟通和信息辅助产品。

（9）物品和器具处理辅助产品。

（10）环境改善辅助产品、工具和机器。

（11）就业和职业训练辅助产品。

（12）休闲辅助产品。

（二）辅助器具的特点

1. 特异性

（1）残疾类别不同，所需辅具也不同，如肢体残疾人需要移动和生活自理辅具，视力残疾人和听力残疾人则需要不同的交流辅具。

（2）残疾类别相同、症状不同，则所需辅具也不同，如肢体残疾人中的截瘫者需要电动轮椅，而脑瘫者需要坐姿保持椅等。

（3）残疾类别相同、年龄不同，则所需辅具也不同，如同是脑瘫者，幼儿的辅具以保持或帮助重建身体正确姿势为主；学龄儿童的辅具以帮助行走和学习为主；成年人的辅具则以发挥潜能来帮助生活自理或就业为主。

（4）残疾类别相同、残疾程度不同，则所需辅具也不同，如同是成年的肢体残疾人，一级残（重度）的四肢瘫与二级残（中度）的截瘫和三级残（轻度）下肢障碍者，功能障碍程度不同，生活自理困难也不同，因而所需辅具也不同。

（5）残疾类别相同、所处环境不同，则所需辅具也不同，如生活在农村的下肢截肢者可能需要假肢的踝关节能与山坡坡度相适应，而生活在城市的下肢截肢者则可能只需要较小关节活动范围的假肢即可。

2. 广泛性

在人类的群体中，除健全人外的三个群体——伤病人、残疾人和老年人都需要辅助器具来克服障碍，而且人人都可能得病或受伤而成伤病人或残疾人，人人都会进入老年。

3. 多样性

辅具需求需要各种各样的辅具来满足，即既需要成品辅具，也需要定改制辅具；既有低技术辅具，也有高技术辅具，因而品种繁多，而且每一种辅助器具除共性功能外还可能需要不同的材质、结构、尺寸、外观和厂家等。目前国际上最大的辅助器具数据库是美国的 ABLEDATA，在网上详细介绍了近 2.5 万种类的辅具。

由于辅具服务呈现一对一适配的特点，因而辅具的需求尽管品种繁多，但每一种辅具的需求量相差甚大，有的品种数量很少，因而多样性也是辅助器具的重要特点之一。

4. 及时性

残疾人在医疗康复期就应开始使用辅助器具，以避免残疾进一步加重，同时还可防范二次伤害，促进心理和生理康复。例如，发现听觉障碍时就需佩戴助听器，或发现视觉障碍时则佩戴助视器，截肢者最好在手术台上就安装即时假肢。各种畸形（足下垂、X 形腿、O 形腿、脊柱侧弯等）的矫正式矫形器和骨折的固定式矫形器都是越早佩戴越好，儿童和新残疾者（残疾在 6 个月以内）更需及时选用。

5. 适用性

辅助器具具有适用性的特点，即技术、思路、质量的适用。

实际上，在 ISO 的 794 种类的辅助器具中，高科技产品还不到 3%，绝大多数辅助器具都是一般技术产品，而且主要是普通型辅具，即六类残疾人基本必需的辅具，发达国家如北欧、美国、日本等配制的辅具都以普通型为主。

（三）辅助器具与医疗器械的区别

辅助器具和医疗器械关系密切，但也有很大不同，主要表现如下（表 14-2-1）。

表 14-2-1　**辅助器具与医疗器械的区别**

项目	辅助器具	医疗器械
使用对象	残疾人和老年人	患者和医务工作者
使用目的	功能补偿或代偿	治病和挽救生命
服务性质	福利服务	医疗服务
使用方式	多数为个人专用	多数为公用
使用时间	个人长期使用	短期轮流使用
设计特色	特异性	通用性
安装特色	体外装置	体内或体外均有
购买方式	多数为个人购买	多数为机构购买
经济特色	尽量便宜	一般较昂贵

第三节　辅助技术服务

（一）辅助器具个案服务的适配流程

辅助器具的个案服务需要在精确的评估下进行，在需求评估、专业评估及适配过程中应建立良好的工作流程及统一的表单，实行规范化、标准化管理，以确保适配服务的有效性，提高辅助器具的使用率。辅助器具个案服务的适配流程如下（图 14 - 3 - 1）。

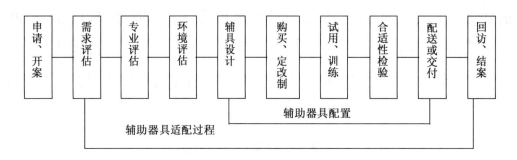

图 14 - 3 - 1　辅助器具个案服务的适配流程

（二）辅助器具服务团队

辅助器具需求具有特异性、多样性等特点，辅助技术服务也具有复杂性的特点。辅助器具适配流程需要多个专业、不同人员的相互合作，不同障碍类别的团队服务成员组成也各有不同，如下表所示（表 14 - 3 - 1）。

表 14 - 3 - 1　辅助技术服务的团队成员

障碍类别	基本成员	医生类	治疗师类	工程技术人员	就学	就业
肢体残疾类	社工或康复咨询师	骨科、神经科、康复科医生	康复治疗师（PT、OT）	假肢制作师、矫形器制作师、电动轮椅维修师、工程师、技术工人（钳工、铣工、木工、皮工、电工、缝纫工等）	特教老师	职业指导师
视力残疾类	社工或康复咨询师	低视力康复医生	视光师	验光师、打磨工	特教老师	职业指导师
听力残疾类	社工或康复咨询师	耳鼻喉科医生	听力检测师	助听器验配师、耳模制作师	特教老师	职业指导师

（三）无障碍环境

1993 年 12 月，联合国大会在《残疾人机会均等标准规则》中提出了"无障碍环境"概念，2006 年 12 月，联合国大会又通过《残疾人权利公约》，以此为契机，建设无障碍环境成为各国政府的努力目标。

所谓"环境"，是指人身体以外的一切事物，包括物质环境、社会环境和态度环境等，而物质环境又分为自然环境和人造环境两大类。ICF 将人造环境分为九类，即生活环境、移动环境、交流环境、教育环境、就业环境、文体环境、宗教环境、居家环境和公共环境等。所谓"无障碍环境"，就是指在上述所有环境中，残疾人活动和参与都没有障碍的理想环境。然而在现实生活中，残疾人的活动和参与都存在不同程度的障碍，以至影响了他们的生活、工作和学习，更阻碍了他们发挥潜能为社会做贡献的愿望。建设无障碍环境和使用辅助器具的目的都是为了帮助残疾人克服障碍，重返社会，只是两者分别从环境和个人的角度出发。这也是目前国际上对残疾人与无障碍环境的最新认识，也体现了现代残疾观，即以残疾的社会模式取代过去的残疾医学模式。

（范佳进　朱图陵）

第十五章　移动困难与辅助器具应用

第一节　身体机能损伤与移动困难概述

移动是人类生存的重要活动功能，ICF 对移动的定义是"指通过改变身体状态或位置，或从一处到另一处的转移"。既可通过搬运、移动或操纵物体，又可通过行走、跑步或攀登以及运用各种交通工具来达到移动的目的。移动主要是下肢运动，包括卧、坐、站的三个姿势及其转换。

（一）移动活动的分类

ICF 将移动活动分为以下 11 类。

（1）维持和改变身体姿势：卧姿、蹲姿、跪姿、坐姿、站姿、体位变换。

（2）移动自身：坐姿移动自身、卧姿移动自身。

（3）举起和搬运物体：举起、用手搬运、用手臂搬运、用肩和背搬运以及放下物体。

（4）用下肢移动物体：用下肢推动、踢。

（5）精巧手的使用：拾起、抓握、操纵、释放。

（6）手和手臂的使用：拉、推、伸、转动或扭动手或手臂、投掷、接住。

（7）行走：短距离、长距离的行走以及在不同地表面或绕障碍物的行走。

（8）不同场所移动：在住所内、建筑物内以及其他场所的移动。

（9）使用器具移动：使用助行器具、各种轮椅等。

（10）乘坐交通工具：乘坐各种汽车、火车、飞机、轮船等。

（11）驾驶车辆：驾驶自行车、三轮车、摩托车、汽车等。

（二）移动困难的分类

移动困难是由身体自身损伤（结构和机能）及环境障碍造成的残疾人功能障碍，移动困难的主要群体是肢体障碍者和视觉障碍者。常见肢体障碍的临床疾病有脑瘫、截瘫、偏瘫、截肢、小儿麻痹后遗症，俗称"三瘫一截儿麻"，这些患者都有不同程度的移动困难。

（1）脑瘫：主要障碍是四肢痉挛、呈角弓反张、姿势异常等。继发障碍为脊柱侧弯，髋关节的脱位、内收，膝关节过伸以及跟腱挛缩导致的尖足、足外翻、扁平足。这些异常导致了患者抬头、翻身、坐、爬、站、行走的移动困难。

（2）截瘫：主要表现为受伤平面以下出现瘫痪，以及运动、反射及括约肌机能损伤等导致的移动困难。下肢截肢者由于自身结构损伤导致无法站立、行走的移动困难。

（3）偏瘫：由脑血管病、脑外伤及脑部肿瘤引起一侧上下肢的运动机能损伤，如肩关节半脱位，肘、腕关节屈曲，髋关节外展，足内翻，足下垂等。这些障碍导致了行走、手拿放物品、转移等的移动困难。

（4）小儿麻痹后遗症：由于受累肌肉出现萎缩以及神

经机能不能恢复而造成下肢畸形，常见的有足部的马蹄内、外翻足，高弓足，仰趾，爪形趾，膝部的膝内外翻、反屈，髋部的屈曲、外展、外旋等结构和机能损伤导致的移动困难。

（5）视觉障碍者通常是由于感官机能损伤而导致移动困难。

（三）活动与参与限定的分类

辅助器具的目的是为了解决残疾人活动和参与困难。面对移动困难选用辅助器具时，一方面要考虑残疾人的移动困难属于何种移动活动；另一方面也要考虑移动困难的程度。ICF 将活动和参与的限定值分为 5 级。

（1）0 级

没有困难：没有、缺乏、可忽略，0～4％。

（2）1 级

轻度困难：一点点、低，5％～24％。

（3）2 级

中度困难：中度、一般，25％～49％。

（4）3 级

重度困难：高、很高，50％～95％。

（5）4 级

完全困难：全部，96％～100％。

第二节　个人移动辅助器具

"三瘫一截儿麻"患者和盲人的移动困难，可以采用辅助器具来克服。

一、脑瘫患者移动辅具

脑性瘫痪的康复训练应遵循婴幼儿运动发育的顺序，即抬头→翻身→坐→爬→站→走，循序渐进地进行。训练中要抑制不良姿势和反射，促进正常姿势和运动反射的出现，从而达到较好的运动活动能力，为此需使用辅助器具配合训练。

（一）抬头训练辅具

正常发育的儿童 3 个月时应该会抬头，如果不能抬头，则治疗师在训练时除采用手法外，还可以使用辅助器具来诱发抬头。

（1）楔形垫（图 15-2-1）

用途：适用于脑瘫儿，可进行诱发抬头的训练。

结构：楔形，由聚氨酯整体结皮发泡而成。

使用方法：在治疗师指导下，帮助患者俯卧在楔形垫上，使头从低头位移向抬头位，前方可放置小玩具或图册。

适配人群：脑瘫患者。

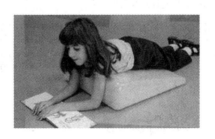

图 15-2-1　楔形垫

（2）巴氏球（图 15-2-2）

用途：适用于脑瘫儿，可进行诱发抬头、上肢保护性反应能力及身体平衡能力的训练。

结构：有球形、椭圆形、花生形，塑胶中空成型。

使用方法：在治疗师指导下，帮助患者俯卧在巴氏球上进行抬头训练。

适配人群：脑瘫患者。

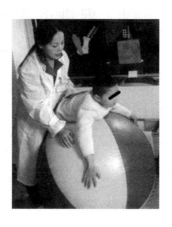

图 15 - 2 - 2　巴氏球

（二）翻身训练辅具

正常发育的儿童 4～7 个月时应该会翻身，如果不能翻身，则治疗师要用手法来训练肩、肘离地和两腿交叉的动作，也可以采用楔形垫（图 15 - 2 - 1）来训练。

（三）肘和手支撑训练辅具

是颈、肩控制的基础训练，同时也是膝手位上下肢随意运动训练的重要组成部分。除手法训练外，也可使用相应的辅助器具。

（1）中空滚筒（图 15 - 2 - 3）

用途：适用于脑瘫儿，可进行肘和手的支撑训练。

结构：塑胶中空成型。

使用方法：在治疗师指导下，患者从滚筒一端钻入，头部从另一端出来后，用肘和手触地并抬起上身，进行支撑训练。

适配人群：脑瘫患者。

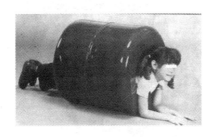

图 15-2-3　中空滚筒

（四）坐位训练辅具

正常发育的儿童 7 个月时应该会坐，如果患者在坐位时不能保持平衡，则治疗师在训练时除采用手法外，可采用辅助器具来训练保持正确的坐姿。

（1）中号滚筒（图 15-2-4）

用途：用于训练上肢保护性反应能力及坐位平衡。

结构：圆柱状，直径 40cm 左右，外覆人造革，内部填充聚氨酯海绵。

使用方法：患者坐在滚筒上（也可以坐在训练垫上），治疗师双手扶着患者髋以上部位，使其向两侧和前后摇晃，训练平衡能力。

适配人群：脑瘫患者。

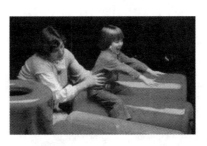

图 15-2-4　中号滚筒

（2）角椅（图 15 - 2 - 5）

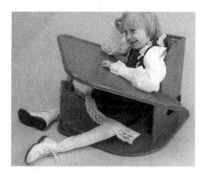

图 15 - 2 - 5   角椅

用途：用于训练脑瘫儿维持坐姿。

结构：由桌板、靠背和底座组成，内衬为硬质材料，浸塑成型。

使用方法：患者坐入后，将桌板插入并固定。

适配人群：脑瘫患者。

（3）姿势斜躺椅（图 15 - 2 - 6）

用途：用于训练脑瘫儿维持斜坐。

结构：塑胶中空整体成型。

使用方法：将患者放入斜躺椅中，再用固定带分别固定腰部、腹部和大腿，使其维持坐姿。

适配人群：脑瘫患者。

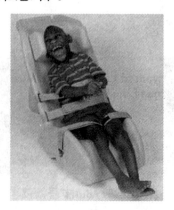

图 15 - 2 - 6   姿势斜躺椅

（4）组合喂食椅（图 15 - 2 - 7）

用途：用于脑瘫儿坐姿喂食。

结构：由靠背、底座和桌子组成。靠背和底座是成型的人体工学椅，外覆人造革或纺织物。桌子为钢架及桌面结构，可根据患者身体调整坐姿角度和桌面的高度。

使用方法：由治疗师调整靠背与底座之间的角度并用魔术贴固定后，将患者放入，再用固定带保持正确的坐姿，然后放上桌子并将桌面调整到合适的角度。

适配人群：脑瘫患者。

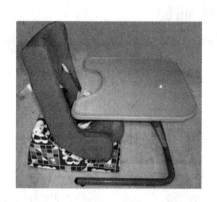

图 15 - 2 - 7　组合喂食椅

（五）爬行训练辅具

患者在俯卧位能很好地控制头部时，应开始进行爬行训练。正常发育的儿童 8 个月时应该能爬行，除了向前爬，还应训练侧向爬行、向后爬行。如果不能爬行，则可用辅助器具来训练爬行。

（1）爬行架（图 15 - 2 - 8）

用途：用于脑瘫儿的爬行训练。

结构：由钢木结构和万向轮组成。

使用方法：在治疗师指导下，帮助患者俯卧在爬行架上，进行爬行训练。

适配人群：脑瘫患者。

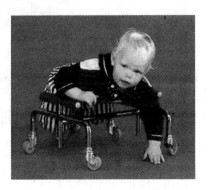

图 15 - 2 - 8　爬行架

（六）跪位训练辅具

在跪位训练时，治疗师用双手扶持患者两侧髋部，使髋部充分伸展。为维持较好平衡，可给上肢提供适当的支持，如用双手扶肋木，也可采用跪行架。

（1）跪行架（图 15 - 2 - 9）

用途：用于脑瘫儿的跪位训练。

结构：由钢管支架、脚轮和吊带组成。

使用方法：在治疗师指导下，帮助患者俯卧在跪行架上，进行跪位训练。可调整吊带长度，并用魔术贴粘接。

适配人群：脑瘫患者。

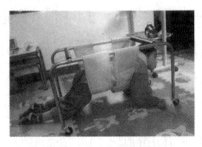

图 15 - 2 - 9　跪行架

（七）站立及立位平衡训练辅具

站立是步行的基础，需具有较好的坐位平衡及单腿跪位平衡能力。可借助站立架、肋木、平行杠等进行站立训练。

（1）可倾斜站立支撑台（图 15 - 2 - 10）

用途：适用于双下肢功能障碍和（或）躯干控制能力差的肢体障碍者，可保持在一定角度位置，并可训练站立支撑。

结构：由可倾斜的身体支撑台、带 4 个脚轮的支撑架和治疗桌组成。身体支撑台可调倾斜角度为 0°～75°，各支撑垫块均独立可调。

使用方法：在治疗师指导下，帮助患者俯卧在支撑台上并调好倾斜角度，进行俯卧及站立训练。前方桌面上还可以放一些玩教具等。

适配人群：脑瘫患者。

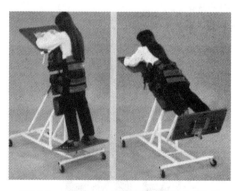

图 15 - 2 - 10　可倾斜站立支撑台

（2）肋木（图 15 - 2 - 11）

用途：用于训练站立平衡，特别是通过下蹲和起立训练来锻炼股四头肌，为独立行走做准备。

结构：一般为木结构或钢木结构。

使用方法：在治疗师指导下，患者用手扶肋木进行站立、下蹲和起立训练。

适配人群：脑瘫患者。

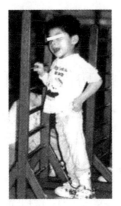

图 15 - 2 - 11   肋木

（3）平衡板（图 15 - 2 - 12）

用途：用于训练平衡能力。

结构：顶部为平面、底部为圆柱面的木制品。

使用方法：在治疗师指导下，患者可以站或坐在平衡板上，进行平衡训练。

适配人群：脑瘫患者。

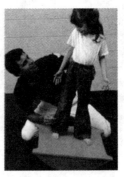

图 15 - 2 - 12   平衡板

（八）步行训练辅具

据报告，痉挛型脑瘫儿童一般在 3 岁时能步行（少数在 3～7 岁），有 75% 最终能够步行。可在平行杠内或使用助行器、拐杖练习步行。

（1）框式助行器（图 15 - 2 - 13）

用途：适用于双下肢功能重度障碍或平衡功能较差者，可双手支撑辅助站立及步行。

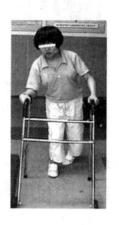

图 15 - 2 - 13　框式助行器

结构：由框架、支脚杆、支脚和手柄组成。铝制品，可折叠，高度可调，支脚使用防滑橡胶塞头。

使用方法：在治疗师指导下，患者双手握住助行器的手柄进行步行训练。

适配人群：脑瘫患者。

（2）后拉轮式助行器（图 15 - 2 - 14）

用途：适用于双下肢功能轻度障碍或平衡能力稍差者，可双手支撑辅助步行，能保持连续步行。

结构：由可折叠的框架、手柄、手闸、模塑的座位和四个轮子组成。

使用方法：患者双手握住助行器的手柄进行步行，走累时还可放下座位休息。

适配人群：脑瘫患者。

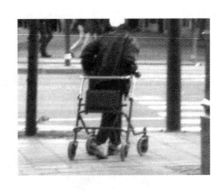

图 13 - 2 - 14　后拉轮式助行器

（九）轮椅

轮椅是行走困难患者的重要移动工具，常用的为普通轮椅，重度移动障碍患者需要电动轮椅。

（1）儿童普通轮椅（图 15 - 2 - 15）

用途：适用于双下肢功能障碍且双上肢可驱动轮椅者，可作短距离移动。

结构：由车架、把手、腿托架、扶手、脚踏板、驱动轮、制动器、坐垫和靠背、后倾杆、小脚轮等组成。其中，车架由铝管或焊接钢管制成。座宽、座高和扶手高度都有不同规格，扶手可拆或不可拆，脚踏板高度为固定或可调，还可抬高或旋转。

使用方法：选用轮椅时，注意轮椅座位的宽度、深度、高度，脚踏、背靠的高度，确保与使用者的身体相吻合，并留有一定的空隙。由双手驱动后轮的轮环来移动。

适配人群：下肢障碍且行动不便的儿童。

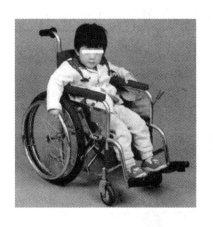

图 15-2-15　儿童普通轮椅

（2）脑瘫儿童手推车（图 15-2-16）

用途：用于坐姿不稳的脑瘫幼儿出行。

结构：由可整体倾斜的座位和支架、手柄、轮子组成。

使用方法：将患者放入座位，调整到合适的后倾角度后，推手柄前行。

适配人群：脑瘫头控差的幼儿。

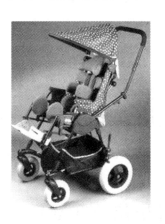

图 15-2-16　脑瘫儿童手推车

（3）可调坐姿轮椅（图 15-2-17）

用途：用于坐姿不稳的脑瘫儿童出行。

结构：由整体倾角可调的座位和靠背、支架、万向头靠、侧支撑、可升降的脚踏板、手柄、手闸、固定肩带、髋带组成。

使用方法：由护理者握住手闸，调节座位和靠背到所需要的倾角后松手固定，再推手柄前行。

适配人群：脑瘫脊柱控制力弱的儿童。

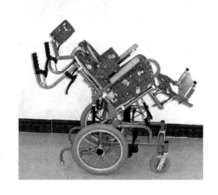

图 15 - 2 - 17　可调坐姿轮椅

（十）下肢矫形器

用于预防和矫正下肢的挛缩畸形，并改善移动功能障碍。

1. 踝足矫形器

（1）硬踝塑料矫形器（图 15 - 2 - 18）

用途：用于矫正脑瘫儿的尖足及足内外翻。

结构：由高温热塑板材模塑成型的矫形器和固定带组成。

使用方法：患者坐位，穿戴矫形器，使之与足吻合，并进行试走。观察力线，稍后脱下检查，要特别注意内外踝骨突出部位是否过度受压。

适配人群：脑瘫足踝异常者。

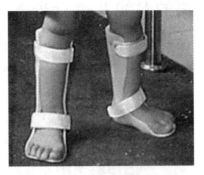

图 15-2-18　硬踝塑料矫形器

2. 足部矫形器

（1）足弓托（图 15-2-19）

用途：用于扁平足矫正。

结构：由 3mm 厚的聚丙烯板材高温模塑成型。

使用方法：穿戴时注意与足部的全接触，由专业人员适配。

适合人群：脑瘫足部异常者。

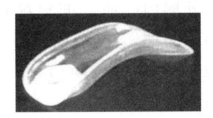

图 15-2-19　足弓托

3. 膝踝足矫形器

（1）双支条膝踝足矫形器（图 15-2-20）

用途：用于矫正膝关节的变形，固定保护膝踝关节，以及膝踝足相关疾患的治疗和康复。

结构：由带锁膝铰链的双侧支条、大腿箍、小腿箍和膝挡垫组成，其中，支条的材质为铝合金或不锈钢。

使用方法：由专业人士取型、制作、调试并协助穿戴，需注意下肢力线的对线并进行步态训练。

适合人群：下肢功能障碍者，如脑瘫、截瘫、小儿麻痹患者。

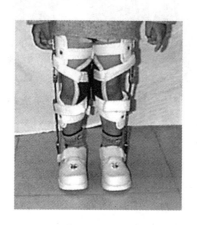

图 15 - 2 - 20　双支条膝踝足矫形器

4. 髋膝踝足矫形器

（1）双股畸形矫形器（图 15 - 2 - 21）

用途：作用于外展内收肌，抑制双下肢内收畸形、两腿交叉，并可保护会阴部。

结构：由高温塑料板材热塑成型，外加金属支条连接，用固定带固定。

使用方法：在治疗师指导下夜间使用。

适合人群：脑瘫或下肢内收畸形者。

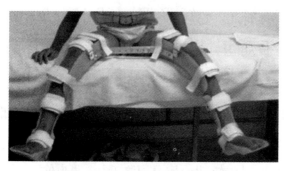

图 15 - 2 - 21　双股畸形矫形器

二、偏瘫患者移动辅具

偏瘫患者早期使用辅具可防治并发症、促进功能恢复，后期使用可替代或重建功能。

（一）手杖

一般用单足手杖辅助步行，而三脚和四脚手杖可增大稳定性。

（1）三脚手杖和四脚手杖（图 15 - 2 - 22）

用途：适用于下肢功能障碍且平衡能力欠佳、用单支脚手杖不安全者，有三或四个支脚使支撑面增大，增大了稳定性。

结构：由塑料手柄、铝合金管、多角架及橡胶垫脚组成，高度可调节。

使用方法：手杖高度为自然站立、屈肘 30°、腕背伸约 25°下持杖的高度，由健侧手操作。

适配人群：轻度肢体障碍者。

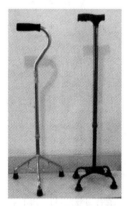

图 15 - 2 - 22　三脚手杖、四脚手杖

（二）轮椅

用于无行走能力的患者。选择轮椅时应注意轮椅与患

者身体的匹配性，驱动轮椅时能量消耗要少，且安全、舒适，价格应在患者家庭经济能力可以承受的范围内。

（1）单手驱动轮椅（图 15-2-23）

用途：适用于偏瘫患者，可仅用单手驱动轮椅。

结构：把普通轮椅的一侧手轮转移到另一侧，与另一侧的手轮并列。驱动该手轮时，可通过软轴传动系统使原来一侧的轮子转动。

使用方法：用健侧手驱动轮椅，握住双手轮时，可驱动轮椅前进、后退，握住单手轮时可转弯。

适配人群：偏瘫患者。

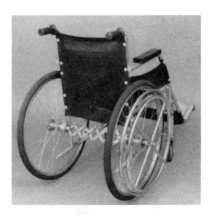

图 15-2-23　单手驱动轮椅

（2）单脚驱动轮椅（图 15-2-24）

用途：适用于同时有上下肢功能障碍，但能用单脚驱动轮椅的患者，可进行室内活动。

结构：为普通轮椅，但座位可降低，便于脚触地。轻质，可折叠，靠背高度可调，脚踏板和扶手均可拆卸。

使用方法：用单脚驱动轮椅前进、后退及转弯。

适配人群：偏瘫患者。

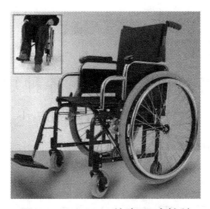

图 15 - 2 - 24 单脚驱动轮椅

（三）下肢矫形器

尽早穿戴矫形器可防止足下垂。

（1）硬踝式踝足矫形器（图 15 - 2 - 25）

用途：用于矫正预防踝足畸形，如偏瘫患者的足下垂，促进踝足相关疾患的康复。可限制踝关节的跖屈，允许踝关节部分背屈。

结构：由高温热塑板材模塑成型，装在小腿后面，再用固定带在前面固定。

使用方法：由专业人士取型、制作、调试并协助穿戴和进行步态训练。

适配人群：肢体障碍者，如脑瘫、偏瘫、截瘫患者等。

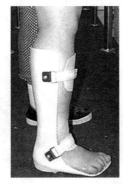

图 15 - 2 - 25 硬踝式踝足矫形器

三、截瘫患者移动辅具

截瘫患者在疾病早期可使用各种矫形器防治关节畸形，固定骨折部位，并可使用垫子防止压疮发生，在中后期则可使用轮椅和助行器辅助移动。

（一）矫形器

1. 踝足矫形器（图 15 - 2 - 25）

2. 膝踝足矫形器（图 15 - 2 - 20）

（二）步行训练用辅具

（1）腋拐（图 15 - 2 - 26）

用途：适用于下肢功能严重障碍者，可单侧用也可双侧用，由上臂、前臂和手共同支撑辅助行走。

结构：由腋托、叉形支撑杆、手柄、弹性销、支脚杆和支脚组成。材料可为木质、铝管或钢管。

使用方法：可根据患者身高来调整高度。行走时主要靠手柄支撑身体，腋托只是辅助行走，而不宜承重，以防臂丛神经受压。

适配人群：肢体障碍者。

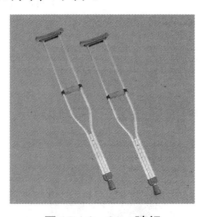

图 15 - 2 - 26   腋拐

（三）轮椅

（1）普通轮椅（图 15 - 2 - 15）

（2）高靠背轮椅（图 15 - 2 - 27）

用途：适用于下肢不能行走，但又需要坐卧两用轮椅者。

结构：靠背高于普通轮椅，可坐卧两用，且有头靠和腿托。大轮轴心靠后，可保证卧姿的稳定，扶手可拆。

使用方法：躯干无力、坐不稳，但手有一定功能的患者，可用手轮自行驱动轮椅。而上下肢均有严重的功能障碍患者，则可由护理者驱动。

适配人群：适用于躯干控制力差且下肢障碍者。

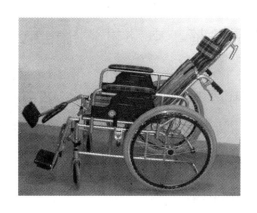

图 15 - 2 - 27　**高靠背轮椅**

（3）电动代步车（图 15 - 2 - 28）

用途：适用于有下肢功能障碍，但上肢功能基本正常且躯干有一定平衡能力者，可通过手动转向来操作，进行室内外活动。

结构：座位高度可调节，带前车筐和防翻倒装置，且可拆卸。

使用方法：电瓶充电后，用双手操作驾驶，速度应控制在每小时 18km 以下的安全范围内。

适配人群：肢体障碍者。

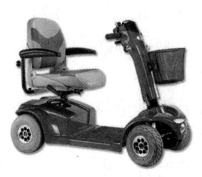

图 15 - 2 - 28　电动代步车

（4）手控电动轮椅车（图 15 - 2 - 29）

用途：适用于三肢或四肢功能障碍者，可单手驱动轮椅车进行室内外活动。

结构：由普通轮椅、电动机、充电电池、制动器和操纵杆组成。

使用方法：用单手操作操纵杆，实现后轮的前进、后退、拐弯和制动，主要用于室内，速度应控制在每小时 6km 以下的安全范围内。

适配人群：肢体障碍者。

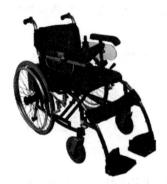

图 15 - 2 - 29　手控电动轮椅车

（四）三轮车

（1）可变速手摇三轮车（图 15 - 2 - 30）

用途：适用于下肢障碍者，可通过手摇来驱动三轮车。

结构：由喷塑的圆形钢管制成，前轮兼为驱动轮和方向轮，可拆卸。

使用方法：双手驱动链轮，带动前轮前进、后退、拐弯和制动。

适配人群：下肢功能障碍者。

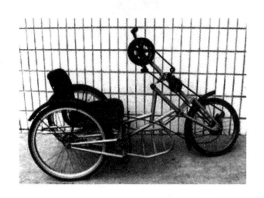

图 15 - 2 - 30　可变速手摇三轮车

四、截肢患者移动辅具

截肢患者的移动辅具包括早期的弹力绷带、临时假肢，以及后期的永久假肢。

（一）下肢假肢

1. 小腿假肢

（1）组件式小腿假肢（图 15 - 2 - 31）

用途：用于小腿缺失后的补偿，具有装饰和替代部分小腿及足功能的作用。

结构：由真空树脂成型的接受腔、软内衬套、连接件、单轴踝关节、假脚、外装饰套等组成。髌韧带承重，股骨髁悬吊。

使用方法：由专业人士取型、制作、调试并协助穿戴和进行步态训练。

适配人群：小腿截肢者。

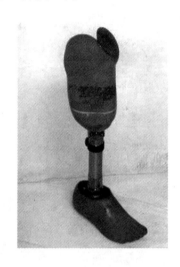

图 15 - 2 - 31　组件式小腿假肢

2. 大腿假肢

（1）组件式大腿假肢（图 15 - 2 - 32）

用途：用于大腿缺失后的补偿，具有装饰和替代部分膝、踝、足功能的作用。

结构：由真空树脂成型的接受腔、承重自锁的单轴膝关节、连接件、踝关节、假脚、外装饰套等组成。坐骨承重，吸着式接受腔悬吊。

使用方法：由专业人士取型、制作、调试并协助穿戴和进行步态训练。

适配人群：大腿截肢者。

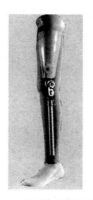

图 15 - 2 - 32　**组件式大腿假肢**

3. 髋离断假肢

（1）组件式髋离断假肢（图 15 - 2 - 33）

用途：适用于髋离断或大腿残肢极短者，具有装饰和替代部分髋、膝、踝、足功能的作用。

结构：由真空树脂成型的接受腔、髋关节、膝关节、连接件、踝关节、假脚、外装饰套等组成。坐骨承重，接受腔悬吊。

使用方法：由专业人士取型、制作、调试并协助穿戴和进行步态训练。

适配人群：髋离断截肢者或大腿残肢极短者。

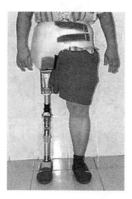

图 15 - 2 - 33　**组件式髋离断假肢**

（二）普通轮椅（图 15 - 2 - 15）

下肢截肢者不能借助拐杖行走时，用轮椅代步。

（三）三轮车

1. 手摇三轮车（图 15 - 2 - 30）

2. 残疾人机动轮椅车

（1）机动轮椅车（图 15 - 2 - 34）

用途：适用于有下肢功能障碍，但上肢功能基本正常者，可驱动轮椅车进行室外活动。

结构：为内燃机驱动的三轮摩托车，由使用无铅汽油的油箱、单缸四冲程发动机、变速箱、操纵系统等组成。

使用方法：双手分别操作油门和制动器，速度应控制在每小时 50km 以下的安全范围内。

适配人群：下肢功能障碍者。

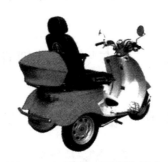

图 15 - 2 - 34   机动轮椅车

五、小儿麻痹患者移动辅具

小儿麻痹患者使用移动辅具可防止和矫正畸形，代偿肢体功能，补偿短肢的长度，并可在实施矫治手术后使用。

（一）矫形鞋

（1）补高鞋（图 15 - 2 - 35）

用途：左右腿长度差异小于 7cm 时，可采用补高鞋矫正。

结构：在标准鞋的鞋底上粘一个鞋底，再加一个补高鞋垫。

使用方法：补高鞋垫和补高鞋由专业人士取型、制作，并进行适配训练。

适配人群：双下肢轻度不等长者。

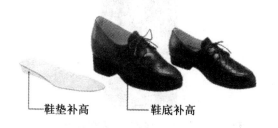

鞋垫补高　　鞋底补高

图 15-2-35　补高鞋

（二）矫形器

（1）免荷式膝踝足矫形器（图 15-2-36）

用途：当双下肢长度差异大于 7cm，且短腿不能负重时，只能用坐骨承重的膝踝足矫形器。

结构：由四边形接受腔和膝踝足矫形器组成。坐骨承重，固定带悬吊。

使用方法：由专业人士取型、制作、调试并协助穿戴和进行步态训练。

适配人群：双下肢不等长的小儿麻痹患者。

（三）手杖

（1）手杖（图 15-2-37）

用途：适用于下肢功能轻度障碍或体力欠佳者，以辅助行走。

结构：由手柄、支撑杆和支脚组成。手柄有直柄或弯柄，材质包括木质或塑料。

使用方法：用单侧手支撑辅助行走，高度需合适。

适配人群：轻度行走功能障碍者。

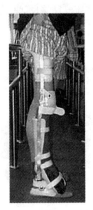

图 15 - 2 - 36　免荷式膝踝足矫形器

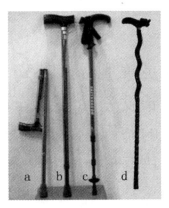

图 15 - 2 - 37　手杖

（四）腋拐（图 15 - 2 - 26）

（五）残疾人机动轮椅车（图 15 - 2 - 34）

六、盲人移动辅具

（一）盲杖

（1）折叠盲杖（图 15 - 2 - 38）

用途：适用于视力障碍者，行走时可帮助提示障碍物，防止撞到。

结构：铝合金材料，表面白色喷涂，可折叠。

使用方法：在专业人士指导下，经过定向行走训练后，可以持杖上街。

适配人群：盲人。

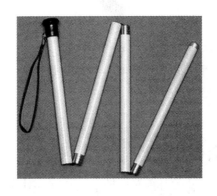

图 15 - 2 - 38　折叠盲杖

（二）电子导向辅具

（1）声纳导盲杖（图 15 - 2 - 39）

用途：用于盲人或视力受损者导向和行进。通过声纳系统的声音提示，使用者可以确定物体的距离和位置，还可以了解物体的一些特性，甚至可以识别某些特定的物体。

结构：由安装在盲杖手柄上的声纳系统和耳机组成。

使用方法：根据被扫描物体与使用者的距离，耳机会发出不同的声音反馈。产品分两款：长距离用（检测范围约 4.88m）和短距离用（检测范围约 1.83m）。

适配人群：盲人。

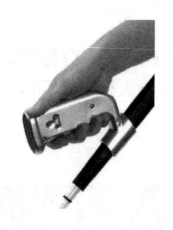

图 15 - 2 - 39   **声纳导盲杖**

（三）指南针

（1）盲用指南针（图 15 - 2 - 40）

用途：适用于视觉障碍者，可通过触摸确定方位，指引方向。

结构：由带指针和盲文凸点的刻度盘、刻度盘罩、弹簧、锁紧机构、底座、上盖组成。

使用方法：平放且关闭上盖后，刻度盘可随意转动，保持指针在北方。上盖打开后，刻度盘被锁紧，指针停留在北方，盲文凸点指出相应的东、南、西方向。

适配人群：盲人。

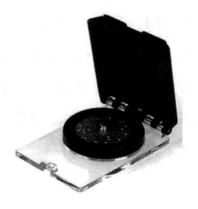

图 15 - 2 - 40   **盲用指南针**

（四）地图

（1）盲用立体地图（图 15-2-41）

用途：适用于盲人或低视力者，可通过触摸进行定向和导向，并明确周围地理环境，方便独自活动。

结构：带有盲文和触点的立体地图。

使用方法：通过触摸不同区域的边界线、填充的图案和方向指示，可以清楚、准确地获得完整的视觉信息，以明确方位并导向。

适配人群：视觉障碍者。

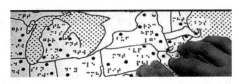

图 15-2-41　盲用立体地图

（五）触觉导向辅具

（1）触觉导向扶手（图 15-2-42）

用途：适用于视觉障碍者，可通过触摸进行导向和定向。

结构：在薄的不锈钢板上刻出盲文后，将其弯成圆柱形，然后粘接在扶手钢管上，并配有可发出语音信息的红色按钮。

使用方法：沿走廊扶手触摸，可发现提示房间或楼梯信息的盲文或语音按钮。

适配人群：视觉障碍者。

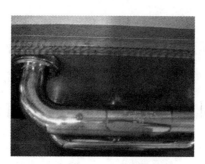

图 15 - 2 - 42   触觉导向扶手

第三节   姿势保持辅助器具

对肢体障碍者来说，维持正确的姿势是康复治疗的重要目标之一，也是保证正常发育，避免二次伤害，以及正常活动和参与的必要条件。卧姿、坐姿和站姿都需保持正确的姿势，除可用手法进行训练外，还可使用辅助器具。

（一）卧姿保持辅具

（1）侧卧具（图 15 - 3 - 1）

用途：用于训练和保持侧卧姿势。

结构：由 L 形长条状装置、枕头、垫块、固定带组成，内为高弹聚氨酯海绵，外包纺织品。

使用方法：在治疗师指导下保持侧卧姿势。

适配人群：肢体障碍者。

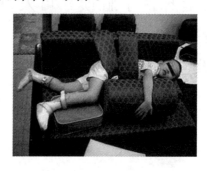

图 15 - 3 - 1   侧卧具

（2）体位垫（图 15 - 3 - 2）

用途：用于卧床者保持卧姿。

结构：由泡沫塑料制成的三角形垫块。

使用方法：侧卧后，将垫块放于腰部外侧。

适配人群：肢体障碍者。

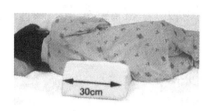

图 15 - 3 - 2　体位垫

（3）手动调节床（图 15 - 3 - 3）

用途：适用于功能障碍者，可手动调节床垫的高度和角度，方便卧床休息和坐位护理，增加舒适性。

结构：由三块床板、传动装置、手摇把手和床垫组成，头部可在 0°～80°之间调节，脚部可在 0°～30°之间调节。

使用方法：根据使用者的需要，手动调节床垫支撑台的高度和角度。

适配人群：肢体障碍者。

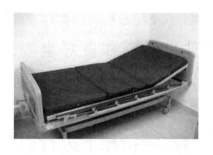

图 15 - 3 - 3　手动调节床

（4）电动床（图 15 - 3 - 4）

用途：适用于功能障碍者，可电动调节床垫的高度和角度，方便卧床休息和坐位护理，增加舒适性。

结构：由木制的床头板和床板、传动装置、控制装置、栏杆、脚板和可锁紧的脚轮组成，且能分别升降床的头部、脚部或整个床，并能升降成坐姿。

使用方法：根据使用者的需要，电动调节床垫支撑台的高度和角度。

适配人群：肢体障碍者。

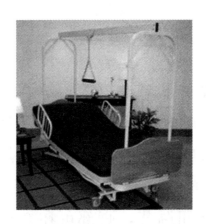

图 15 - 3 - 4   电动床

（二）坐姿保持辅具

（1）坐姿保持椅（图 15 - 3 - 5）

用途：适用于脑瘫、发育迟缓、神经肌肉病变等肢体残疾儿童，以维持独自坐姿和良好坐姿。

结构：木结构，由夹板、椅架、坐姿垫、前方挡块、脚踏板和桌板组成，脚踏板的高度可调。

使用方法：在治疗师指导下进行坐姿保持训练。

适配人群：肢体障碍者。

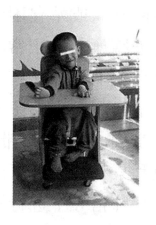

图 15 - 3 - 5　**坐姿保持椅**

（2）组合坐位系统（图 15 - 3 - 6）

用途：适用于脑瘫等运动神经损害儿童，可进行早期干预训练和矫正姿势。

结构：由靠背、底座、带镜子的楔形垫、两个定位块、半滚筒组成。

使用方法：根据使用者的情况，可选择不同的部件组合，以维持正确坐姿或卧姿。

适配人群：肢体障碍者。

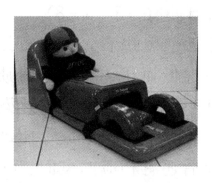

图 15 - 3 - 6　**组合坐位系统**

（三）站姿保持辅具

（1）站立架（图 15 - 3 - 7）

用途：适用于不能站立或站立困难的肢体障碍者，可进行站立训练，以促进脑瘫儿的正常发育，使截瘫者避免因长期卧坐引起体位性低血压、压疮、骨质疏松、血液循环不良以及因大小便不畅而发生泌尿系感染等。

结构：由膝部、腹部及胸部护带，膝部挡板，桌板，支架组成。膝部挡板和桌板的高度可调节。

使用方法：在治疗师指导下进行站姿保持训练。

适配人群：肢体障碍者。

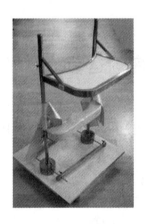

图 15-3-7　站立架

（2）电动站立床（图 15-3-8）

用途：适用于四肢瘫患者，可进行站立训练，以避免长期卧坐引起体位性低血压、压疮、骨质疏松、血液循环不良以及因大小便不畅而发生泌尿系感染等。

结构：由床面和驱动机构组成，驱动机构有电动和手动两种，床面直立后还有相应的桌面、踏板和固定装置。

使用方法：在治疗师指导下，用于体位性低血压的适应性训练，从倾斜 45°、训练 5 分钟开始，根据患者情况逐渐增加站立床的倾斜角度。

适配人群：肢体障碍者。

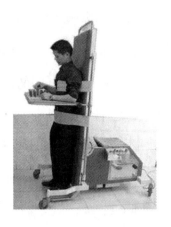

图 15 - 3 - 8　电动站立床

第四节　移位辅助器具

（一）卧姿移位辅具

（1）滑动垫（图 15 - 4 - 1）

用途：用于卧床不起或不能移动者的移位。

结构：材料为可清洗的硅树脂涂层塑料。

使用方法：两块滑动垫分别放在胸部和膝部下面，同时拉动，实现卧姿移位。

适配人群：肢体障碍者。

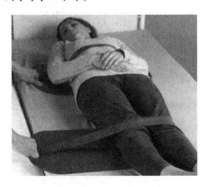

图 15 - 4 - 1　滑动垫

（2）翻转床单（图 15-4-2）

用途：用于肢体障碍者翻身，且能阻止从床上滑下。

结构：由易滑动的尼龙材料制成。

使用方法：一侧固定在窗边，另一侧从肢体障碍者身体下穿过再转至身体上方，通过向上拉抬床单实现翻身。

适配人群：肢体障碍者。

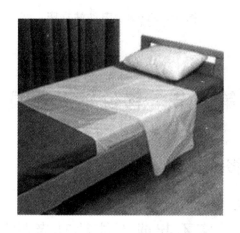

图 15-4-2　翻转床单

（3）升降手推车（图 15-4-3）

用途：用于重度肢体障碍者进行卧姿转移。

结构：由带四个脚轮的升降系统和可由手柄摇动的躺椅、扶手组成。躺椅由三部分带软垫的拱垂型表面组成，材质为聚氨酯。

使用方法：由护理者将卧姿者升起、转移或进行相关移位。

适配人群：肢体障碍者。

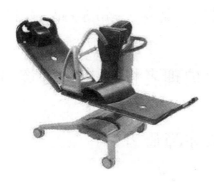

图15-4-3　**升降手推车**

（4）悬吊担架（图15-4-4）

用途：用于在升降架中支撑身体，以便随升降架一起实现卧姿转移。

结构：由不锈钢框架、带网眼的织物和两副吊带组成。

使用方法：由护理者操作，将卧姿者从水疗池、浴盆或床上吊起，实现卧姿转移。

适配人群：肢体障碍者。

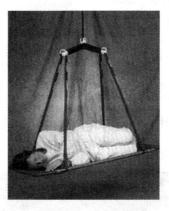

图15-4-4　**悬吊担架**

（5）儿童轻便推车（图15-4-5）

用途：适用于下肢功能障碍者，可由他人推动，进行室内外移动。

　　结构：由手柄、支架、带脚踏板的托板和四个轮子组成。

　　使用方法：由护理者操作，将卧姿者抬上托板后，实现卧姿转移。

　　适配人群：肢体障碍者。

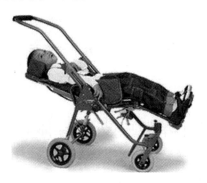

图 15 - 4 - 5　儿童轻便推车

（二）坐姿移位辅具

（1）转移板（图 15 - 4 - 6）

　　用途：适用于肢体障碍者，可进行床、椅或轮椅、汽车之间的移位，方便护理。

　　结构：由一块中心带凹槽的固定长板和一块能沿该凹槽移动的坐板组成。材料为桦木板，轮椅去掉扶手后，可方便地实现轮椅和床之间的移位。

　　使用方法：由护理者或患者自行操作，实现坐姿移位。

　　适配人群：肢体障碍者。

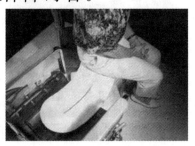

图 15 - 4 - 6　转移板

（2）固定范围升降架（图 15 - 4 - 7）

用途：适用于肢体障碍者，可在系统范围内实现坐姿升降和移位。

结构：由安装在固定范围内的轨道、升降装置、牵引钩和吊袋组成，通过气压开关操作。

使用方法：由护理者操作，实现坐姿移位。

适配人群：肢体障碍者。

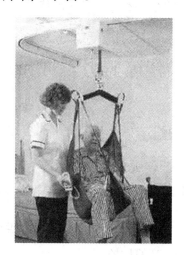

图 15 - 4 - 7　固定范围升降架

（3）汽车回转座位（图 15 - 4 - 8）

用途：用于肢体障碍者出入汽车。

结构：以动力回转的汽车座位代替原有的固定座位。

使用方法：首先手控将座位滑动到车外，然后降低座高 30～40cm，坐人后再升高并回转返回车内。

适配人群：肢体障碍者。

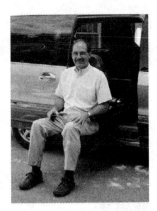

图 15 - 4 - 8　汽车回转座位

（4）汽车升降架（图 15 - 4 - 9）

用途：适用于肢体障碍者，可和轮椅一起上下汽车，方便外出。

结构：通过安装在汽车内的升降平台使轮椅乘坐者进出汽车，电动操作。

使用方法：由护理者操作，将轮椅推上升降架的底板后开动电机，将肢体障碍者和轮椅一起抬起并进入车内。

适配人群：肢体障碍者。

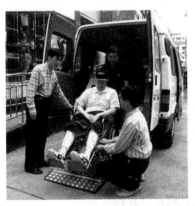

图 15 - 4 - 9　汽车升降架

（5）带座位的楼梯升降机（图 15 - 4 - 10）

用途：适用于有移动困难的肢体障碍者，可连同座位一起沿轨道上下楼梯。

结构：由可折叠的座位、扶手、脚踏板和蓄电池组成。

使用方法：手柄处有操作按钮，由驾驶者自己操作。

适配人群：肢体障碍者。

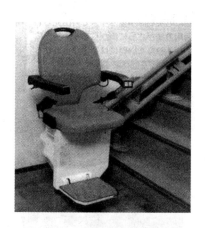

图 15 - 4 - 10　带座位的楼梯升降机

（三）站姿移位辅具

（1）立式移动升降架（图 15 - 4 - 11）

用途：适用于站姿移位困难者，由护理者帮助完成不同体位的变化及移动。

结构：由电动操纵的可站立底盘升降架、悬吊袋、膝部支架和四个脚轮组成，底盘高度可调节。

使用方法：由护理者操作，将患者固定在吊带内，调节吊带方向和高度，帮助进行立位移动。

适配人群：肢体障碍者。

（四）体位变换辅具

（1）抓握绳梯（图 15 - 4 - 12）

用途：适用于起身困难者，可实现卧姿和坐姿的自我转移。

结构：由尼龙带从几根木棍的两端穿过并固定组成，

尼龙带一端固定在床的末端栏杆上。

使用方法：自己操作，使用者抓住木棍一端来完成坐起或躺下的体位变换。

适配人群：肢体障碍者。

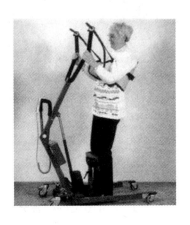

图 15 - 4 - 11   立式移动升降架

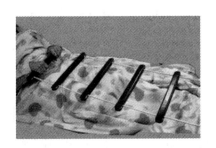

图 15 - 4 - 12   抓握绳梯

（2）移位带（图 15 - 4 - 13）

用途：适用于移位困难者，可实现从床上起来或翻身。

结构：由双层尼龙布及两个把手组成。

使用方法：护理者将移位带套在患者躯干上，抓住移位带辅助抬起并移位。

适配人群：肢体障碍者。

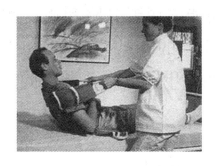

图 15－4－13　移位带

第五节　移动物品辅助器具

（1）手动取物钳（图 15－5－1）

用途：适用于移动受限但有足够手力的患者，可推压手柄进行延伸抓握物品等活动。

结构：由手柄、长杆、夹钳和弹簧组成，长杆材料为钢或铝管，手柄和钳子均覆盖塑料。

使用方法：通过弹簧装置控制夹钳的闭合来夹住物品。

适配人群：肢体障碍者。

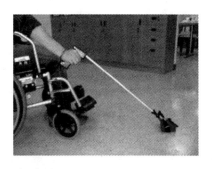

图 15－5－1　手动取物钳

（2）升降平台（图 15－5－2）

用途：用于功能障碍者升降和搬运物品。

结构：由可升降的支架、平台、四个脚轮和手柄组成，由脚踏板和液压升降机操纵平台的升降。每次踩踏板可升降 15mm。

使用方法：自我操作，可搬运位于不同高度的物品。

适配人群：肢体障碍者。

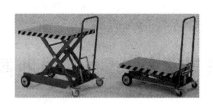

图 15-5-2   升降平台

（范佳进   朱图陵）

第十六章　自理困难与辅助器具应用

第一节　身体机能损伤与自理困难概述

自理也是人类生存的重要活动功能之一。ICF 将自理定义为"照顾自己，盥洗和擦干身体，护理自己的身体和身体各部，穿衣、进食、喝水，以及照顾自己的健康的活动"。也就是一般常说的吃、喝、拉、撒、睡以及洗澡、穿衣等活动，即 ADL。

（一）自理活动的分类

ICF 将自理活动分为七类。

（1）自己清洗和擦干身体，包括部分身体、全身。

（2）护理身体各部，包括皮肤、牙齿、毛发、手指甲、脚趾甲。

（3）如厕，包括控制小便、大便。

（4）穿脱衣服，包括穿脱衣裤、鞋袜。

（5）进食，包括进餐、使用餐具。

（6）喝水，包括用杯子、用吸管喝。

（7）照顾个人健康，包括确保身体舒适、控制饮食、维持个人健康。

（二）自理困难的分类

自理困难是自于身体自身损伤（如上肢缺如、精细动作机能或感官机能的损伤）及环境障碍而造成的残疾人功能障碍，主要包括肢体障碍者、视觉障碍者、智力障碍者和精神障碍者等的自理困难。

1. 肢体障碍者

（1）上肢截肢者：特别是双上肢截肢者，由于自身结构损伤而导致所有自理困难。

（2）脑瘫患者：由于手眼协调及头部控制差，以及吞咽问题的机能损伤，会导致难以进食、喝水，还因为有肢体机能损伤，在沐浴及如厕时会产生移位、坐姿失衡等，很难自理。

（3）偏瘫患者：一侧肢体的机能损伤会导致进食、喝水、沐浴、如厕、穿脱衣物等自理困难。

（4）截瘫患者：特别是四肢瘫患者，由于手部肌无力的机能损伤而无法握勺、筷子、杯子和毛巾等，进而导致进食、喝水、穿脱衣物、护理身体及沐浴的自理困难，还由于下肢运动机能的损伤进而导致如厕的自理困难。

（5）小儿麻痹患者：下肢运动机能的损伤会影响沐浴及如厕的自理困难。

2. 视觉障碍者

通常是由于感官机能损伤而导致不同程度的自理困难。

3. 智力障碍者和精神障碍者

由于认知能力受限而影响自理。

残疾人需要辅助器具的帮助克服自理困难，然而在选用辅助器具时，除需考虑残疾人的自理困难类型外，还要考虑自理困难的程度，即属于 ICF 活动和参与限定值级别中的哪一级，如没有困难、轻度困难、中度困难、重度困难、完全困难等。

第二节　洗浴辅助器具

（一）盥洗身体各部辅具

（1）长柄浴刷（图 16－2－1）

用途：用于不能弯腰的肢体障碍者清洗下肢。

结构：由手柄、长杆和毛巾卷组成。

使用方法：握住手柄，用毛巾卷清洗下肢。

适配人群：肢体障碍者。

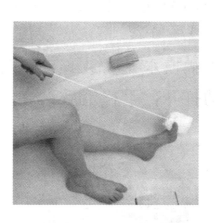

图 16－2－1　长柄浴刷

（2）可升降洗面盆（图 16－2－2）

用途：用于儿童、成人、轮椅车乘坐者等肢体功能障碍者清洗身体各部位，保持卫生。

结构：洗面盆高度可沿导轨调节。

使用方法：洗面盆右下角有黄色的调节高度开关，可调节至合适高度后再使用。

适配人群：肢体障碍者。

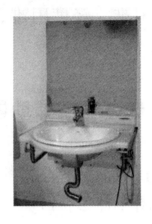

图 16 - 2 - 2　可升降洗面盆

（3）电子水龙头（图 16 - 2 - 3）

用途：适用于精细动作、抓握或上肢功能障碍者。

结构：电子阀门有 10 种不同选项，可通过触摸或自动感应控制水流。

使用方法：手触摸水龙头或移动到出水口下方约 2cm 时，水龙头会自动打开，手移走后水流停止。

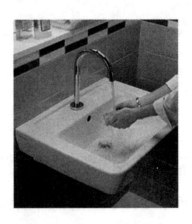

图 16 - 2 - 3　电子水龙头

（4）坐浴盆（图 16 - 2 - 4）

用途：适用于功能障碍者，方便清洗会阴部，确保卫生、舒适。

结构：为一个带坐圈边的盆，可放置在坐便器上，材料为 ABS 塑料。前端设有一个肥皂碟。

使用方法：在盆里装水后清洗下身的前后部位。

适配人群：肢体障碍者。

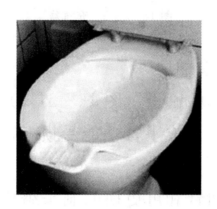

图 16 - 2 - 4　坐浴盆

（5）充气盆（图 16 - 2 - 5）

用途：适用于严重肢体障碍者，可支撑并垫住头、颈以及肩，从而可躺在床上洗头发。

结构：由耐用乙烯基制成，双层管设计，有一根排水管。

使用方法：由护理者将卧床者头部放入充气盆中，使颈部卡入凹槽，以防止洗头水飞溅和溢出。

适用人群：肢体障碍者、其他人士。

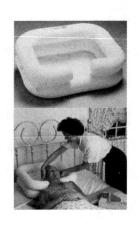

图 16-2-5　充气盆

（二）盥洗全身辅具

（1）护理身体的刷子（图 16-2-6）

用途：适用于手或手臂功能受损者，可擦洗身体，尤其是背部。

结构：由弯曲臂和可更换的刷头组成，刷头包括塑料刷、摩擦头、厚绒布清洗刷头等。

使用方法：先将浴液倒在刷子上，然后用刷子涂抹和洗浴背部。还可以用刷子涂抹按摩软膏等。

适配人群：肢体障碍者。

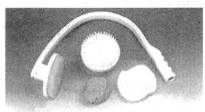

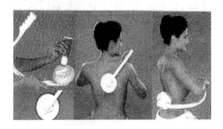

图 16-2-6　护理身体的刷子

（2）淋浴车（图16－2－7）

用途：适用于卧床者，可躺着淋浴。

结构：由塑料浴盆、淋浴器、支架和脚轮组成。

使用方法：将洗浴者移入浴车后，通过油压或电动装置调整浴盆到方便护理者的高度，再为其淋浴。

适用人群：肢体障碍者、其他人士。

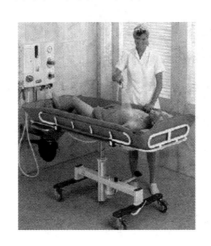

图16－2－7　淋浴车

（3）侧开门浴缸（图16－2－8）

用途：适用于行动受限者，易于进入且可坐着洗浴。

结构：由通道门、扶手、坐椅和洗头盆组成，材料为聚酯和增强玻璃纤维。

使用方法：进入浴缸坐好后关门，再放水冲洗身体。

适配人群：肢体障碍者。

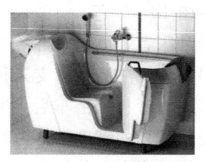

图 16-2-8   侧开门浴缸

（4）浴缸限位架（图 16-2-9）

用途：适用于肢体障碍者，可防止洗浴时身体下滑。

结构：由不锈钢钢管和蓝色支架面板组成。两端各带有两个吸盘，以固定在浴缸内。

使用方法：放入浴缸内用吸盘固定后，可防止洗浴者下滑，保障洗浴安全。

适配人群：肢体障碍者。

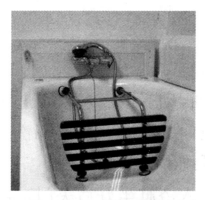

图 16-2-9   浴缸限位架

（5）浴座（图 16-2-10）

用途：适用于肢体障碍者或平衡困难者，可坐着进行洗浴或淋浴。

结构：由钢支撑臂和带涂层的钢板座组成。

使用方法：先将浴座固定在浴缸两侧后，再坐上洗浴。

适配人群：肢体障碍者。

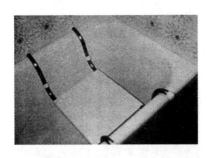

图 16-2-10 浴座

（6）浴凳（图 16-2-11）

用途：适用于肢体障碍者或平衡困难者，可坐着进行洗浴或淋浴。

结构：塑料制品，凳脚下均为大吸盘。

使用方法：先将浴凳用吸盘固定在浴缸底部后，再坐上并进行洗浴。

适配人群：肢体障碍者。

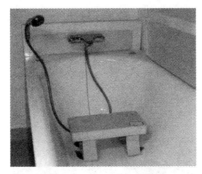

图 16-2-11 浴凳

（7）浴缸横板（图 16-2-12）

用途：适用于平衡障碍或下肢障碍者，可为沐浴时提供支撑。

结构：由木头、塑料或镀层金属板制成，下有支脚，可保持稳定。

使用方法：将横板放于浴缸两侧顶部，放稳后可以坐在上面进行淋浴。

适配人群：肢体障碍者。

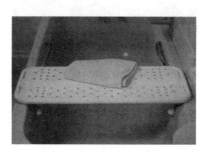

图 16-2-12   浴缸横板

（8）手持淋浴器（图 16-2-13）

用途：适用于肢体障碍者或平衡功能差者。

结构：由接头、软管、喷头和带吸盘的固定架组成。

使用方法：可用吸盘吸在墙壁的合适地方上，再打开水龙头洗浴。

适配人群：肢体障碍者、其他人士。

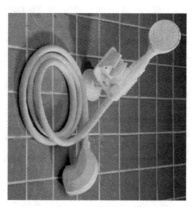

图 16-2-13   手持淋浴器

（9）皂液压送器（图 16-2-14）

用途：用于手无力患者使用皂液。

结构：活塞式结构，按钮下方装有弹簧，按压时活塞将洗涤液挤出，手松开后，靠弹簧复位。

使用方法：按压下方按钮，洗涤液或肥皂水流出。

适配人群：肢体障碍者、其他人士。

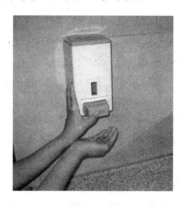

图 16-2-14 皂液压送器

（三）擦干身体辅具

（1）擦干器（图 16-2-15）

用途：用于助肢体障碍者沐浴后自己擦干身体。

结构：由毛巾和双侧把手组成。

使用方法：双手握住把手简单移动就可擦干背部。

适配人群：肢体障碍者。

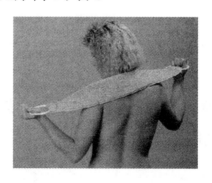

图 16-2-15 擦干器

第三节   护理身体辅助器具

（一）护理皮肤辅具

（1）双面照明放大镜（图 16-3-1）

用途：用于视觉障碍者观看、清洁或修饰身体部位。

结构：由双面镜、支架和底座组成。内置照明，外接电源，镜面两面分别为 1 倍、8 倍放大，可随意翻转。

使用方法：将底座固定在墙上或放在梳妆台上，调整到合适位置后，即可进行面部修饰。

适配人群：视觉障碍者、其他人士。

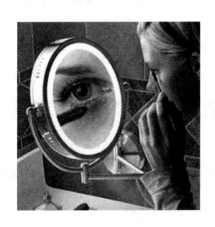

图 16-3-1   双面照明放大镜

（2）易夹镊（图 16-3-2）

用途：用于精细动作障碍及关节炎患者修饰面部。

结构：镊子和夹子的把手上带有软橡皮，可稳定操作。

使用方法：对着镜子修饰面部。

适配人群：肢体障碍者、其他人士。

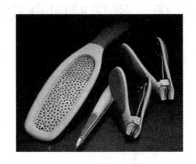

图 16 - 3 - 2　易夹镊

（二）护理牙齿辅具

（1）易握牙刷（图 16 - 3 - 3）

用途：用于手指抓握或屈曲功能受限者清洁口腔和牙齿。

结构：由普通牙刷和塑胶加粗手柄对接而成。

使用方法：将普通牙刷紧紧插入手柄孔中即可。

适配人群：肢体障碍者。

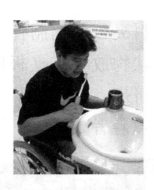

图 16 - 3 - 3　易握牙刷

（2）声波电动牙刷（图 16 - 3 - 4）

用途：用于手腕灵活性受限者清洁口腔和牙齿。

结构：由可更换的牙刷头、手柄、充电显示灯和台式充电器组成。牙刷头每分钟震动 31000 次。

使用方法：充电后将牙膏挤在牙刷头上并放入口中，

然后按动开关开始刷牙。刷牙时间自动设置为两分钟，其后将自动关断电源。

适配人群：肢体障碍者。

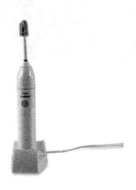

图 16 - 3 - 4   **声波电动牙刷**

（3）挤管器（图 16 - 3 - 5）

用途：用于上肢功能障碍者挤牙膏、乳液、软膏或管状的家用产品。

结构：由两片塑料夹板和钢制弹簧连接而成。

使用方法：将管状物放置在夹板间，用手掌挤压挤管器的顶部，使内容物挤出。

适配人群：肢体障碍者。

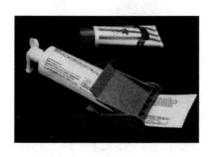

图 16 - 3 - 5   **挤管器**

（三）护理毛发辅具

（1）自立型电动剃须刀（图 16 - 3 - 6）

用途：用于双上肢功能障碍者独立剃须。

结构：电动剃须刀安置在带球形轴承连接的金属支架和平台上，位置和角度均可调整。平台下有三个吸盘，可固定在桌面或墙面上。

使用方法：将电动剃须刀固定好后即可打开电源剃须。

适配人群：肢体障碍者。

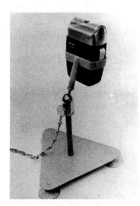

图 16 - 3 - 6　自立型电动剃须刀

（2）万能袖带（图 16 - 3 - 7）

用途：适用于上肢功能障碍者，可使用腕力代替抓握功能，进行剃须、进餐、梳头等自理活动。

结构：由固定座、袖带和附件组成，袖带松紧可调。

使用方法：将袖带套于手掌调好松紧，再将附件插入掌心并固定，然后操作。

适配人群：肢体障碍者。

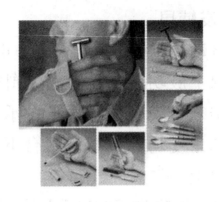

图 16-3-7　万能袖带

（3）自立型电吹风机（图 16-3-8）

用途：用于肢体障碍者吹干或使头发定型。

结构：由吹风机、V 型基座、鹅颈支架和吹风机托架组成。

使用方法：将吹风机置于桌子或柜台上，将吹风角度调到合适位置后即可使用。

适配人群：肢体障碍者。

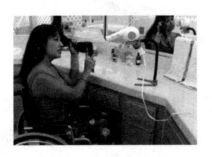

图 16-3-8　自立型电吹风机

（4）长柄梳（图 16-3-9）

用途：用于上肢屈曲功能受限者梳理头发。

结构：由塑料的梳子和长手柄组成。

使用方法：将梳子调整到合适角度，握住手柄即可梳头。也可将梳子折弯并向上旋转装进手柄里，便于携带。

适配人群：肢体障碍者。

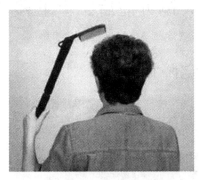

图 16 - 3 - 9　**长柄梳**

（四）护理手指甲和脚趾甲辅具

（1）特制指甲剪（图 16 - 3 - 10）

用途：用于抓握功能或手指屈曲功能受限者修剪指甲。

结构：由指甲剪和塑料板固定而成。

使用方法：将指甲钳放置在桌上，即可操作。

适配人群：肢体障碍者。

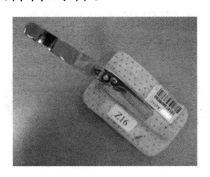

图 16 - 3 - 10　**特制指甲剪**

（2）带放大镜的指甲剪（图 16 - 3 - 11）

用途：用于低视力者修剪指甲。

结构：由指甲剪、带可调角度支架和橡皮圈的放大镜以及底座组成。指甲剪表面为镀铬金属，放大镜为丙烯基树脂，可放大 3 倍。

使用方法：放大镜可前后、上下移动，调整到合适角度后即可使用。

适配人群：视觉障碍者。

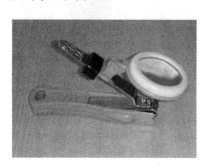

图 16 - 3 - 11　带放大镜的指甲剪

（3）指甲刷（图 16 - 3 - 12）

用途：适用于抓握功能障碍者清洁指甲，易于抓握。

结构：由三角形手柄和刷头组成，材料为塑料。

使用方法：手握把柄，用前端的小刷子清洁指甲。

适配人群：肢体障碍者。

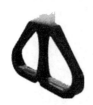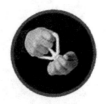

图 16 - 3 - 12　指甲刷

（4）带吸盘的指甲锉（图 16 - 3 - 13）

用途：适用于上肢功能障碍者，可锉平、磨光指甲，保持外形美观。

结构：由磨砂纸片、木板和两个吸盘组成。

使用方法：将指甲锉用吸盘固定在桌面上后即可使用。

适配人群：肢体障碍者。

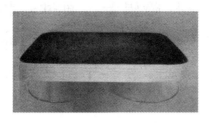

图 16 - 3 - 13　带吸盘的指甲锉

第四节　如厕辅助器具

（一）调节小便辅具

防止尿失禁的辅具包括尿道塞子、阴道弓体、阴茎夹以及控制导尿管的可膨胀气球等。

（1）双腔气囊导尿管（图 16 - 4 - 1）

用途：适用于需要留置导尿的患者，具有引流、导尿、冲洗、止血等功能。

结构：由导管、两个气囊和接头组成，纯硅胶材料。

使用方法：通常为一腔引流尿液，另一腔注入生理盐水防止导尿管脱落，多在留置导尿时使用。

适配人群：肢体障碍者。

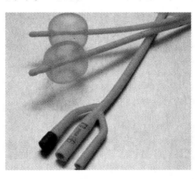

图 16 - 4 - 1　双腔气囊导尿管

（2）定位镜子（图 16 - 4 - 2）

用途：适用于排尿障碍者，通过安装在冲洗器上的镜子能更好地看到尿道情况，便于导尿和冲洗。

结构：由吸盘、镜架和镜子组成，双面镜分别为平面镜和放大镜。

使用方法：用吸盘将镜架固定在墙上，摆动或转动镜子到合适位置，即可导尿和冲洗。

适配人群：肢体障碍者、其他人士。

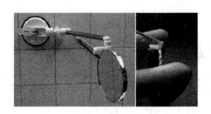

图 16 - 4 - 2　定位镜子

（3）男用尿套（图 16 - 4 - 3）

用途：适用于男性尿失禁者，可套在阴茎上收集漏出的尿液，避免污染衣物，方便卫生。

结构：为乳胶制品，有弹性，可随阴茎伸缩。

使用方法：将尿套套在阴茎上，后端接集尿器使用。

适配人群：肢体障碍者、其他人士。

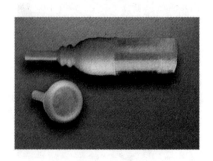

图 16 - 4 - 3　男用尿套

（4）阴道塞（图 16 - 4 - 4）

用途：适用于压力性尿失禁或进行盆底肌肉训练的女性，可防止尿液随意漏出。

结构：聚乙烯醇泡沫塑料，不吸收任何尿液。

使用方法：将阴道塞插入阴道后，撑起前隔膜，使膀胱颈回到初始位置，以便括约肌能照常工作而防止尿失禁。

适配人群：肢体障碍者、其他人士。

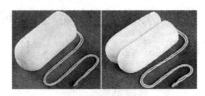

图 16 - 4 - 4　阴道塞

（5）阴茎夹（图 16 - 4 - 5）

用途：适用于男性尿失禁者，采用体外压迫尿道的方法，由使用者控制排尿时间，防止尿失禁。

结构：由模塑成型的套夹和带松紧的尼龙搭扣组成。

使用方法：在医生指导下使用，将阴茎夹套于阴茎上，套夹内的凸台放于阴茎下方，再调整尼龙搭扣的松紧即可使用。

适配人群：肢体障碍者、其他人士。

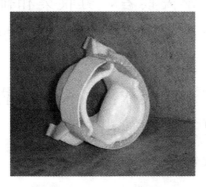

图 16 - 4 - 5　阴茎夹

（6）附腿尿袋（图 16 - 4 - 6）

用途：适用于男性排尿障碍者，可在乘坐轮椅车或步行时使用，附在腿上的一端开口收集尿液，安全隐蔽，方便外出。

结构：由可固定在腿部的 PVC 透明方形尿袋、导尿管、阴茎尿套、引流阀和固定带组成。

使用方法：将贮尿袋和导尿管固定在身体上，导尿管的上端使用阴茎尿套，尿袋的下端可随时打开放出尿液。

适配人群：肢体障碍者、其他人士。

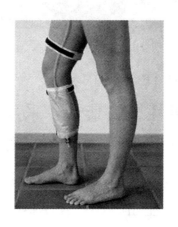

图 16 - 4 - 6　附腿尿袋

（7）尿液引流袋（图 16 - 4 - 7）

用途：适用于尿失禁者，可收集和排出尿液。

结构：为防止逆流感染，尿袋有防反流阀、单向引流阀和导管，袋子表面有刻度。

使用方法：用来收集尿液，将贮尿袋固定在床旁等家具上，下端开口可方便地放出尿液。

适配人群：肢体障碍者、其他人士。

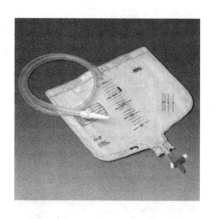

图 16 - 4 - 7　尿液引流袋

（8）贮尿瓶（图 16 - 4 - 8）

用途：适用于使用轮椅车者或卧床者，可收集尿液。

结构：由可折叠的收集袋、延长接管和盖子组成。收集袋是橡胶材料，延长接管和盖子是塑料材料。

使用方法：打开盖子收集尿液，可重复使用。

适配人群：肢体障碍者、其他人士。

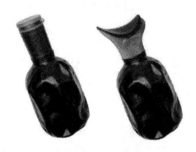

图 16 - 4 - 8　贮尿瓶

（二）调节大便辅具

预防粪便无意识排出的辅具包括肛门棉塞、肛门塞栓、肛门加宽器和肛门袋等。

（1）肛塞（图 16 - 4 - 9）

用途：适用于大便失禁者，可防止大便漏出。

结构：由聚乙烯醇泡塑材料制成。

使用方法：将肛塞从肛门插入，可防止臭味及肛周感染，通过缝在肛塞里的线可将肛塞从肛门中取出。

适配人群：肢体障碍者、其他人士。

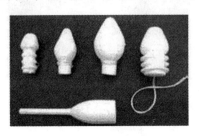

图 16-4-9　肛塞

（三）穿戴式吸收大小便辅具

包括尿布和女用垫子（卫生巾）及阴茎尿布。

（1）尿垫（图 16-4-10）

用途：适用于二便障碍者，可吸收漏出排泄物。

结构：银丝缝线，四层吸水垫，有抗菌和抑制气味作用。

使用方法：贴身穿，用魔术贴粘贴在内裤里面。

适配人群：肢体障碍者、其他人士。

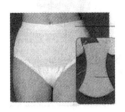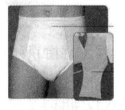

图 16-4-10　尿垫

（四）坐便椅

（1）带脚轮座厕轮椅（图 16-4-11）

用途：适用于移动困难或不能蹲下大小便的功能障碍

者，可用于移动和如厕。

结构：为护理者操作的普通轮椅，由带脚轮和脚踏板的椅子及坐垫下方收集排泄物的座厕桶组成。座厕桶为塑料制品，方便清洗。

使用方法：乘坐者如厕排便时可不必离开轮椅，仅将坐垫抽出即可。

适配人群：肢体障碍者。

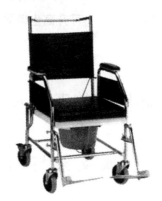

图 16-4-11　带脚轮座厕轮椅

（2）可升高坐便器座（图 16-4-12）

用途：适用于肢体障碍者，如厕时可根据需要调整坐便器座的高度，方便起坐。

结构：带扶手的钢管框架，坐便器座有盖，高度可调节，可拆卸。

使用方法：先调整高度，使坐便器座放入坐便器内，且高度合适，然后再使用。

适配人群：肢体障碍者。

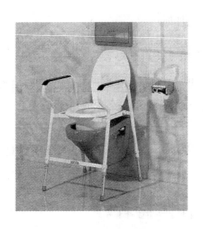

图 16 - 4 - 12　可升高坐便器座

（3）坐便凳（图 16 - 4 - 13）

用途：适用于蹲起困难的老年人、肢体障碍者，可以坐姿使用蹲便池。

结构：由可折叠金属支架与模塑成型的端面连接而成。

使用方法：将坐便凳放于蹲便池上即可使用。

适配人群：肢体障碍者。

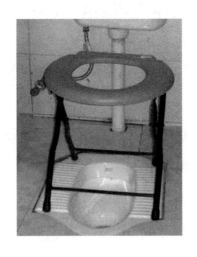

图 16 - 4 - 13　坐便凳

（五）坐便器

（1）加高坐便器座（图 16 - 4 - 14）

用途：适用于肢体障碍者，如厕时可直接放在坐便器上，也可以轻易地移开，方便起坐。

结构：坐便器座前后带有凹槽，前面有一个凸缘可以卡住坐便器。包括两个可调节的塑料支架，适合各种坐便器。

使用方法：可选择不同高度的坐便器座，放到坐便器上即可使用。

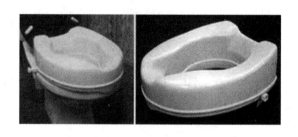

图 16 - 4 - 14　加高坐便器座

（2）电动坐便升降器（图 16 - 4 - 15）

用途：适用于下肢肌肉耐力差、难以从坐便器上起身者。

结构：由电机、升降机构、坐便器座、扶手和触摸控制手持机组成。

使用方法：根据需要随时升降坐便器座，辅助起坐。

适配人群：肢体障碍者。

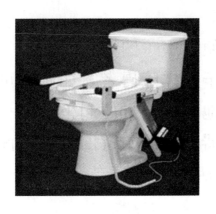

图 16 - 4 - 15　电动坐便升降器

（3）电动坐便器座（图 16 - 4 - 16）

用途：适用于功能障碍者，可在便后清洗和吹干臀部。

结构：由内置水管和加热装置的坐便器附件组成，接通电源和水管后使用。

使用方法：上盖打开后自动接通电源，通过侧面蓝色功能键可以加热、冲洗、烘干，红色温度键可调低、中、高水温，侧面手轮可调喷水高度。

适配人群：肢体障碍者。

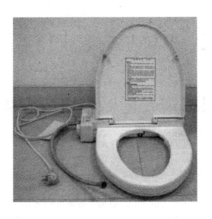

图 16 - 4 - 16　电动坐便器座

（4）带靠背坐便器座（图 16 - 4 - 17）

用途：适用于肢体障碍者，特别是脑瘫儿童，稳定而舒适。

结构：模塑成型的坐便器座，后部有凸台可与坐便器固定。

使用方法：将坐便器座放于坐便器上，当患者坐上后，通过固定带稳定坐姿，方便如厕。

适配人群：肢体障碍者、脑瘫患者。

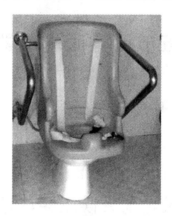

图 16 - 4 - 17　带靠背坐便器座

（六）手纸夹（图 16 - 4 - 18）

（1）手纸夹

用途：适用于上肢功能障碍者，可清洁肛门区域并帮助擦拭臀部。

结构：由固定手柄、活动手柄和夹子组成，材料为聚酰胺塑料。

使用方法：按动活动手柄，打开夹子，将手纸放入。清洁肛门区域后，再次按动活动手柄，打开夹子，手纸掉落到便池中。

适配人群：肢体障碍者。

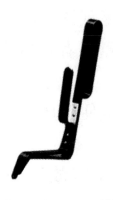

图 16 - 4 - 18   手纸夹

第五节   穿脱辅助器具

（一）易穿脱衣裤及相关辅具

（1）轮椅雨衣（图 16 - 5 - 1）

用途：适用于行动有障碍、乘坐轮椅的儿童或成人，可防雨、防寒和防风，全天候能穿，且穿脱方便。

结构：防水尼龙材料，带有衬里和风帽，前面有耐用拉链，可遮住头部、身体、双臂和双腿。

使用方法：从领口套入后，将前面的拉链拉上即可。

适配人群：肢体障碍者。

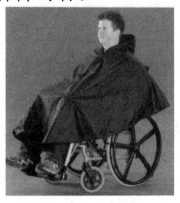

图 16 - 5 - 1   轮椅雨衣

（2）防风紧身上衣（图 16 - 5 - 2）

用途：适用于轮椅车乘坐者，可户外穿用。

结构：为防风且略防水的双层夹克，所有拉链均带拉环。

使用方法：外层夹克适于夏天穿着。内层带摇粒绒，并有拉链可与外层夹克连在一起供冬天穿着。干燥天气时也可单穿内层夹克。

适配人群：肢体障碍者。

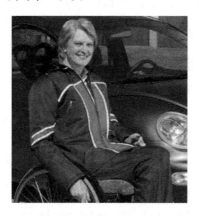

图 16 - 5 - 2　防风紧身上衣

（3）长袖衬衫（图 16 - 5 - 3）

用途：适用于精细运动障碍、智力障碍或脊髓损伤男性，不用抬手就可穿上。

结构：涤纶或棉制品，魔术贴开襟，可设或不设摆缝开口，前面有胸袋和假纽扣。

使用方法：从领口套入后，将前后两片衣服用魔术贴搭接即可。

适配人群：肢体障碍者、智力障碍者。

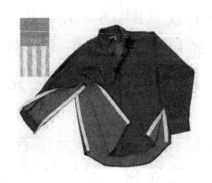

图 16 - 5 - 3　长袖衬衫

（4）儿童休闲牛仔裤（图 16 - 5 - 4）

用途：适用于严重肢体障碍或智力障碍儿童，可开口，穿脱方便、舒适。

结构：由可洗的纯棉牛仔布制成。上端为可调松紧的弹性腰带，且裤腰带有腕环便于提裤和穿裤。下裆缝开口处有内用摁扣或魔术贴，外裆缝用拉链开口。

使用方法：上端从腿部套入后，将前片和后片之间用拉链连接，裤腿用摁扣或魔术贴连接。

适配人群：肢体障碍者、智力障碍者。

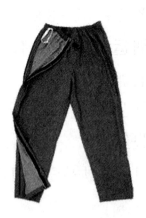

图 16 - 5 - 4　儿童休闲牛仔裤

（5）连衣裙（图 16－5－5）

用途：适用于轮椅车乘坐或行动受限女性，穿脱方便。

结构：为坐姿裁剪的双层结构，配有腰带、肩垫和两个边包。

使用方法：可从头部穿脱。

适配人群：肢体障碍者。

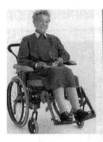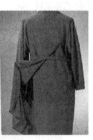

图 16－5－5　连衣裙

（6）带保护垫内裤（图 16－5－6）

用途：适用于平衡或移动功能障碍者，以应对跌倒，贴身穿脱方便、舒适。

结构：在大腿的两侧带有类似于足球垫的安全护垫。在跌倒时，保护垫可重新分配冲击力，以保护髋部。

使用方法：正常穿脱。

适配人群：肢体障碍者、其他人士。

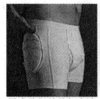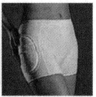

男式带保护垫短内裤　女式带保护垫短内裤

图 16－5－6　带保护垫内裤

（7）易穿脱睡衣（图 16 - 5 - 7）

用途：适用于肢体障碍者，穿脱方便、舒适。

结构：由绒布制成，上衣在双侧及肩部三面开口，圆领，袖口宽松，下装为侧开襟。采用摁扣或魔术贴闭合，以代替纽扣或拉链。

使用方法：上衣可套头穿后连接，下装为前后两片扣上后再用魔术贴搭接。

适配人群：肢体障碍者。

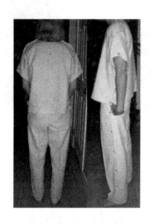

图 16 - 5 - 7　易穿脱睡衣

（8）防护性浴裤（图 16 - 5 - 8）

用途：适用于排便及排尿失禁的成人或青少年，可在水疗时使用。

结构：材料为带软羊毛衬里的增强聚氨酯织物。

使用方法：两侧带有魔术贴，易打开、易穿着，且尺寸可任意调节。

适配人群：肢体障碍者、其他人士。

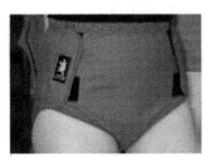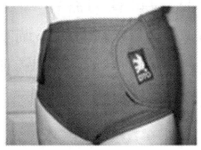

图 16-5-8　防护性浴裤

（9）穿衣杆（图 16-5-9）

用途：适用于弯腰有困难、行动受限或只能使用单上肢穿脱衣服者。

结构：由杆、衣钩和挂钩组成，材料为表面喷塑铝合金。

使用方法：衣钩的叉状小钩可帮助戴帽，提上休闲裤、裙子或者脱掉袜子，另一端小钩可帮助拉拉链或解开鞋带。

适配人群：上肢功能障碍者。

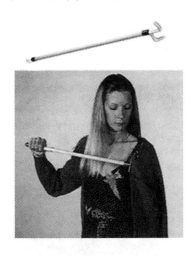

图 16-5-9　穿衣杆

（10）拉链辅助器具（图 16 - 5 - 10）

用途：适用于运动协调功能差或无力握紧拉链者。

结构：由较大易握手柄和铁钩组成。

使用方法：握住手柄，用铁钩勾住拉链上下移动即可。

适配人群：肢体障碍者。

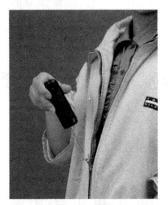

图 16 - 5 - 10   拉链辅助器具

（11）纽扣钩（图 16 - 5 - 11）

用途：适用于手指灵活度受限者。

结构：由手柄和钢丝圈组成。

使用方法：将纽扣钩穿过扣眼并套住纽扣后，往回拉，使其穿过扣眼即可扣住。

适配人群：肢体障碍者。

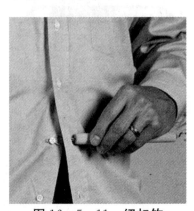

图 16 - 5 - 11   纽扣钩

（二）易穿脱袜及相关辅具

（1）穿袜器（图 16 - 5 - 12）

用途：适用于关节炎或下肢功能障碍者。

结构：由双侧带把手的金属架组成。

使用方法：将袜子撑开放在架子上后，手扶把手即可将脚穿进袜子里。

适配人群：肢体障碍者。

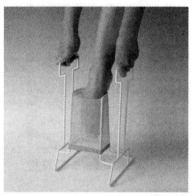

图 16 - 5 - 12　**穿袜器**

（2）特大型护理短袜（图 16 - 5 - 13）

用途：适用于糖尿病、下肢肿胀或循环系统障碍患者。

结构：纯棉制品。

使用方法：袜子可套在敷料外面。

适配人群：肢体障碍者。

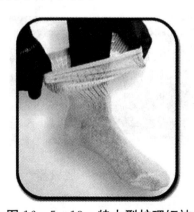

图 16 - 5 - 13　**特大型护理短袜**

（三）易穿脱鞋及相关辅具

（1）长柄鞋拔（图 16 - 5 - 14）

用途：适用于弯腰困难者。

结构：由防滑的乙烯长手把及尼龙挂环组成，方便悬挂存放。

使用方法：将鞋拔从后面插入鞋内，即可穿脱鞋子。

适配人群：肢体障碍者、其他人士。

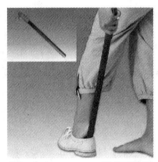

图 16 - 5 - 14　长柄鞋拔

（2）脱靴器（图 16 - 5 - 15）

用途：适用于脱靴困难者。

结构：前端带弧形凹槽的木制品。

使用方法：一只脚踏在脱靴器上，另一只脚借助前端凹槽辅助脱靴。

适配人群：肢体障碍者、其他人士。

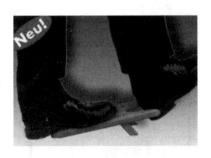

图 16 - 5 - 15　脱靴器

（3）病患鞋（图 16-5-16）

用途：适用于脚畸形、行动受限、手术后涂抹创伤敷料或石膏的患者，轻便防滑且便于穿脱。

结构：采用透明多孔尼龙材料、塑料防滑底，带有魔术贴扣带，前端不可折，为高帮鞋。

使用方法：打开鞋的上部，放入脚后，合上鞋帮，再用魔术贴连接固定。

适配人群：肢体障碍者。

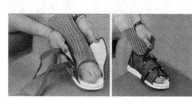

图 16-5-16 **病患鞋**

（4）男靴（图 16-5-17）

用途：适用于轮椅乘坐者，特别是脚肿胀的男性，易穿脱。

结构：牛皮制品，双侧拉链，广开口，并带防滑鞋垫。

使用方法：打开鞋的上部，放入脚后，用拉链合上鞋帮即可。

适配人群：肢体障碍者。

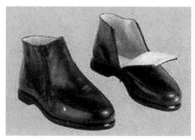

图 16-5-17 **男靴**

（5）运动鞋（图 16 - 5 - 18）

用途：适用于不能自己系鞋带者，易穿脱。

结构：采用卷曲弹性鞋带。

使用方法：使用者只需拉动带子两端即可调整鞋带的松紧，松手后带子两端就会卷起来，以防鞋带拖地。

适配人群：肢体障碍者、其他人士。

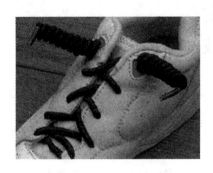

图 16 - 5 - 18　运动鞋

第六节　进食辅助器具

（一）进餐辅具

（1）半流质喂食杯（图 16 - 6 - 1）

用途：适用于吞咽功能障碍者。

结构：塑料制品，带有刻度。

使用方法：将流质食物倒入杯中，调整喂嘴夹子，即可控制液体速度。

适配人群：肢体障碍者。

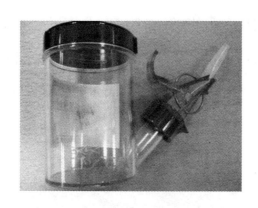

图 16 - 6 - 1　**半流质喂食杯**

（二）餐具及相关辅具

（1）特制餐具（图 16 - 6 - 2）

用途：适用于功能障碍者，可切割、抓取食物及喝饮料。

结构：由不锈钢制的匙子、叉子、节齿匙和塑料手柄组成。手柄分为粗柄式、直接插入式（单手操作）、带搭扣式（双手协作）。

使用方法：根据进餐者的需求选取不同的餐具，插了手柄后即可使用。

适配人群：肢体障碍者。

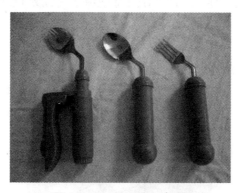

图 16 - 6 - 2　**特制餐具**

（2）弹簧筷子（图 16 - 6 - 3）

用途：适用于手指功能障碍或握力弱者。

结构：有不同长短，两根筷子后端之间用弹簧连结。

使用方法：根据进餐者的需求选取不同长短的弹簧筷子即可进餐。

适配人群：肢体障碍者。

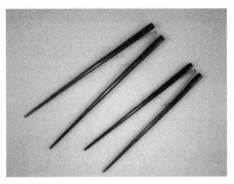

图 16-6-3   弹簧筷子

（3）防洒碗（图 16-6-4）

用途：适用于上肢功能障碍者，可盛放食物，便于进食。

结构：由带向上凸起边缘的塑料碗和吸盘底座组成，能防止进食时碗移动和食物洒出。

使用方法：将防洒碗的凸起边缘放在面前，然后用吸盘将防洒碗固定在餐桌上，即可进餐。

适配人群：肢体障碍者。

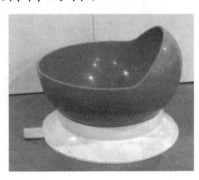

图 16-6-4   防洒碗

（4）带挡边和吸盘的盘子（图 16－6－5）

用途：用于手或手臂功能损伤者进食，可防止食物洒出及盘子移动。

结构：塑料制品，挡边与三个吸盘连接在一起，以固定在桌面上。

使用方法：将盘子与挡边一起固定后即可使用。

适配人群：肢体障碍者。

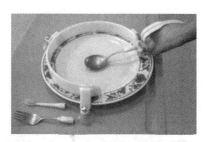

图 16－6－5　带挡边和吸盘的盘子

（5）鸡蛋杯（图 16－6－6）

用途：适用于手、手臂功能损伤或单手残疾者，可放入鸡蛋并使之保持稳定。

结构：底部带有吸盘的塑料制品。

使用方法：将鸡蛋杯放稳后，把鸡蛋放在鸡蛋杯上食用，可防止鸡蛋滚落。

适配人群：肢体障碍者、其他人士。

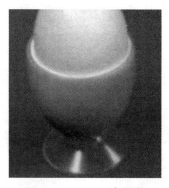

图 16－6－6　鸡蛋杯

（6）电动喂食机（图 16 - 6 - 7）

用途：用于上肢及手功能障碍者进食，可通过电动控制将食物送入口中。

结构：由控制开关、主机和餐具组成。

使用方法：通过颌部或肢端触动控制开关后，操纵臂用勺子将食物从盘子中盛起并送入口内，还能转动盘子或碗。

适配人群：肢体障碍者。

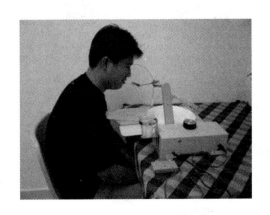

图 16 - 6 - 7　电动喂食机

（7）开瓶器（图 16 - 6 - 8）

用途：适用于单手或手部力量受限者，可开启瓶盖、罐头等容器。

结构：由塑料和带有锯齿的金属材料制成，并可固定在壁柜的底板下。

使用方法：将瓶插入后按顺时针转动即可打开瓶盖，仅需轻微的力量。

适配人群：肢体障碍者、其他人士。

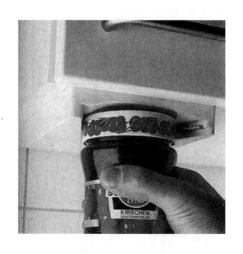

图 16 - 6 - 8　**开瓶器**

第七节　喝水辅助器具

（一）杯子

（1）易握杯（图 16 - 7 - 1）

用途：适用于抓握障碍或手无力者，可喝饮料或进流食。

结构：由两个把手、宽底座的塑料杯、带嘴杯罩组成。

使用方法：将饮料或流质食物倒入杯中，盖上杯盖，用双手握杯饮用。

适配人群：肢体障碍者。

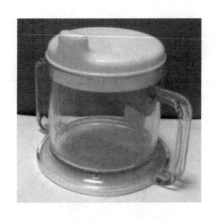

图 16 - 7 - 1　易握杯

（二）吸管用辅具

（1）杯子固定架（图 16 - 7 - 2）

用途：适用于手无力、上肢功能障碍或协调功能障碍者，使有吸管和盖子的茶杯、玻璃杯、药瓶、细颈瓶等保持稳定，以代替抓握和防止无意识打翻容器。

结构：塑料架子固定在平面上，且杯子可旋转。

使用方法：将杯子插入杯子固定架中即可使用。

适配人群：肢体障碍者、智力障碍者。

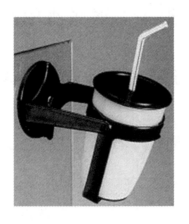

图 16 - 7 - 2　杯子固定架

（2）杯子稳定架（图 16 – 7 – 3）

用途：适用于上肢移动功能障碍者。

结构：由模塑成型材料制作后装配而成，可折叠，底槽内有一块可吸收水分的软木塞。

使用方法：将杯子稳定架与轮椅桌、床桌或桌面固定连结后，即可使用。

适配人群：肢体障碍者。

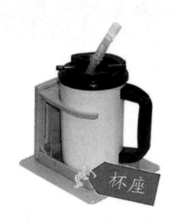

图 16 – 7 – 3　杯子稳定架

第八节　照顾个人健康辅助器具

（一）确保身体舒适辅具

1. 体位舒适辅具

（1）有轮安乐椅（图 16 – 8 – 1）

用途：适用于肢体、神经功能障碍或老年痴呆者，有一定倾斜角度，舒适，可坐可躺。

结构：座位为乙烯基材料，可洗，且经卫生处理，可抑制细菌。搁脚板位置可调节，椅子带有小脚轮，其中之一可定向控制。

使用方法：按使用者要求调整坐姿或卧姿。

适配人群：肢体障碍者。

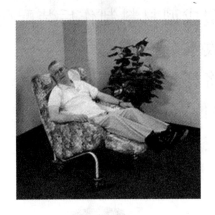

图 16-8-1　有轮安乐椅

（2）坐袋（图 16-8-2）

用途：适用于认知或情感障碍、孤独症、带有残疾倾向或躯干控制差者。

结构：纺织布梨形制品，坐袋内填聚苯乙烯珠粒，可多次填充。双面缝线，自动闭锁拉链。

使用方法：可随意坐下，坐袋会根据人体形态自动变成靠背椅子或成为球体，以增加舒适性。

适配人群：智力障碍者、精神障碍者。

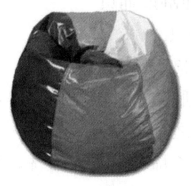

图 16-8-2　坐袋

（3）凝胶坐垫（图16-8-3）

用途：适用于功能障碍者，可在坐姿时使用，可平均分布压力，具有通气性，可增加舒适性。

结构：由圆台突起的整体凝胶材料、外罩、防滑底面和固定带组成。

使用方法：通过固定带和底面的防滑材料固定在轮椅车或椅子上。

适配人群：肢体障碍者、其他人士。

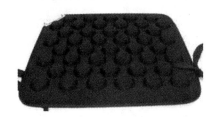

图16-8-3　凝胶坐垫

（4）充气靠背垫（图16-8-4）

用途：适用于背痛、关节炎或背部不适者，可长时间维持舒适坐姿。

结构：由三个互相连接的气室组成，排出空气后可折叠放入袋中，便于旅行。

使用方法：用弹性带固定在轮椅或椅背上，然后根据需要调整气囊，以分散背部压力，增加舒适性。

适配人群：肢体障碍者、其他人士。

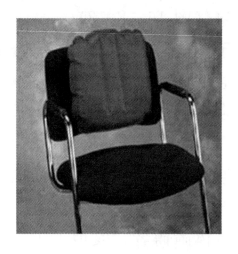

图 16-8-4　充气靠背垫

（5）枕头（图 16-8-5）

用途：用于睡觉时最大限度地支撑头部和颈部，可增加卧姿舒适性。

结构：聚酯纤维填充，蝴蝶型，枕套可机洗。

使用方法：放床上，调整形状及柔软度后即可使用。

适配人群：肢体障碍者、其他人士。

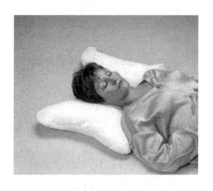

图 16-8-5　枕头

（6）泡沫床垫（图 16-8-6）

用途：适用于功能障碍者，可在卧姿时使用，可平均分布压力和增加舒适性，预防压疮。

结构：为防滑抗菌泡沫床垫，上层为软泡，底座为硬泡。为防止滚下床，两侧有 45°防滚动边，外罩为防液体渗漏尼龙材质，带有拉链，可更换清洗。

使用方法：铺上床单即可使用。

适配人群：肢体障碍者、其他人士。

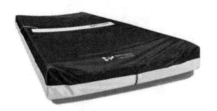

图 16-8-6　泡沫床垫

（7）毯子支撑架（图 16-8-7）

用途：适用于肢体障碍者或胸腹部术后患者。

结构：钢管制作的架子。

使用方法：放置在床上，将被子或毛毯放于其上，以防止身体受压，还可保暖。

适配人群：肢体障碍者、其他人士。

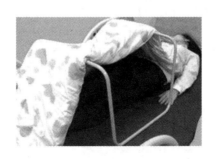

图 16-8-7　毯子支撑架

（8）可调靠背（图 16-8-8）

用途：用于坐在床上时提供背部支撑，且角度可调。

结构：由涂漆的钢管支架和尼龙靠背组成，可调五种倾斜角度。

使用方法：放在床上，调好角度即可使用。

适配人群：肢体障碍者、其他人士。

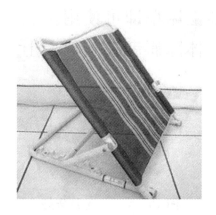

图 16-8-8　可调靠背

（9）腿支撑架（图 16-8-9）

用途：用于矫形后正确支撑腿部或调整足部受伤及长期卧床患者的血液循环。

结构：由喷塑钢管和牙条构成支架，而支撑小腿和大腿的材料是抗撕裂的软弹性 PVC。

使用方法：根据使用者需要用手调节角度，增加舒适性。

适配人群：肢体障碍者、其他人士。

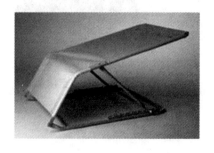

图 16-8-9　腿支撑架

（10）床栏杆（图 16-8-10）

用途：固定在床边，防止使用者从床上掉下来，且可辅助肢体障碍者独立翻身和坐起。

结构：能与床架固定的 P 形状钢结构，且能 90°锁住。

使用方法：使用者躺下并锁住栏杆后，可防止翻身时掉下床。

适配人群：肢体障碍者、其他人士。

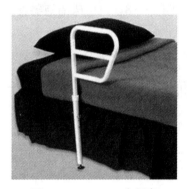

图 16-8-10　床栏杆

（11）床缩短器具（图 16-8-11）

用途：适用于身材矮小、需要护理及防止滑落者，可缩短床长度，确保睡觉安全、舒适。

结构：由矩形挡板、钢管支架和床固定器组成。钢管支架可调节、可拆卸，矩形挡板由胶合板、人造革外罩、塑料泡沫和羊皮垫制成。

使用方法：根据使用者需要调整缩短距离，与床固定后即可使用。

适配人群：肢体障碍者、其他人士。

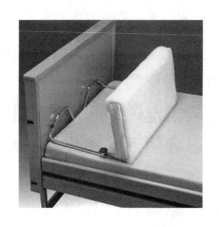

图 16 - 8 - 11　床缩短器具

（12）床延伸器（图 16 - 8 - 12）

用途：用于增加床的长度和舒适性，方便护理。

结构：可增加床的长度 14cm。

使用方法：根据使用者需要调整增长距离，与床固定后即可使用。

适配人群：肢体障碍者、其他人士。

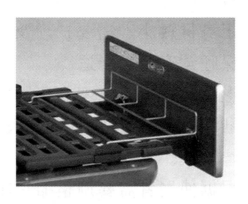

图 16 - 8 - 12　床延伸器

（13）防跌落垫（图 16 - 8 - 13）

用途：适用于有从床上摔下危险的患者，可减震，分散摔下时的冲击作用。

结构：由泡沫软垫、防水罩和尼龙搭扣组成。在四角有明显的反光标志，可在光线暗淡时识别。对折后可以用尼龙搭扣固定。

使用方法：放于床旁即可使用。

适配人群：肢体障碍者、其他人士。

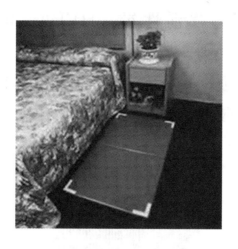

图 16-8-13　防跌落垫

2. 环境舒适辅具

（1）温度控制器（图 16-8-14）

用途：适用于体温调节障碍者，可加热、吹风。

结构：通过按动或用声音命令控制按钮，能够显示时间、室温和进行温度调节，且有触觉按钮和 LCD 显示屏。

使用方法：根据个人需要设置参数后即可使用。

适配人群：视觉障碍者、肢体障碍者、其他人士。

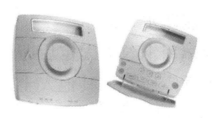

图 16-8-14　温度控制器

（2）空气净化器（图 16 - 8 - 15）

用途：适用于哮喘、变态反应或呼吸系统疾病患者，可净化空气，消除空气污染，以及祛除花粉、灰尘、螨虫、烟雾、异味、菌类及病毒。

结构：内有超强活性炭、HEPA、电解质、三速风扇、进气阀和排气阀。

使用方法：根据个人需要设置参数后即可使用。

适配人群：肢体障碍者、其他人士。

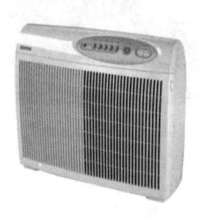

图 16 - 8 - 15　**空气净化器**

（3）百叶型吸音板（图 16 - 8 - 16）

用途：适用于需降低噪音的功能障碍者，如某些听觉障碍者需降低外界噪音和改善听力环境。

结构：由能隔音和吸音的超细材料制成，熔点高、不可燃、重量轻，并能防水、防尘。

使用方法：两端用钢丝绳固定后即可使用。

适配人群：听觉障碍者、其他人士。

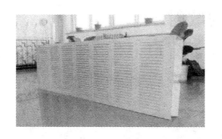

图 16 - 8 - 16　百叶型吸音板

（4）泡沫垫（图 16 - 8 - 17）

用途：适用于需减震的功能障碍者，可安装在周围环境或器具上，提高舒适性。

结构：泡沫材料，尼龙表面，可洗，尺寸为 3.2cm×30cm×152cm。

使用方法：放置在夹板内，起缓冲作用和充当减震器。

适配人群：肢体障碍者、其他人士。

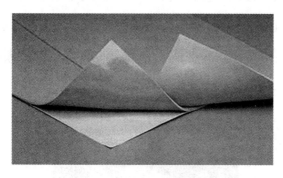

图 16 - 8 - 17　泡沫垫

（5）窗户遮阳板（图 16 - 8 - 18）

用途：适用于需控制光线者，如某些视觉障碍者需要调节周围光线的亮度和颜色。

结构：铝制品，表面涂有一层半透明的蒸发聚酯层，可使日光均匀而有选择性地透过窗户，可有效降低目眩的发生并减弱光线的散射。

使用方法：放于窗户上作为窗帘使用。

适配人群：视觉障碍者、其他人士。

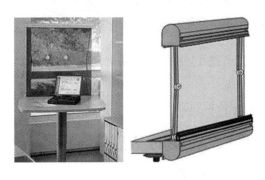

图 16 - 8 - 18　窗户遮阳板

（6）手动感应灯（图 16 - 8 - 19）

用途：适用于手精细动作困难或上肢残疾者。

结构：灯内嵌有红外线传感器，可控制灯的亮度。

使用方法：接通电源后，手在灯的上方水平通过则开灯，能在 2 秒内照亮房间。从传感器上方一英寸处慢慢地抬高手，则灯的亮度增加；慢慢地放下手，则灯光变暗。

适配人群：肢体障碍者。

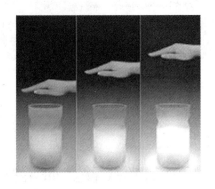

图 16 - 8 - 19　手动感应灯

（二）维持个人健康辅具

1. 个人医疗辅具

（1）预热吸入气体装置（图 16 - 8 - 20）

用途：适用于对冷空气敏感的呼吸系统疾病如支气管哮喘、支气管炎等的患者，可缓解咳、喘等症状。

结构：预热器和吸入器有的分开，有的一体，还有的由手持面罩、松紧带、温度调节装置、药水皿等组成。

使用方法：干燥或潮湿的空气预热后被吸入，温度一般控制在 40℃～60℃，相对湿度约 95％。

适配人群：肢体障碍者、其他人士。

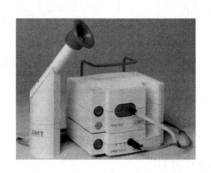

图 16 - 8 - 20　预热吸入气体装置

（2）多功能超声雾化器（图 16 - 8 - 21）

用途：适用于呼吸系统疾病如支气管哮喘、支气管炎、上呼吸道感染等的患者，可缓解支气管黏膜充血、水肿，稀释痰液。

结构：利用超声波的震动将水溶剂药物转化为微小的雾粒，通过口、鼻吸入或在病灶表面喷涂，有助于药物的吸入。

使用方法：大雾化杯最大装药量 350ml，水槽装水量 300ml，定时 0～60 分钟无级可调，连续工作时间 4 小时以上。

适配人群：肢体障碍者、其他人士。

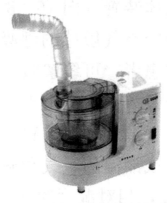

图 16 - 8 - 21　多功能超声雾化器

（3）简易呼吸器（图 16 - 8 - 22）

用途：用于各种原因引起的缺氧，可改善缺氧及血氧饱和度。

结构：由面罩、单向阀、球体、氧气储气阀、氧气袋和氧气导管组成，硅胶材质。

使用方法：通过不断挤压气囊，使空气或氧气经过面罩进入肺部来进行人工呼吸。

适配人群：肢体障碍者、其他人士。

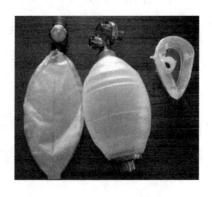

图 16 - 8 - 22　简易呼吸器

（4）携带式供氧器（图 16 - 8 - 23）

用途：用于各种原因导致的缺氧，可改善缺氧及血氧饱和度。

结构：由耐高压的玻璃钢气瓶、流量调节阀、压力表、胶皮管和鼻塞组成。

使用方法：玻璃钢气瓶中的高压氧通过调节阀减压后经胶皮管和鼻塞吸入。

适配人群：肢体障碍者、其他人士。

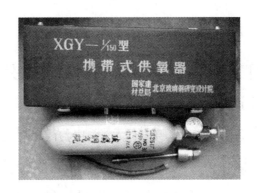

图 16 - 8 - 23　**携带式供氧器**

（5）电动吸引器（图 16 - 8 - 24）

用途：适用于各种原因导致的呼吸道分泌物无法自己咳出者，可通过负压吸引将气管内的分泌物吸出。

结构：由旋片式吸引泵、贮液瓶、金属吸引管和橡胶管组成。

使用方法：插入鼻腔或口腔即可。

适配人群：其他人士。

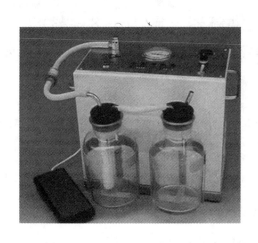

图 16 - 8 - 24　电动吸引器

（6）下肢充气弹力服（图 16 - 8 - 25）

用途：适用于长期卧床、静脉血栓、外伤、骨折的四肢肿胀患者，可通过充气加压促进血液循环、减轻水肿。

结构：下肢套筒的外罩由特殊的纺织品制成，且表面有弹性，可洗可消毒并防蛀，内由 6 腔或 12 腔组成。

使用方法：套在下肢上，通过充气加压促进血液循环、减轻水肿，压力范围 25～200mmHg，可调。

适配人群：其他人士。

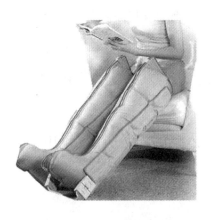

图 16 - 8 - 25　下肢充气弹力服

（7）抗水肿袜套（图 16 - 8 - 26）

用途：适用于静脉血栓、静脉曲张等血液循环障碍引起的肢体肿胀患者，可通过弹力加压促进血液回流，减轻水肿。

结构：为无缝双倍引力的弹力长袜，多孔且强度均匀，有良好的附着力，经久耐穿。

使用方法：穿在腿上即可。

适配人群：肢体障碍者、其他人士。

图 16-8-26　**抗水肿袜套**

（8）配药盒（图 16-8-27）

用途：适用于功能障碍者，可帮助在指定时间服用正确剂量的药物。

结构：由一组连成一体的小盒组成，上盖有凸起的星期标识，且右下角带有盲文标识。

使用方法：将一周内服用的药品按日期分别放入小盒内，有助于每天服用药物，避免漏服。

适配人群：视觉障碍者、智力障碍者、其他人士。

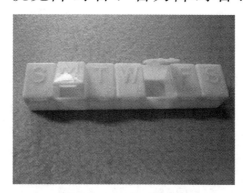

图 16-8-27　**配药盒**

（9）带放大镜的一次性注射器（图 16 - 8 - 28）

用途：适用于低视力者，可自己进行注射。

结构：由塑料注射针筒、放大筒、一次性注射针头组成，针筒带有刻度标识。

使用方法：推动活塞使定量液状药物通过插入皮下的针头直接流入人体。

适配人群：视觉障碍者、其他人士。

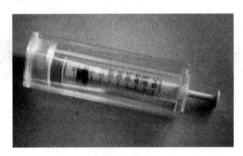

图 16 - 8 - 28　带放大镜的一次性注射器

（10）消毒罐（图 16 - 8 - 29）

用途：适用于功能障碍者，可对个人医疗器械及配件进行消毒，防止交叉感染。

结构：为不锈钢器皿，内盛需要消毒的器械和敷料，可以盖紧。

使用方法：将需消毒的物品连盒一起高温消毒。

适配人群：其他人士。

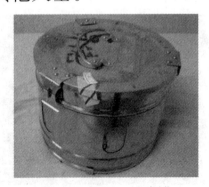

图 16 - 8 - 29　消毒罐

（11）语音电子血压计（图 16 - 8 - 30）

用途：用于功能障碍者测量血压，可将测量的高压、低压和心率数值以大数字显示和进行语音输出，并对测量结果进行"正常"或"异常"的判断。

结构：大字显示屏和语音输出的电子血压计。

使用方法：套入手腕，用魔术贴扣紧后按"ON/OFF"即可。

适配人群：视觉障碍者、其他人士。

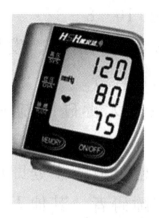

图 16 - 8 - 30　语音电子血压计

（12）手表式减痛刺激器（图 16 - 8 - 31）

用途：用于各种病因不明的神经性疼痛，可改变神经灵敏度，从而达到减轻疼痛的目的。

结构：由手表式减痛刺激器、粘胶电极、导线和插头组成，传感器由高纯钛制成。

使用方法：减痛刺激器的平面部分戴于手腕内面脉搏处即可。

适配人群：其他人士。

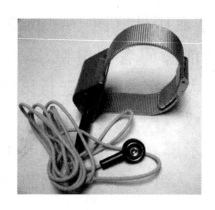

图 16 - 8 - 31　　**手表式减痛刺激器**

（13）冷敷袋（图 16 - 8 - 32）

用途：用于缓解疼痛、肿胀、发烧，并可止痛、解痉挛、降低中枢神经兴奋性等。

结构：由高效吸能无毒硅胶制成，可有效保持冷疗效果。

使用方法：将冷敷袋放于患处即可。

适配人群：肢体障碍者、其他人士。

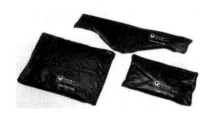

图 16 - 8 - 32　　**冷敷袋**

（14）冷热垫（图 16 - 8 - 33）

用途：用于对身体或身体某些部位的加热或冷却。

结构：外罩为透明塑料制品，内充满凝胶。

使用方法：可放入 80℃热水或 180W 微波炉中加热后热敷，也可放入 -25℃冰箱冷冻后冷敷，且可重复使用。

适配人群：肢体障碍者、其他人士。

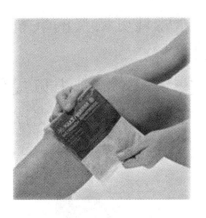

图 16-8-33 冷热垫

（15）气囊坐垫（图 16-8-34）

用途：适用于感觉障碍或移位困难者，可增加接触面积和分散压力，防止压疮。

结构：由高 5cm 的 64 个气囊组成，尺寸为 40cm×40cm×5cm，有气管可以充气，重量约 2kg。

使用方法：为增大臀部接触面积，气囊中的压力要尽可能小，但气囊的上下表面又不可贴在一起。

适配人群：肢体障碍者。

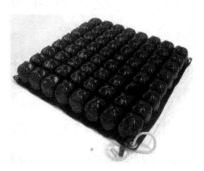

图 16-8-34 气囊坐垫

（16）背垫（图 16-8-35）

用途：适用于感觉障碍或移位困难者，可以平均分布压力，预防背部压疮。

结构：靠背由分离且可调整的气室构成，气室充填特殊材料，ABS 塑料外罩。

使用方法：可安装在轮椅车上以提供稳定的头部支撑和侧面支撑，且头部支撑垫和侧面支撑垫可单独使用。

适配人群：肢体障碍者。

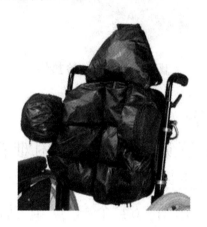

图 16 - 8 - 35　**背垫**

（17）防压疮喷气床垫（图 16 - 8 - 36）

用途：适用于长期卧床者，能增加身体与床垫的接触面积，以分散身体的局部受压，且可通过喷气使皮肤保持干燥，能促使伤口痊愈，预防压疮。

结构：由气垫、导管和气泵三部分组成，每个导管的上表面有两个微孔不断喷气。

使用方法：平放于床板上，喷气微孔向上，再接上电源即可使用。

适配人群：肢体障碍者。

2. 个人防护辅具

（1）环状头盔（图 16 - 8 - 37）

用途：适用于平衡障碍、颅脑损伤者或不需要全封闭头盔的癫痫患者，可保护头部，防止摔伤。

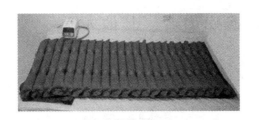

图 16 - 8 - 36　防压疮喷气床垫

结构：由泡沫带、十字带和下颏带组成，泡沫带沿着头部两侧向下延伸至颞叶区和脑后部枕叶区。

使用方法：戴上头盔后，调整顶部的十字带固定头盔，然后调整下颏带长度即可。

适配人群：肢体障碍者、智力障碍者、其他人士。

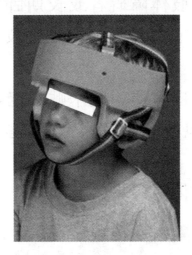

图 16 - 8 - 37　环状头盔

（2）带面罩头盔（图 16 - 8 - 38）

用途：适用于严重癫痫患者，可保护面部和头部。

结构：由硬塑料外壳、泡沫塑料内衬、聚碳酸酯面罩和针织下颏扣带组成。

使用方法：选用尺寸合适的产品，调整扣带后即可使用。

适配人群：癫痫患者、其他人士。

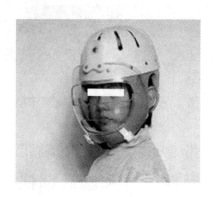

图 16-8-38　带面罩头盔

（3）护肘垫（图 16-8-39）

用途：适用于肢体障碍者或长期卧床者，可保护肘或前臂皮肤，避免压疮，且可帮助维持肢体良好肢位，避免关节挛缩或脱位。

结构：天然毛皮材质，魔术贴固定，具有抗菌功能。

使用方法：包住肘部，调好松紧后用魔术贴固定即可。

适配人群：肢体障碍者、其他人士。

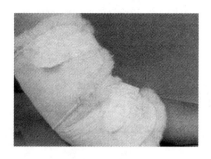

图 16-8-39　护肘垫

（4）护手器（图 16-8-40）

用途：适用于手动轮椅车使用者，可保护手部免受损伤。

结构：由皮革缝合制成，掌心部分涂有防滑橡胶，用魔术贴连接。

使用方法：戴在手上调好松紧即可。

适配人群：肢体障碍者。

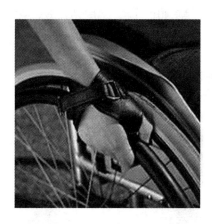

图 16 - 8 - 40 护手器

（5）前垫片吸震型护膝——LP 护膝（图 16 - 8 - 41）

用途：适用于慢性关节炎患者，可保暖，预防擦撞伤，保护膝盖。

结构：材料为 75％氯丁二烯、25％锦纶，筒状，前附垫片，有中、大、加大三种尺码。

使用方法：穿戴在膝部，垫片向前即可。

适配人群：肢体障碍者、其他人士。

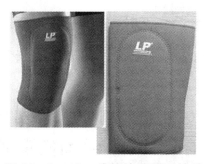

图 16 - 8 - 41 前垫片吸震型护膝

（6）足跟护垫（图 16 - 8 - 42）

用途：适用于肢体障碍者或长期卧床者，可保护足跟，防止因长时间压迫而产生压疮。

结构：软垫由空心棉制成，鞋由涂有乙烯的泡沫塑料制成，使用魔术贴固定。

使用方法：穿戴脚上，调好松紧，用魔术贴固定即可。

适配人群：肢体障碍者、其他人士。

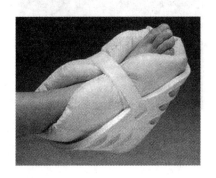

图 16 - 8 - 42　足跟护垫

第九节　上肢假肢

上肢截肢者会因截肢部位不同而出现不同程度的自理困难，上肢假肢也因部位和功能的不同而不同。

（1）索控式前臂假肢（图 16 - 9 - 1）

用途：适用于前臂截肢者，为自身力源假肢。

结构：由树脂积层成型的包肘式接受腔、工具手、钢索和悬吊带组成。

使用方法：由专业人士制作、调整并协助穿戴后，通过双肩操控钢索开合工具手，从而实现部分抓握功能。

适配人群：肢体障碍者。

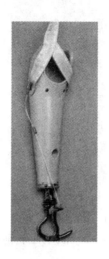

图 16 - 9 - 1　索控式前臂假肢

（2）肌电控制前臂假肢（图 16 - 9 - 2）

用途：适用于前臂截肢者，依靠由电极发出的肌电信号来控制假手的功能活动，其旋前及旋后运动可靠不同的机械结构件来完成。

结构：由一个包肘的全接触式接受腔和一个树脂积层成型外臂筒、肌电手头、充电电池和仿真人造手皮等组成，臂筒可通过不同的腕关节与假手相连。

使用方法：在训练残肢能产生足够大的肌电信号后，由专业人士取型、制作、调整好肌电假肢，再进行适配训练。

适配人群：肢体障碍者。

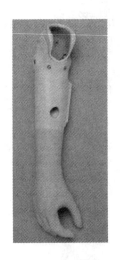

图 16-9-2　肌电控制前臂假肢

第十节　上肢矫形器

（1）恩根型动态矫形器（图 16-10-1）

用途：适用于手指神经损伤而无法进行捏取动作且腕关节及 MP 关节活动正常者。

结构：由热塑板材、铰链及连杆特别设计、固定带组成。

使用方法：拇指固定在对掌位，利用腕关节的背伸运动来实现食指、中指和拇指的三点捏取动作，从而可以拿匙进食。

使用人群：手指功能障碍者。

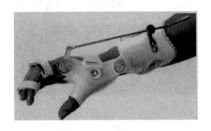

图 16-10-1　恩根型动态矫形器

（范佳进　朱图陵）

第十七章　交流困难与辅助器具应用

第一节　身体机能损伤与交流困难概述

交流是人类生活的重要活动功能之一，无交流能力的人会失去与社会的联系及受教育的机会，并可能出现情绪障碍。ICF 将交流定义为"用语言、信号或符号进行包括接收和产生通讯，进行对话以及使用交流器具和技术的活动"。

（一）交流活动的分类

ICF 将交流活动分为以下六类。

（1）口语交流。

（2）非口语交流，包括理解肢体语言如面部表情、手势或手语、身体姿势等，理解信号、符号、图标，理解图画、图表、相片，理解正式手语、书面信息等的交流。

（3）讲话。

（4）生成非语言信息如肢体语言、信号和符号、绘画和照相、正式手语、书面信息。

（5）交谈，与一人或与多人。

（6）使用交流器具和技术，例如使用电话、手机、传真机等通讯器具，打字机、电脑、盲文书写器等书写器具，盲文软件和因特网等交流技术。

（二）交流困难分类

交流困难也是由于残疾人自身身体损伤（结构和机能）及环境障碍造成的功能障碍，包括以下障碍者类型。

（1）视觉障碍者、听觉障碍者、言语障碍者：由于感官机能或结构的损伤而导致交流困难。

（2）智力障碍者：由于认知受限、难以沟通而产生交流困难。

（3）肢体障碍者：如偏瘫和脑瘫因张力影响到口腔的动作或因中枢神经损伤而造成交流困难。

残疾人需要辅助器具帮助克服交流困难，然而在选用辅助器具时，除需考虑残疾人的交流困难类型外，还需考虑交流困难的程度，即属于 ICF 活动和参与限定值的级别中的哪一级，如没有困难、轻度困难、中度困难、重度困难、完全困难等。

第二节　视觉障碍者交流辅助器具

（一）视觉补偿辅具

（1）立式放大镜（图 17-2-1）

用途：适用于低视力者，可看近处物体，如进行阅读、书写等活动。

结构：由一个凸透镜片和镜架组成。可放大 3 倍、5 倍、10 倍。

使用方法：放于物体上方即可。

适配人群：视觉障碍者。

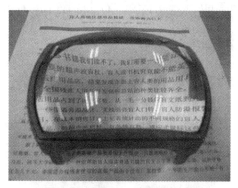

图 17 - 2 - 1　立式放大镜

（2）胸挂式放大镜（图 17 - 2 - 2）

用途：适用于低视力者，可进行绣花、绒线编结、剪指甲等操作。

结构：用绳带将放大镜连同镜架一起固定在胸前。

使用方法：使用时，下颌稍内收，眼球和放大镜不动，视线穿过放大镜中央，用手移动目标物体帮助对焦。

适配人群：视觉障碍者。

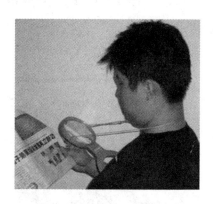

图 17 - 2 - 2　胸挂式放大镜

（3）前挂式放大镜片（图 17 - 2 - 3）

用途：适用于需要使用放大镜的视觉障碍者，可在不妨碍双手工作时使用。

结构：由金属制作的特殊夹持装置和镜片组成。

使用方法：将放大镜片夹在眼镜前方即可。

适配人群：视觉障碍者。

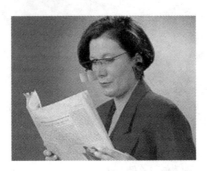

图 17 - 2 - 3   前挂式放大镜片

（4）薄膜式放大镜（图 17 - 2 - 4）

用途：用于放大物体，优点是面积较大、厚度薄、重量轻、周边基本无图形畸变、携带方便。

结构：镜片材质为有机玻璃，一面为光面，另一面刻录了由小到大的同心圆，又称环带透镜。厚度 1mm 左右。

使用方法：手持放大镜对着物体表面即可。

适配人群：视觉障碍者。

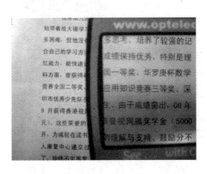

图 17 - 2 - 4   薄膜式放大镜

（5）台灯式放大镜（图 17 - 2 - 5）

用途：放大物体，适用于镜下进行书写、缝纫、绒线编结等操作。

结构：放大镜由一悬臂支撑，镜面较大，可带光源。

使用方法：悬臂可多方向弯曲、移动，调整到合适位置即可。

适配人群：视觉障碍者。

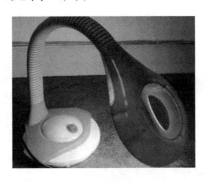

图 17 - 2 - 5　台灯式放大镜

（6）眼镜式望远镜（图 17 - 2 - 6）

用途：将远处物体放大，便于观察。

结构：望远镜式，将望远镜双筒固定在眼镜架上。倍率 2.8 倍，物镜口径 28mm。

使用方法：戴在眼睛上使用。

适配人群：视觉障碍者。

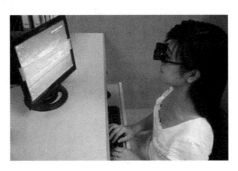

图 17 - 2 - 6　眼镜式望远镜

（7）便携式扩视机（图 17 - 2 - 7）

用途：适用于低视力者，可进行聚焦阅读，可放大

7倍。

结构：内置微型摄像机，用于传送和扩大文本、图像，使用充电电池，尺寸 36mm×86mm×142mm。

使用方法：手持扩视机对着物体表面即可。

适配人群：视觉障碍者。

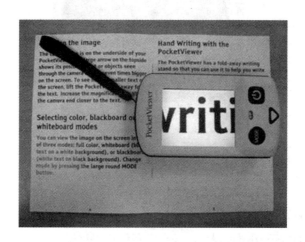

图 17-2-7　便携式扩视机

（8）台式电子扩视机（图 17-2-8）

用途：可以将读物放大 3～33 倍，全彩色及正负片显示。

结构：由带 X/Y 滑动台的自动聚焦摄像系统和显示屏组成。

使用方法：将读物放在滑动台上，调好焦距和颜色即可。

适配人群：视觉障碍者。

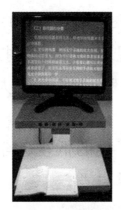

图 17 - 2 - 8　台式电子扩视机

（9）远近两用助视器（图 17 - 2 - 9）

用途：远近两用放大物体。

结构：由可以 180°旋转，且能自动对焦的远近两用摄像镜头、操作架和电脑组成。

使用方法：当摄像机镜头向下时，电脑屏幕上显示近处课本的放大文字和图像；当摄像机镜头水平向前时，则显示远方黑板或图板上的文字和图片。此外，可用电脑屏幕的上半部分显示远方黑板的内容，同时在下半部分用 Word 作笔记。

适配人群：视觉障碍者。

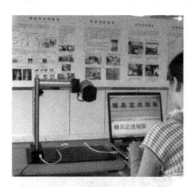

图 17 - 2 - 9　远近两用助视器

（10）大字课本（图 17 - 2 - 10）

用途：适用于低视力小学生，提供放大字体和图像。

结构：用 A₄ 纸特殊制作的放大字体的彩色课本，字体放大 5 倍。

使用方法：随班就读的低视力学生正常使用。

适配人群：视觉障碍者。

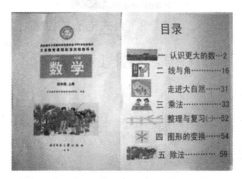

图 17 - 2 - 10　大字课本

（11）电视屏幕放大器（图 17 - 2 - 11）

用途：适用于低视力者，可提供高质量的色彩、光度和透明度，无失真。

结构：为薄膜放大镜，能放大电视机屏幕的两倍，适合 17～23 英寸的电视屏幕。

使用方法：通过放在电视机下的滑动支架来固定。

适配人群：视觉障碍者。

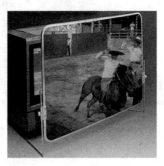

图 17 - 2 - 11　电视屏幕放大器

（12）带盲文的大字电话（图 17-2-12）

用途：适用于盲人或低视力者。

结构：带有盲文符号的大键盘，35 分贝铃声可调整到 95 分贝。

使用方法：通常方法，且可使用 10 个记忆按钮。

适配人群：视觉障碍者、其他人士。

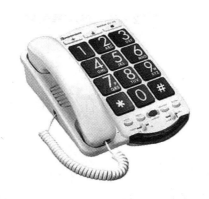

图 17-2-12　带盲文的大字电话

（二）非视觉代偿辅具

（1）签字导向槽（图 17-2-13）

用途：适用于视觉、精细动作及书写障碍者，或关节炎患者。

结构：塑料制品，外形尺寸 12.5cm×9cm，槽的尺寸 10cm×1.3cm，黑色。

使用方法：由他人将导向槽放于正确位置后，再由功能障碍者签字或手写字符，或用印章去盖已刻好的签字。

适配人群：视觉障碍者、肢体障碍者。

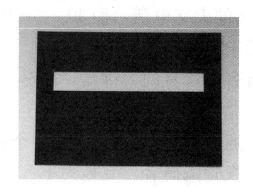

图 17-2-13　签字导向槽

（2）盲文写字板（图 17-2-14）

用途：适用于盲人，可在纸上产生凸起盲文点字符号。

结构：由点字笔和点字板组成。点字笔由特制笔尖和塑料笔杆组成。点字板为长方形，由两片板构成。上片有六行，每行有三十个长方形的孔；下片上面有小凹点，每六个小凹点为一组。四角各有一个凸起的小尖钉，上片也有四个小孔与之对应，以固定纸张。

使用方法：将盲文纸夹在两块点字板之间，用点字笔按盲文点字要求扎下即可。

适配人群：视觉障碍者。

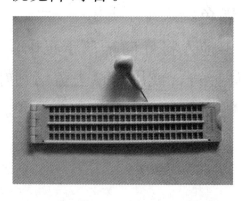

图 17-2-14　盲文写字板

（3）盲文手动打字机（图 17-2-15）

用途：用于手动打印盲文。能够使用各种规格的普通盲文纸，可打印文章、明信片和便条纸带，可调整行距。

结构：金属构造，六个点位键，一个空格键，外形尺寸 390mm×300mm×130mm，重 3.4kg。

使用方法：用右手柄安装盲文纸，纸张最大宽度 270mm，然后用点位键和空格键打印盲文，调节左手柄可换行。进纸长度 340mm，每行字数 28 方，每页最多 30 行。

适配人群：视觉障碍者、其他人士。

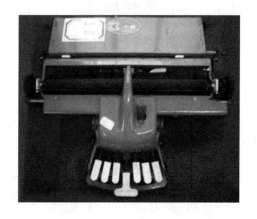

图 17-2-15　盲文手动打字机

（4）便携式盲文记录器（图 17-2-16）

用途：适用于盲人或低视力者，可用盲文来记录信息，还可上网并收发电子邮件，具有文字处理、每日日程安排、计算器、MP3、表格程序、数据库程序以及盲文翻译程序等功能。

结构：内置调制解调器及软件，32M 内存，键盘采用人体工学设计。电源使用内置可充电锂电池或交流电，尺寸 5cm×22cm×30cm，32 方的重量为 2kg。

使用方法：同盲文电脑，作为盲文的无纸记录，代替写字板和打字机。

适配人群：视觉障碍者。

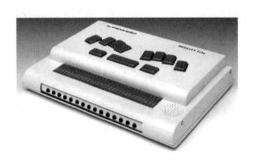

图 17 - 2 - 16　便携式盲文记录器

（5）盲文计算机编辑排版软件（图 17 - 2 - 17）

用途：用于盲文编辑、校对，可实现盲文和汉字音的编码转换。

结构：阳光 V2.0 标准版，可用于台式或笔记本电脑。系统要求 Windows XP 操作系统。

使用方法：可在 Windows 操作系统的屏幕上，同时显示汉字和盲文，并对显示的文字进行打印预览。

适配人群：视觉障碍者、其他人士。

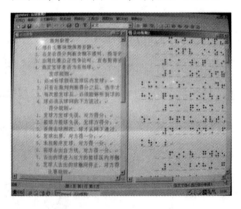

图 17 - 2 - 17　盲文计算机编辑排版软件

（6）盲用算盘（图 17-2-18）

用途：用于手工数字计算。

结构：尺寸为 15.5cm×9cm，橙色，由高耐撞的塑料制成，且算珠下面的泡沫可增加滑动阻力，便于盲人操作。

使用方法：内有 15 列算珠被分成 5 组，在面板中部有 4 条刻线，分别代表个位、千位、百万位和十亿位。

适配人群：视觉障碍者、其他人士。

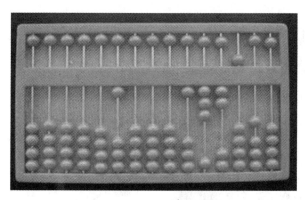

图 17-2-18　**盲用算盘**

（7）语音计算器（图 17-2-19）

用途：用于加、减、乘、除等简单计算，并有语音输出、记忆、报警、时钟等功能。

结构：LCD 显示，带有喇叭，白色，尺寸为 13cm×8cm，使用两节 7 号电池。

使用方法：输入数字和运算符号即可得出计算结果。

适配人群：视觉障碍者、其他人士。

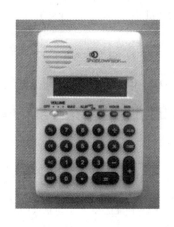

图 17-2-19 语音计算器

（8）听书机（图 17-2-20）

用途：适用于盲人或低视力者，可随时随地欣赏音乐、视听同步朗读、阅读文章等。

结构：由听书机（含显示屏）、USB 传输线、耳机线、充电器、皮套等组成。256M 内存，设有 SD 卡槽，可扩充到 512M～2G 容量。规格尺寸 106mm×85mm×15mm，重 120g，内置锂电池，LCD 显示。

使用方法：支持一般电脑操作系统，通过电脑传输网络或光盘中的歌曲、文字等资料到本机中即可收听。

适配人群：视觉障碍者、其他人士。

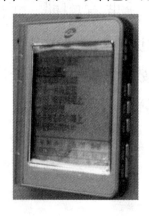

图 17-2-20 听书机

（9）盲用语音手机（17-2-21）

用途：适用于老年人、视觉障碍者，特别是盲人，可实现短信收发的全语音报读、智能语音识别、电子书及收音机功能。

结构：翻盖式，尺寸为 85mm×43.5mm×22mm。内屏 65K 色彩屏、外屏单色、64 和弦铃声、来电七彩显示、重量 85g、锂电池，附带充电器及立体声耳机。

使用方法：开盖通话，全部语音操作。

适配人群：视觉障碍者、其他人士。

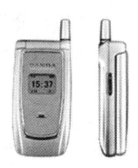

图 17-2-21　盲用语音手机

（10）防溢出报警器（图 17-2-22）

用途：用于倒液体时。当液体到达防溢报警器支架位置时，报警器会发出警报声，以提示使用者。

结构：带有开关和提示灯，背面带有支架，用于固定在容器上，支架内带有金属导线，电源为 3 个纽扣电池。

使用方法：将报警器挂在杯子上，金属支架置于杯内即可。

适配人群：视觉障碍者。

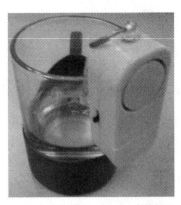

图 17-2-22　**防溢出报警器**

（11）语音计时器（图 17-2-23）

用途：适用于视觉障碍者，可以正计时和倒计时。

结构：面板上有 3 个按钮，分别表示分、秒、开及停，大显示屏（40mm×22mm）显示分、秒，电源为 1 节 7 号电池。

使用方法：正计时按右侧按钮，屏幕上以秒计时显示；倒计时按左侧（分按钮）或中间（秒按钮）按钮设定时间，然后按右侧按钮开始倒计时，至 0 秒时有语音提示。

适配人群：视觉障碍者、其他人士。

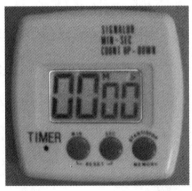

图 17-2-23　**语音计时器**

（12）盲文日历板（图 17-2-24）

用途：适用于视觉障碍者，可显示 2 个月的星期和日期。

结构：带有磁性的铁板，其上由 8×10 方组成，每一方有 6 个突起，供日期块插入并固定，日期块表面有大字符数字和盲文。

使用方法：按日历顺序将日期块插入并固定即可。

适配人群：视觉障碍者。

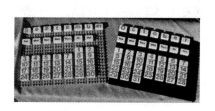

图 17-2-24　盲文日历板

（13）水报警器（图 17-2-25）

用途：适用于视力受损者或盲人，周围环境太潮湿时，可发出警报声。

结构：使用 9 号电池，内置湿度报警器。

使用方法：放置在地面上，即可监控地面是否有水。

适配人群：视觉障碍者。

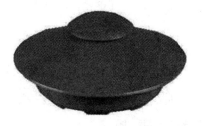

图 17-2-25　水报警器

（14）图书阅读器（图 17 - 2 - 26）

用途：适用于盲人或低视力者，可语音输出。

结构：扫描仪尺寸 10cm×28cm×46cm、重量 3.4kg、USB 接口、128M 内存、500M 自由硬盘空间、头戴耳机或音箱。

使用方法：可将图书扫描结果通过 OCR 软件转换成文本，再通过 TTS（文本转换为语音）软件自动大声读出，并可同时在屏幕上显示已识别的文本，还可调节字体及背景颜色。

适配人群：视觉障碍者。

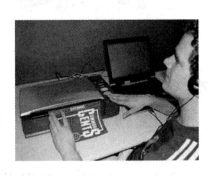

图 17 - 2 - 26　图书阅读器

（15）盲文按摩教材（图 17 - 2 - 27）

用途：适用于视觉障碍者，可通过触摸盲文学习按摩。

结构：由中国盲文书社出版，A_4 版，使用盲文纸。

使用方法：逐行触摸盲文进行学习。

适配人群：视觉障碍者。

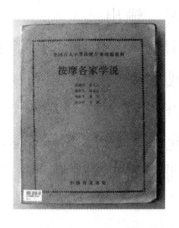

图 17 - 2 - 27　盲文按摩教材

（16）盲人用语音电脑（图 17 - 2 - 28）

用途：适用于盲人，可语音输出。

结构：配有英特尔 Celeron 1GHz 处理器、20G 硬盘、256M 内存、内置调制解调器和音箱。

使用方法：Windows 操作系统，语音输出。

适配人群：视觉障碍者。

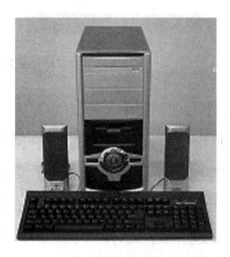

图 17 - 2 - 28　盲人用语音电脑

（17）ViaVoice 语音操作软件（图 17 - 2 - 29）

用途：适用于脊髓损伤、上肢严重肢体残疾或者视觉障碍者，可语音输入、输出。

结构：适用于 IBM 及其兼容计算机，Windows 操作系统，并配有耳麦或话筒。

使用方法：可语音命令打开微软应用程序和浏览互联网，语言识别功能允许以口述句子输入到 Word 或其他文本处理软件，并可利用语音控制鼠标浏览网站，编辑并发送邮件等。

适配人群：肢体障碍者、视觉障碍者。

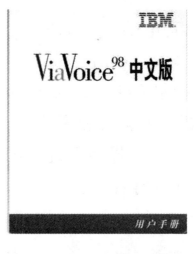

图 17 - 2 - 29　Via Voice 语音操作软件

（18）读屏软件（图 17 - 2 - 30）

用途：适用于盲人，可完全用语音播出屏幕内容。

结构：要求电脑装有声卡、耳机或音箱，安装软件后，Windows 操作系统就变成了带语音的操作系统。

使用方法：通过语音提示，盲人可以进行上网浏览、收发电子邮件、写文章、英汉翻译等。

适配人群：视觉障碍者。

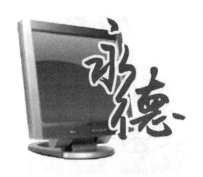

图 17 - 2 - 30　读屏软件

（19）PAC 盲文点显器（图 17 - 2 - 31）

用途：适用于盲人或低视力者。

结构：面板上有 40 方且每方 8 个点的盲文显示，尺寸为 4cm×32cm×12cm，重 1kg。

使用方法：两侧的滚轮用于行间浏览，后行有游标循迹回归键，还有 10 个常用功能键和 USB 插口。

适配人群：视觉障碍者。

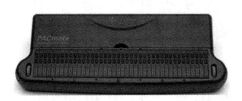

图 17 - 2 - 31　PAC 盲文点显器

（20）盲文打印机（图 17 - 2 - 32）

用途：适用于盲人或低视力者，可双面或单面打印。

结构：通过外接电脑来操作，打印速度高达每小时 340 页，尺寸 43cm×18cm×56cm，重 14kg。

使用方法：Windows 操作系统，通过软件可以打印点字盲文或点字图形。

适配人群：视觉障碍者、其他人士。

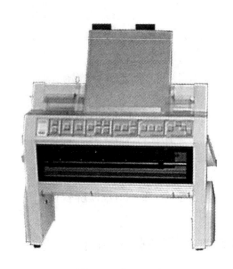

图 17 - 2 - 32　盲文打印机

（21）触摸阅读器（图 17 - 2 - 33）

用途：适用于盲人或低视力者，可将图形和文本转化为点字来阅读。

结构：由电脑外接的小型手提摄像机和压电式触摸屏组成。触摸屏由 256 个可升降的点字构成，且字母的尺寸可增大或减小。阅读器尺寸为 6cm×14cm×20cm，显示屏尺寸为 4cm×4cm。

使用方法：使用者一只手如同握鼠标一样握住摄像机，并在图文上从左至右或自上而下移动；同时另一只手放在显示屏上。一个触摸的文本和图形就可实时地展现在触摸屏上。

适配人群：视觉障碍者。

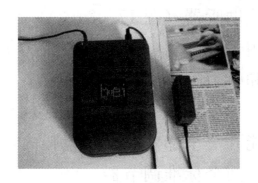

图 17 - 2 - 33　触摸阅读器

第三节　听觉障碍者交流辅助器具

（一）听觉补偿辅具

（1）盒式助听器（图 17 - 3 - 1）

用途：适用于听觉障碍者，可与帮助听取外界声音，方便交流。

结构：由主机、耳机和导线组成，主机盒内有麦克风、放大器和电池。

使用方法：将盒子佩戴在身上或衣服上，耳机插入外耳道内即可。

适配人群：听觉障碍者。

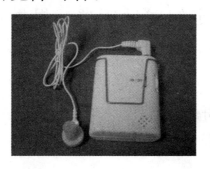

图 17 - 3 - 1　盒式助听器

（2）眼镜式助听器（图 17 - 3 - 2）

用途：适用于轻微到中等程度的听力损坏者，可同时补偿屈光不正和听力障碍功能。

结构：传声器（话筒）、放大器、受话器（耳机）、电池盒及各种功能开关全部安装在眼镜腿内，扩大音量为 55 分贝、单声道、两个标准调节器。

使用方法：借助于眼镜腿内的耳机听声音。

适配人群：听觉障碍者。

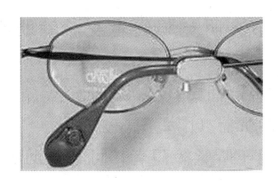

图 17 - 3 - 2　眼镜式助听器

（3）耳内式助听器（图 17 - 3 - 3）

用途：适用于听觉障碍者，可帮助听取外界声音，方便交流，外形小巧、隐蔽。

结构：由放大器、麦克风、受话器、音量调控装置和电池组成。为定制式助听器，根据使用者的耳道模型定做不同的外壳，助听器的所有部件被压缩放置在壳内。

使用方法：将助听器塞入耳内即可。

适配人群：听觉障碍者。

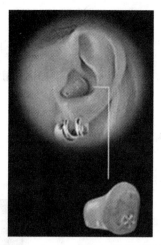

图 17 - 3 - 3 耳内式助听器

（4）耳背式助听器（图 17 - 3 - 4）

用途：适用于听觉障碍者，可帮助听取外界声音，方便交流。

结构：香蕉形状，无导线，长约 4～5cm。白色硬质塑料管部分为耳钩，可调节音量，具有低电量报警功能。频率范围为 270～6200Hz，最高声输出为 138 dB SLP。

使用方法：耳钩和耳模耳塞在耳廓上缘根部连接，放进耳甲腔及耳道口即可。

适配人群：听觉障碍者。

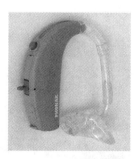

图 17 - 3 - 4 耳背式助听器

（5）骨导式助听器（图 17 - 3 - 5）

用途：适用于耳封闭、小耳症、耳朵常发炎者和传导性听力损失者。

结构：属音频机械振动器，音频通过骨导器的机械振动经颅骨、耳蜗骨壁传入内耳，使人听到声音。

使用方法：将助听器直接附着于耳后乳突骨上，通过头骨传导振动来辅助听到外界声音，方便交流。

适配人群：听觉障碍者。

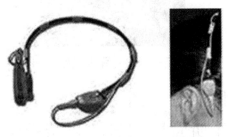

图 17 - 3 - 5　骨导式助听器

（6）骨导电话机（图 17 - 3 - 6）

用途：适用于鼓膜损失但听觉神经正常的听觉障碍者。

结构：普通电话机，但听筒是振动头。

使用方法：将听筒的振动头与头骨接触，使声音信号通过头骨直接传至听觉系统。

适配人群：听觉障碍者。

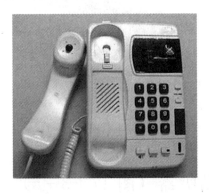

图 17 - 3 - 6　骨导电话机

（7）头戴式耳机（图 17 - 3 - 7）

用途：适用于听觉障碍者，戴在头上，高音质，可降低噪音。

结构：密封式结构，可调节长度，软垫头箍。最小传输频率 20 Hz，最大传输频率 20000 Hz，最大音量输出为 100dB（SPL），阻抗 40Ω，额定负载容量 500 mW。

使用方法：戴在头上通过耳机收听各种声音。

适配人群：听觉障碍者、其他人士。

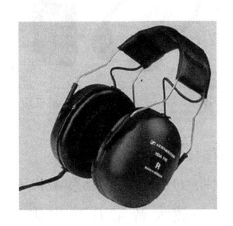

图 17 - 3 - 7　头戴式耳机

（8）旅行导游助听系统（图 17 - 3 - 8）

用途：适用于听力困难者，可在工厂、博物馆、发电厂、动物园、主题乐园、旅游胜地、公共汽车上或徒步游览时使用，能够帮助使用者克服背景噪音，听清导游系统的讲解信息。

结构：由 1 个导游发射器和 10 个听众便携式接收器组成。发射器带有开关、麦克风开关及插口；接收器带有耳机插口、音量控制和开关显示灯。发射机和接收器均使用两节干电池或充电电池。

使用方法：通过导游使用发射器、游客使用接收器进行信息的传递。

适配人群：听觉障碍者、其他人士。

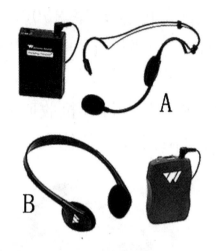

图 17 - 3 - 8　旅行导游助听系统

（9）扩音电话（图 17 - 3 - 9）

用途：适用于听力减弱者或老年人，可在嘈杂的环境中接听电话。可自动放大音量并减少失真和噪音，与大多数电话机兼容。

结构：握持器为热塑板材，固定在听筒上，扩音器的尺寸为 89mm×53mm×26mm，连接在听筒上。带有一个可调节音量的滑动按钮和一个扩音按钮，可将来电音量扩大 3 倍。使用 2 节电池。

使用方法：将扩音电话套在电话听筒上即可。

适配人群：听觉障碍者、其他人士。

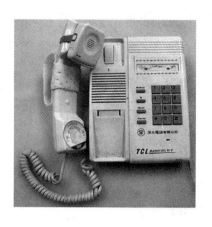

图 17-3-9　扩音电话

（二）非听觉代偿辅具

（1）聋人用可视电话（图 17-3-10）

用途：用于聋人之间的远程手语交流。

结构：由电话机、屏幕和摄像头组成。

使用方法：来电时不仅有铃声，还在电话机上出现闪光。拿起听筒后，屏幕上立即出现对方影像，就可进行手语交流。

适配人群：听觉障碍者。

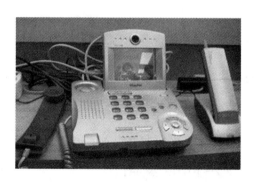

图 17-3-10　聋人用可视电话

（2）手语沟通程序（图 17-3-11）

用途：用于健全人与聋人之间的手语交流。

结构：该软件的数据库有超过 3 万个可手语识别的单字和短语，以及 1400 个成语的等量手语符号。该软件还具有语音转换为文字和手语以及文字转换为语音的功能，还有定制的字典、屏幕显示的手语字典。

使用方法：麦克风输入语音信息后，语音识别功能可将其实时地转换为手语。用键盘输入的文字也能翻译成手语或转换为语音。

适配人群：听觉障碍者。

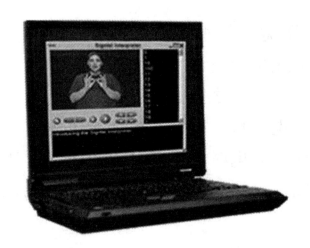

图 17 - 3 - 11   手语沟通程序

（3）闪光门铃（图 17 - 3 - 12）

用途：适用于听觉障碍者，可提示有人来访。

结构：由门铃和闪光灯组成，可发出七色闪光。

使用方法：门铃安装在室内，按钮在室外。当有人按按钮时，闪光和铃声同时发出。

适配人群：听觉障碍者。

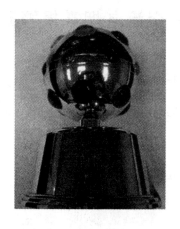

图 17 - 3 - 12　闪光门铃

（4）振动闹钟（图 17 - 3 - 13）

用途：适用于听觉障碍者，可提醒时间。

结构：石英机芯、塑壳、钟背面有调时钮和调振钮，直径 60mm，厚 10mm。

使用方法：顺时针拨动调时钮用于调准时间，逆时针拨动调振钮使闹钟指向预振时间，并开启振动开关。

适配人群：听觉障碍者、其他人士。

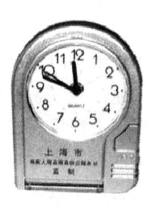

图 17 - 3 - 13　振动闹钟

（5）烟雾报警器（图 17 - 3 - 14）

用途：适用于聋人或听力困难者，有闪灯信号。

结构：由 120V 交流电烟雾报警器和带有"火"字的闪光灯组成。

使用方法：接上电源即可。

适配人群：听觉障碍者、其他人士。

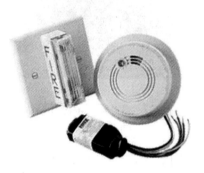

图 17 - 3 - 14　烟雾报警器

第四节　言语障碍者交流辅助器具

（一）言语补偿辅具

（1）电子人工喉（图 17 - 4 - 1）

用途：适用于喉头切除者，可辅助发音。

结构：由手持式人工喉、口腔导管、口腔适配器、螺丝起子和充电器组成，使用一节 9 号充电电池。

使用方法：使用时用手握住人工喉，将其前端盖上的振动板紧贴在颈部外侧接近喉头食道口的皮肤上。需讲话时启动按钮开关，食道会产生振荡音，然后通过口腔形成共鸣。

适配人群：言语障碍者。

（2）便携式无线放大器（图 17 - 4 - 2）

用途：适用于言语障碍者，可扩大个人或群体使用者

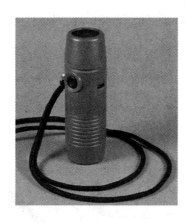

图 17-4-1　电子人工喉

的语音音量，方便交流。

结构：除无线放大器外，还附有无线耳麦、佩戴式麦克风、手持麦克风或高增益高容量麦克风，以及充电电池和充电器。具有 15W 的功放效果，且放大功率可调。

使用方法：将放大器佩戴在腰部皮带上，对着麦克风讲话即可。

适配人群：言语障碍者。

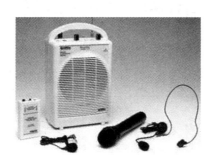

图 17-4-2　便携式无线放大器

（二）言语代偿辅具

（1）图片文字交流板（图 17-4-3）

用途：适用于重度失语者，可通过文字和图片进行沟通和交流。

结构：由带文字的图片卡组成。

使用方法：对着图片和文字表达自己的诉求。

适配人群：言语障碍者。

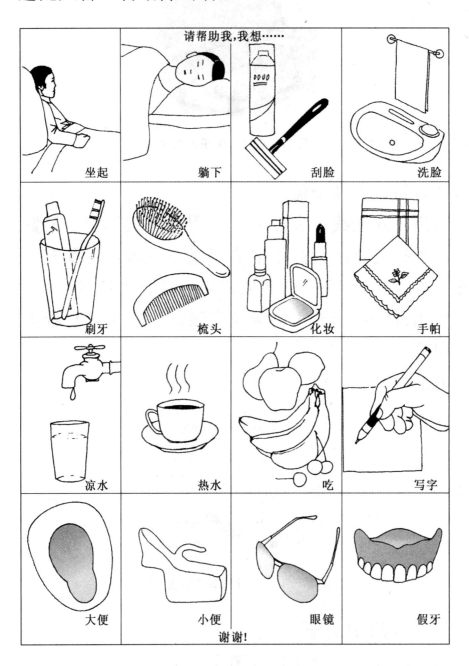

图 17-4-3　图片文字交流板

（2）文字式语音沟通板（图 17 - 4 - 4）

用途：适用于言语障碍者，可表达个人需求。

结构：由文字板、触摸开关、预设发音的电子线路和喇叭组成。

使用方法：通过触摸文字发出预设的声音。

适配人群：言语障碍者。

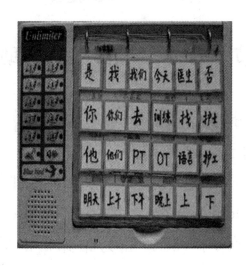

图 17 - 4 - 4　文字式语音沟通板

（3）语言沟通板（图 17 - 4 - 5）

用途：适用于言语障碍者，可外界进行简单的交流，体积小巧，携带方便。

结构：ABS 材质，背面带有防滑脚垫，触摸式面板，薄膜开关，可连接四组特殊开关。尺寸为 298mm × 212mm×37mm，重量 0.92kg。附带变压器、充电器、语言训练图库、言语训练卡等。

使用方法：触摸图形即可发出预设的声音，表达个人的需求。

适配人群：言语障碍者、其他人士。

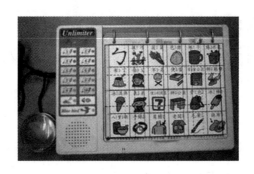

图 17-4-5 语言沟通板

第五节 智力障碍者交流辅助器具

（1）沟通选择夹（图 17-5-1）

用途：适用于认知障碍者，可折叠。

结构：文件夹外层为防水材料，内部为粘扣带材料。打开时尺寸为 60cm×40cm，关闭时为 30cm×40cm。

使用方法：使用者将背面为粘扣带的图片固定在文件夹内，指示图片进行沟通。

适配人群：智力障碍者。

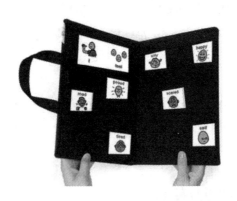

图 17-5-1 沟通选择夹

（2）认知沟通程序（图 17 - 5 - 2）

用途：适用于智障者、语障者或听障者，可进行面对面交流。

结构：为个人计算机软件，Windows 操作系统。

使用方法：由老师、父母或治疗师使用带有符号的书写材料去创作故事、句子、食谱、日程表、歌曲、诗歌等。

适配人群：智力障碍者。

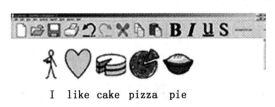

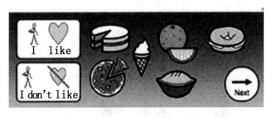

图 17 - 5 - 2　认知沟通程序

（3）带照片的电话（图 17 - 5 - 3）

用途：适用于老年痴呆或认知障碍者，大按钮带照片。

结构：大数字键的标准键盘，带有九个框架，前八个为可编程序框架，用于存放常用照片的号码，第九个框架里放置紧急情况的号码。

使用方法：按动照片即可通话。

适配人群：智力障碍者、其他人士。

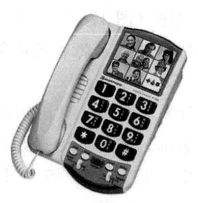

图 17-5-3　带照片的电话

（4）防走失手镯（图 17-5-4）

用途：适用于老年痴呆者，出门迷路时可提供联络信息。

结构：普通手镯上面刻有联络电话号码。

使用方法：佩戴在患者手臂上即可。

适配人群：智力障碍者、精神障碍者。

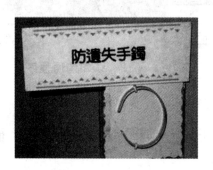

图 17-5-4　防走失手镯

（范佳进　朱图陵）

参考文献

［1］窦祖林主编. 作业治疗学. 北京：人民卫生出版社，2008.

［2］黄东锋主编. 临床康复医学. 广州：汕头大学出版社，2004.

［3］李维礼. 实用理疗学（第 2 版）. 北京：人民卫生出版社，1993.

［4］廖文炫，詹美华主编. 物理因子治疗学（第 3 版）. 台北：合记图书出版社，2004.

［5］陆廷仁主编. 骨科康复学. 北京：人民卫生出版社，2007.

［6］南登昆，黄晓琳主编. 实用康复医学. 北京：人民卫生出版社，2009.

［7］诺娃贝琳. 循序渐进完全瑜伽指南. 北京：人民日报出版社，2004.

［8］乔志恒. 物理治疗学全书. 北京：科学技术文献出版社，2001.

［9］乔志恒. 新编物理治疗学. 北京：华夏出版社，1993.

［10］邱鸿钟主编. 医学心理学. 北京：中国中医药出版社，2010.

［11］陶泉编著. 手部损伤康复. 上海：上海交通大

学出版社，2006．

[12] 王刚主编．临床作业疗法学．北京：华夏出版社，2005．

[13] 朱图陵主编．残疾人辅助器具基础与应用．北京：求真出版社，2010．

[14] 朱贞国主编．实用物理治疗学．南京：南京出版社，2002．

[15] 卓大宏．康复治疗处方手册．北京：人民卫生出版社，2007．

[16] 卓大宏．医疗体育常识——慢性病体育疗法．北京：人民体育出版社，1976．

[17] 卓大宏．养生保健的智慧．北京：中国盲文出版社，2009．

[18] 卓大宏主编．中国康复医学（第 2 版）．北京：华夏出版社，2003．

[19] 国家体育总局健身气功管理中心．易筋经．北京：人民体育出版社，2003．

[20] 常艳，薛毅珑．阿尔茨海默病的发病机制及其研究进展．中国临床康复．2004，8（4）：693 - 695．

[21] 顾雅平．氦氖激光治疗创伤骨科术后创面的观察与护理．局解手术学杂志．2011，20（3）：262．

[22] 郭征．冲击波由碎石到治疗骨科疾病基础研究概述．中国矫形外科杂志．2002，6，9（7）：711 - 713．

[23] 胡军．冲击波在骨科的应用．中国矫形外科杂志．2003，1，11（2）：134 - 135．

[24] 李增炎．体外冲击波疗法在骨骼肌肉系统疾病

中的应用. 中华物理医学康复杂志. 2002，8，24（8）：502－503.

[25] 马丽玲，谭志明，邹华娅. 超激光照射星状神经节治疗神经衰弱的临床研究. 中国临床医药研究杂志. 2005，139：15079－15080.

[26] 沈来凤. 老年痴呆症的研究进展. 现代医药卫生. 2010，26（4）：542－545.

[27] 施安国，费艳秋，安富荣. 老年痴呆症药物治疗进展. 药学进展. 2000，24（6）：338－340.

[28] 孙琦. 预防老年痴呆症的健康指导. 中国现代药物应用. 2009，3（4）：199.

[29] 孙西钊，张志伟. 体外冲击波疗法在骨科的应用. 中华外科杂志. 2004，4：1441－1443.

[30] 田德虎，罗健，张奇等. 分米波与透明质酸钠预防屈肌腱粘连的比较研究. 中国修复重建外科杂志. 2008，22（11）：1318－1322.

[31] 邢更彦，江明，井茹芳. 骨肌系统疾病体外冲击波疗法及其演变与发展. 中国矫形外科杂志. 2005，1，13（1）：64－66.

[32] 邢更彦，井茹芳，刘树茂。体外冲击波对骨膜组织骨不连及骨折延迟愈合的影响. 中华理疗杂志. 1998，12，21（6）：331－333.

[33] 于晓彤. 冲击波的生物效应及新领域的临床应用. 中山大学附属第一医院 2011 物理治疗学周暨研讨会暨培训教材（内部资料）. 41－49.

[34] 愠晓平，白晶，张慧丽等. 基于因特网的认知

远程康复治疗系统的构建. 中国康复理论与实践. 2007，10，13（10）：901－903.

［35］张保锋，赵敏，许燕玲. 延长超短波、短波电疗机电子管寿命的体会. 现代医学仪器与应用，1999，11（4）：36－37.

［36］张新凯，张明园，何燕玲等. 老年期痴呆的心理社会危险因素研究. 中国老年学杂志. 2000，20（11）：323－325.

［37］朱庄庄，张祥义，冯莉. 老年痴呆症的中医药研究进展. 中国康复理论与实践. 2002，8（6）：379－381.

［38］卓大宏. 康复治疗中西医结合的渠道和发展前景. 中国康复医学杂志. 1994，9（4）：145－148.

［39］Alain YB. Therapeutic electrophysical agents（2nd）. Wolters Kluwer：Lippincott Williams & Wilkins，2009.

［40］Ballard CG. Advances in the treatment of Alzheimer's disease：benefits of duel cholinesterase inhibition. Eur Neurol. 2001，47：64－70.

［41］Fox J，Sharp T，Kitchen S. Practical electrotherapy. Churchill Livingstone，2007：31－39.

［42］Katz IR，Jeste DV，Mintzer FE，et al. Comparison of risperidone and placebo for psychosis and behavioral disturbances associated with dementia. J Clin Psychiatry. 1999，60：107－115.

［43］Lum PS，Uswatte G，Taub E，et al. A telerehabitation approach to delivery of constrain－induced movement therapy. J Rebabil Res Dev. 2006, 43 (3): 391 - 400.

[44] Miller MM, Monjan AA, Buckholtz NS. Estrogen replacement therapy for the potential treatment or prevention of Alzheimer's disease. Ann NY Acad Sci. 2001, 949: 223 - 234.

[45] Palmer AM. Pharmacotherapy for Alzheimer's disease: progress and prospects. Trends Pharmacol Sci. 2002, 23: 426 - 433.

[46] Rogante M, Silvestri S, Bufeno M, et al. Integration of monitoring and motor - training units for tele - rehabilitation service. J Telemed Telecare. 2006, 12 (suppl 1): 43 - 45.

[47] Rompe JD, Kirkpatrick CJ, Kullmer K, et al. Dose - related effects of shock waves on rabbit tendo achillis: a sonographic and histological study. J Bone Joint Surg (BR), 1998, 3: 546 - 552.

[48] Street J, Clark WS, Gannon KS, et al. Olanzapine treatment of psychotic and behavioral symptoms in patients with Alzheimer's disease in nursing care facilities. Arch Gen Psychiaty. 2000, 57: 968 - 976.

[49] Ueda S. Sidney Lecture at lst ISPRM World Congress Amsterdam, 2001.

[50] ISO 9999: 2007 (E) Assistive products for persons with disability - Classification and terminology.

[51] WHO. International classification of functioning, disability and health (ICF), 2001.